肿瘤用药相关问题

——病例与评析

翟晓波　张誉艺　著

世界图书出版公司

上海·西安·北京·广州

图书在版编目(CIP)数据

肿瘤用药相关问题：病例与评析 / 翟晓波, 张誉艺
著. —上海：上海世界图书出版公司，2020.10
ISBN 978 - 7 - 5192 - 7737 - 6

Ⅰ. ①肿… Ⅱ. ①翟… ②张… Ⅲ. ①肿瘤－用药法
Ⅳ. ①R730.53

中国版本图书馆 CIP 数据核字(2020)第 146110 号

书　　名	肿瘤用药相关问题——病例与评析	
	(Zhongliu Yongyao Xiangguan Wenti — Bingli Yu Pingxi)	
著　　者	翟晓波　张誉艺	
责任编辑	马　坤	
装帧设计	南京展望文化发展有限公司	
出版发行	上海世界图书出版公司	
地　　址	上海市广中路 88 号 9 - 10 楼	
邮　　编	200083	
网　　址	http://www.wpcsh.com	
经　　销	新华书店	
印　　刷	上海颛辉印刷厂	
开　　本	787 mm×1092 mm　1/ 16	
印　　张	12.25	
字　　数	260 千字	
版　　次	2020 年 10 月第 1 版　2020 年 10 月第 1 次印刷	
书　　号	ISBN 978-7-5192-7737-6/ R·559	
定　　价	180.00 元	

作 者 介 绍

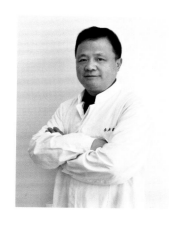

翟晓波,同济大学附属东方医院药学部主任药师,专业研究方向是临床药学和医院药学。作为一名临床药师,从事临床药学工作20余年,积累了丰富的临床医学和药学知识,担任《药学服务与研究》等专业杂志的编委。1999年因肿瘤药敏方面的研究获上海市科技进步三等奖。在"智能化用药监控警示互动系统"和"CPM抗生素理想曲线版"的研发及成功应用方面取得了很好的成效。以临床药师为主角,在心内科、消化内科、肿瘤科、呼吸内科等多个科室与医师面对面讨论400多个病例,揭示出致患者病情恶化、死亡背后存在的用药相关问题。科研方面,以第一作者发表SCI论文3篇,在各种核心期刊上发表论文48篇,以课题负责人获得上海市卫健委等各种科研立项10项。2015年获"上海市十佳医技工作者"称号。2020年作为一名临床药师参与上海市新冠肺炎救治专家组,共同讨论并优化药物治疗方案。

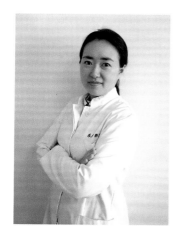

张誉艺,同济大学附属东方医院药学部临床药师,毕业于山东大学药理学专业。已完成全国抗感染专业临床药师培训,目前在急诊内科从事临床药学工作。科研方面,以第一作者发表SCI论文3篇,在各种核心期刊发表论文10余篇,主持课题1项,参与国家自然科学基金课题2项,著有《临床用药相关问题——病例与评析》,参编专著1部。

前　言

医师因相信经验用药、缺乏用药知识等各种原因，有时开具的医嘱与药品说明书、教科书、各种指南不符。在此我们不否认在某些特殊情况下有其合理性，但多数情况下会出现用药相关问题(drug related problems)。用药相关问题是指在药物治疗过程中所发生的对患者治疗效果和健康结果有任何不良影响或潜在不良影响的事件。包括用药适应证不适宜、给药剂量过大或过小、疗程过长或不足、违反禁忌证、配伍禁忌、有害的药物相互作用、药物不良反应等。患者疾病越复杂、病情越严重，用药就越多，与此相对应，用药相关问题的发生率也就越高。用药相关问题可能会延长住院时间、提高住院费用、增加死亡风险。发现用药相关问题并说服医师改正，是临床药师的职责所在。

本书作者从事临床药师工作已近 30 年，在与肿瘤科医师一起查房、审查医嘱、讨论的过程中体会到，医师往往把患者死亡或病情加重归因于晚期恶性肿瘤本身的疾病进展，而忽视了不合理用药的因素。本书针对死亡或在药物治疗过程中病情加重的病例，对其原因进行深入分析，并挖掘出用药相关问题，提供给医师、药师参考。用药相关问题是客观存在的，且在肿瘤科发生率不低。作者的目的是期望引起重视，并通过各方努力，将其发生率降至最低。

目　　录

与紫杉醇腹腔灌注化疗相关的肠梗阻

【概述】

一例冠心病、癫痫病史的患者，后确诊为乙状结肠癌肝内多发转移、双肺多发转移、多发淋巴结转移，右侧附件区及直肠子宫凹陷种植转移，为进一步化疗入院。治疗过程中患者发生肠梗阻最终死亡。通过此病例分析探讨患者发生肠梗阻的可能原因。

【病史介绍】

患者 52 岁，女性，体重 58 kg。确诊冠心病 3 年，长期口服阿司匹林肠溶片；癫痫发作史 30 多年，长期口服卡马西平。2017 年 3 月 6 日确诊为乙状结肠癌肝内多发转移、双肺多发转移、多发淋巴结转移，右侧附件区及直肠子宫凹陷种植转移。行 mFOLFOX6 化疗、Xelox 化疗，行西妥昔单抗靶向治疗。2017 年 8 月 22 日全麻下行腹腔镜下无切口根治性乙状结肠扩大切除术＋右侧附件切除术＋阑尾切除术，术后病理示中分化浸润性腺癌，右卵巢中分化浸润性腺癌。2017 年 9 月 27 日、10 月 12 日、11 月 3 日、11 月 19 日继续行 mFOLFOX6＋西妥昔单抗治疗。具体为西妥昔单抗 900 mg d1 静脉滴注每 2 周 1 次＋奥沙利铂 145 mg d1 静脉滴注＋亚叶酸钙 1 g d1 静脉滴注＋氟尿嘧啶 0.67 g 静脉滴注 d1＋氟尿嘧啶 4 g d1 持续静脉滴注 46 h 每 2 周 1 次。无明显化疗反应。为进一步化疗，于 2018 年 1 月 8 日再次入院。CT 示肝及腹膜下多发转移瘤，腹腔积液，多发小淋巴结转移；盆腔内多发转移瘤，盆腔积液，前腹壁及子宫受侵可能。

【临床经过】

1 月 8 日，予泮托拉唑钠 40 mg＋生理盐水 100 ml 每日 1 次静脉滴注（1 月 8 日—2 月 13 日），丁溴东莨菪碱 20 mg＋生理盐水 100 ml 每日 1 次静脉滴注（1 月 8 日—1 月 13 日），5％葡萄糖溶液 250 ml＋多烯磷脂酰胆碱 465 mg 每日 1 次静脉滴注（1 月 8 日—2 月 13 日），5％氨基酸 12.5 g 每日 1 次静脉滴注（1 月 8 日—1 月 28 日），5％葡萄糖生理氯化钠溶液 500 ml＋生物合成人胰岛素 8 U＋维生素 C 2 g＋10％氯化钾 15 ml＋维生素 B_6

0.2 g 每日 1 次静脉滴注(1 月 8 日—2 月 13 日),**乳果糖口服溶液 30 ml 每日 3 次口服(1 月 8 日—1 月 13 日)**,盐酸羟考酮缓释片 20 mg 每 12 h 1 次口服(1 月 8 日—1 月 10 日)、40 mg 每 12 h 1 次口服(1 月 10 日—1 月 24 日),盐酸羟考酮缓释片 20 mg 每 12 h 1 次口服(1 月 21 日—1 月 23 日)、60 mg 每日 1 次口服(1 月 23 日—1 月 24 日)。

1 月 9 日,尿素氮 4.7 mmol/L(3.2～7.1 mmol/L),肌酐 63 μmol/L(58～110 μmol/L),白蛋白 32 g/L(40～55 g/L),白细胞计数 3.85×10^9/L[$(3.5～9.5)\times10^9$/L],中性粒细胞百分率 64%(50%～70%),血红蛋白 87 g/L(130～175 g/L),血小板计数 71×10^9/L[$(125～350)\times10^9$/L]。尿酮体 2+。

1 月 10 日,**予紫杉醇 150 mg 腹腔灌注化疗**,托烷司琼 5 mg＋生理盐水 100 ml 静脉滴注,利多卡因 100 mg 腹腔内灌注,吗啡 10 mg 肌内注射。1 月 11 日,予吗啡 20 mg 肌内注射,乳果糖 90 ml 口服。

1 月 12 日,**予帕洛诺司琼 0.25 mg＋5% 葡萄糖溶液 100 ml 每日 1 次静脉滴注,紫杉醇 150 mg 腹腔灌注化疗**,利多卡因 100 mg 腹腔内灌注,吗啡 10 mg 肌内注射。予开塞露 60 ml 直肠给药。1 月 14 日,患者诉仍有腹痛,引流出 100 ml 血性液体。予吗啡 10 mg 肌内注射。

1 月 15 日,白蛋白 25 g/L(40～55 g/L),白细胞计数 5.70×10^9/L[$(3.5～9.5)\times10^9$/L],中性粒细胞百分率 77%(50%～70%),血红蛋白 82 g/L(130～175g/L),血小板计数 85×10^9/L[$(125～350)\times10^9$/L]。**予帕洛诺司琼 0.25 mg＋5% 葡萄糖溶液 100 ml 每日 1 次静脉滴注,紫杉醇 150 mg 腹腔灌注化疗**,利多卡因 100 mg 腹腔内灌注,吗啡 10 mg 肌内注射。

1 月 16 日,予吗啡 10 mg 肌内注射。1 月 18 日,患者诉腹痛,引流出淡色血性液体,予盐酸羟考酮缓释片 40 mg 每 12 h 1 次口服,吗啡 10 mg 肌内注射。1 月 19 日,**予吗啡 10 mg 3 次肌内注射**。CRP 65 mg/L(0～10 mg/L)。

1 月 20 日,患者诉仍有腹部疼痛,腹胀明显,**便秘,胃纳差**。予吗啡 10 mg 2 次肌内注射。1 月 21 日,予吗啡 10 mg 1 次肌内注射。

1 月 22 日,患者诉仍有腹部疼痛,腹胀明显,胃纳极差。**考虑肠梗阻**。予吗啡 10 mg 2 次肌内注射。

1 月 23 日 10:00,**腹部立位＋卧位片见气液平面影,考虑不完全肠梗阻**。予开塞露 40 ml 直肠给药。12:00,予盐酸羟考酮缓释片 10 mg 每 12 h 1 次口服,乳果糖 90 ml 灌肠。16:20,予温肥皂水 400 ml 灌肠。19:50,予吗啡 10 mg 1 次肌内注射。

1 月 24 日,患者体温 38.9℃,予禁食(1 月 24 日—2 月 13 日),留置胃管。予脂肪乳(10%)氨基酸(15%)葡萄糖(20%)(克林维)1000 ml(1 月 24 日—2 月 13 日)。**予芬太尼透皮贴剂 16.8 mg 外用**,吗啡 10 mg 2 次肌内注射。

1 月 25 日,予 5% 葡萄糖溶液 250 ml＋莫西沙星 0.4 g 每日 1 次静脉滴注(1 月 25

日—2月13日),哌拉西林他唑巴坦钠4.5 g＋生理盐水100 ml每12 h 1次静脉滴注(1月25日—2月13日)。予温肥皂水200 ml灌肠,吗啡10 mg 2次肌内注射。

1月26日,予经食管腔肠梗阻导管置入术,丙戊酸钠400 mg＋生理盐水50 ml每12 h 1次静脉滴注(1月26日—2月13日)。

1月30日,予腹腔穿刺置管引流术。2月2日,予人血白蛋白10 g每日1次静脉滴注(2月2日—2月13日)。2月3日,予呋塞米20 mg每日1次静脉滴注(2月3日—2月13日)。

2月13日10:00,予比阿培南0.3 g＋生理盐水100 ml每12 h 1次静脉滴注。20:00,患者点头样呼吸,氧饱和度下降,血压下降。21:21死亡。

【病例用药分析】

患者发生肠梗阻的可能原因

肠梗阻的诊断并不难,而诊断药源性肠梗阻,警惕和想到药源性是其关键。患者1月8日入院时不存在肠梗阻,1月22日患者发生肠梗阻固然与乙状结肠癌肝及腹膜下多发转移瘤、多发小淋巴结转移进展压迫肠壁或造成肠粘连有关,然而从时间相关性分析,药源性因素也不能除外。

(1) 1月10日、1月12日、1月15日3次予紫杉醇150 mg腹腔灌注化疗。紫杉醇(还包括长春碱类、吉西他滨)有神经毒性,引起自主神经受累,导致肠壁肌肉运动紊乱,肠内容物不能正常运行,并无器质性肠腔狭窄,首先便秘,逐渐肠梗阻。在患者化疗中,便秘的发生率较高,WHO已将便秘归属于“神经毒性”一类,实际上是肠梗阻不同阶段的表现。腹腔热灌注化疗(HIPEC)可使紫杉醇在腹腔腹膜局部达到极高浓度,在提高化疗疗效的同时,包括肠瘘、粘连性肠梗阻等在内的并发症发生率亦增加[1]。腹腔热灌注化疗(HIPEC)禁忌证是各种原因所致腹腔内广泛粘连、肠梗阻、恶病质患者[1]。

(2) 1月10日予托烷司琼5 mg＋生理盐水100 ml静脉滴注,1月12日、1月15日予帕洛诺司琼0.25 mg＋5％葡萄糖溶液100 ml每日1次静脉滴注。均为高选择性的5-HT$_3$受体拮抗剂,其常见不良反应有便秘,有引发麻痹性肠梗阻的报道[见齐鲁制药(海南)有限公司药品说明书]。予丁溴东莨菪碱20 mg＋生理盐水100 ml每日1次静脉滴注(1月8日—1月13日),为M胆碱受体阻断药,具有对平滑肌的解痉作用及阻断神经和神经肌肉接头的作用,对肠平滑肌的向肌性解痉作用则较阿托品强,可抑制肠蠕动。规定麻痹性肠梗阻患者禁用(见山东潍坊制药厂有限公司药品说明书)。

(3) 予盐酸羟考酮缓释片20 mg每12 h 1次口服(1月8日—1月10日)、40 mg每12 h 1次口服(1月10日—1月24日),盐酸羟考酮缓释片20 mg每12 h 1次口服(1月21日—1月23日)、60 mg每日1次口服(1月23日—1月24日)。予吗啡10 mg每日1次肌内注射(1月10日—1月18日)。1月18日予盐酸羟考酮缓释片40 mg每12 h 1次口服,1月19日予吗啡10 mg 3次肌内注射。1月20日—1月22日予吗啡10 mg 2次肌内注射。1月23日予盐酸羟考酮缓释片10 mg每12 h 1次口服,予吗啡10 mg 1次肌内注射。盐酸羟考酮缓释片和吗啡均为阿片类镇痛药,为纯阿片受体激动剂,其主要治疗作用为镇痛。因有抑制肠蠕动作用[2],故常见不良反应为便秘,有引发肠梗阻的报道。麻痹性肠梗阻、急腹症、胃排空延迟患者禁用[见萌蒂(中国)制药有限公司药品说明书]。

(4)1月24日予芬太尼透皮贴剂16.8 mg外用,为阿片受体激动剂,具有降低肠蠕动的作用[2],应密切监视其肠蠕动的降低,对于可能出现麻痹性肠梗阻的患者,不宜服用。服药期间一旦发生或怀疑发生麻痹性肠梗阻时,应立即停药[见萌蒂(中国)制药有限公司药品说明书]。

(5)予利多卡因100 mg腹腔内灌注(1月10日、1月12日、1月15日),有利多卡因引发麻痹性肠梗阻的报道[2]。

(6)患者长期卧床引起肠蠕动减少,逐渐出现便秘、肠梗阻。

【病例总结】

紫杉醇因神经毒性可导致肠壁肌肉运动紊乱,加上腹腔热灌注化疗(HIPEC)使粘连性肠梗阻发生率增加,再加上高选择性的 5 - HT$_3$ 受体拮抗剂、东莨菪碱、盐酸羟考酮缓释片、吗啡、芬太尼透皮贴剂、利多卡因均可抑制肠蠕动,故肠梗阻的发生风险增加。一般首先便秘,逐渐进展为肠梗阻。建议类似患者应密切观察大便情况,如发生便秘或原有便秘加重,应提高警惕,必要时可推迟紫杉醇腹腔热灌注化疗(HIPEC)。

参考文献

[1]   腹腔热灌注化疗技术临床应用专家协作组.腹腔热灌注化疗技术临床应用专家共识(2016版)[J].中华胃肠外科杂志,2016,19(2):121-125.
[2]   梁永亮.药源性肠梗阻[J].中国肛肠病杂志,2011,31(11):69-70.

可能与多西他赛、阿帕替尼、卡培他滨相关的急性冠脉综合征及脑梗死

【概述】

一例有 2 型糖尿病、子宫内膜癌术后的患者,经过多次放化疗,此次入院治疗后发生急性冠脉综合征及急性脑梗死。通过此病例分析探讨:① 患者发生急性冠脉综合征的主要原因。② 发生急性脑梗死的主要原因。

【病史介绍】

患者 67 岁,女性,2012 年 9 月因子宫内膜癌行腹腔镜下全子宫＋双侧附件＋盆腔淋巴结及腹主动脉淋巴结清扫术,病理示子宫内膜样腺癌Ⅱ级伴盆腔及腹主动脉淋巴结转移,术后予化疗和放疗。2017 年 4 月,PET/CT 示两肺、肝脏多发转移、左锁骨上及腹膜后淋巴结转移。从 2017 年 5 月至 2018 年 1 月 16 日行 TP 方案化疗共 9 次:紫杉醇 280 mg d1＋奈达铂 160 mg d1。2018 年 3 月 22 日、3 月 28 日行多西他赛节律化疗,具体剂量为:多西他赛 20 mg 静脉滴注＋阿帕替尼 500 mg 口服＋卡培他滨 0.5 g 每日 3 次口服。患者既往有 2 型糖尿病史 4 年多,曾服药物控制,近 2 年里控制饮食,自诉血糖控制可。因子宫内膜腺癌术后、pT3aN1M0ⅢC 期(FIGO 分期)rTxNxM1(肝、肺、淋巴结)Ⅳ期、PS 1 分(FIGO ⅣB 期)于 2018 年 4 月 16 日再次入院,身高 168 cm,体重 62.5 kg。

【临床经过】

予软食自理(4 月 16 日—4 月 19 日)、普食忌糖(4 月 19 日—5 月 18 日),重组人白介素-11 3 mg 每日 1 次皮下注射(4 月 16 日—5 月 8 日)。

4 月 19 日,予奥美拉唑钠 40 mg＋生理盐水 100 ml 每日 2 次静脉滴注(4 月 19 日—5 月 11 日),果糖 250 ml＋多烯磷脂酰胆碱 465 mg 每日 1 次静脉滴注(4 月 19 日—5 月 3 日),5% 葡萄糖溶液 250 ml＋维生素 C 2 g＋维生素 B$_6$ 200 mg＋二丁酰环磷腺苷钙 40 mg 每日 1 次静脉滴注(4 月 19 日—5 月 17 日),5% 葡萄糖溶液 250 ml＋异甘草酸镁 200 mg

每日 1 次静脉滴注(4 月 19 日—4 月 27 日)。

4 月 20 日,CRP 143 mg /L(0~10 mg /L),D-二聚体 59.16 mg /L(<0.55 mg /L),纤维蛋白原 5.13 g /L(1.8~3.5 g /L),PT 14.6 s(9.8~12.1 s),APTT 34.6 s(25~31.3 s)。白细胞计数 4.89×10⁹/L[(3.5~9.5)×10⁹/L],中性粒细胞百分率 63%(50%~70%),血红蛋白 70 g /L(115~150g /L),血小板计数 33×10⁹/L[(125~350)×10⁹/L]。高敏肌钙蛋白 1.35 ng /ml(<0.014 ng /ml),BNP 8 876 ng /L(<125 ng /L)。**予低分子肝素 4 250 IU 每 12 h 1 次皮下注射(4 月 20 日—5 月 15 日)**,重组人血小板生成素 15 000 U 每日 1 次皮下注射(4 月 20 日—5 月 4 日)。

4 月 21 日,心电图示窦性心律、r 波上升不良。

4 月 23 日,CRP>150 mg /L(0~10 mg /L),白细胞计数 8.65×10⁹/L[(3.5~9.5)×10⁹/L],中性粒细胞百分率 76%(50%~70%),**血红蛋白 68 g /L(115~150 g /L),血小板计数 44×10⁹/L[(125~350)×10⁹/L]**,肌酐 74 μmol/L(41~81 μmol/L),肾小球滤过率 50 ml/min(80~120 ml/min),白蛋白 27 g /L(40~55 g /L)。D-二聚体 8.5 mg /L(<0.55 mg /L),纤维蛋白原 6.59 g /L(1.8~3.5 g /L),PT 13.1 s(9.8~12.1 s)。心内科会诊确诊为急性冠脉综合征。予美托洛尔缓释片 11.87 mg 每日 1 次口服(4 月 23 日—5 月 17 日)。**因血小板低暂不予阿司匹林**。4 月 25 日,血压 86/54 mmHg,心率 104 次/min。

4 月 26 日,患者近期间断胸闷心悸不适伴气喘,血压 89/61 mmHg,心率 154 次/min。白细胞计数 7.9×10⁹/L[(3.5~9.5)×10⁹/L],中性粒细胞百分率 75%(50%~70%),**血红蛋白 60 g/L(115~150 g/L),血小板计数 42×10⁹/L[(125~350)×10⁹/L]**。D-二聚体 26.4 mg /L(<0.55 mg /L),纤维蛋白原 6.95 g /L(1.8~3.5 g /L),PT 14.6 s(9.8~12.1 s)。

4 月 27 日,予输注红细胞悬液 2 U、血浆 2 U。

4 月 29 日,患者突发左侧偏瘫。神经内科会诊诊断为急性脑梗死。**因血小板低,故暂不予阿司匹林**。予阿托伐他汀钙 20 mg 每晚 1 次口服(4 月 29 日—5 月 17 日),依达拉奉 30 mg＋生理盐水 100 ml 每日 2 次静脉滴注(4 月 29 日—5 月 17 日)。

4 月 30 日,白细胞计数 5.55×10⁹/L[(3.5~9.5)×10⁹/L],中性粒细胞百分率 77%(50%~70%),血红蛋白 78 g /L(115~150 g /L),血小板计数 46×10⁹/L[(125~350)×10⁹/L],白蛋白 27 g /L(35~50 g /L)。

5 月 3 日,**予 5% 葡萄糖溶液 250 ml＋多烯磷脂酰胆碱 465 mg 每日 1 次静脉滴注(5 月 3 日—5 月 17 日)**。

5 月 4 日,白细胞计数 6.08×10⁹/L[(3.5~9.5)×10⁹/L],中性粒细胞百分率 80%(50%~70%),血红蛋白 88 g /L(115~150 g /L),血小板计数 83×10⁹/L[(125~350)×10⁹/L]。5 月 5 日,**予卡培他滨 12 g(24 片)口服**。

5 月 6 日 10:00,患者反复咳嗽咳痰,诊断肺部感染,予莫西沙星 0.4 g＋生理盐水

250 ml 每日 1 次静脉滴注(5 月 6 日—5 月 17 日),比阿培南 0.3 g＋生理盐水 100 ml 每 12 h 1 次静脉滴注(5 月 6 日—5 月 18 日)。20:00,患者诉胸闷心悸不适,**心电监护示房颤**。

5 月 7 日 9:36,患者精神欠佳,心电监护示心率 136 次/min,血压 98/54 mmHg。心电图示异位心律,**不纯性房扑**。

5 月 8 日,予艾司唑仑 1 mg 每晚 1 次口服(5 月 8 日—5 月 18 日)。

5 月 11 日,**予阿司匹林肠溶片 100 mg 每日 1 次口服(5 月 11 日—5 月 18 日)**。

5 月 13 日,MRI 示右侧大脑脚、基底节区、侧脑室体旁及半卵圆区中心多发梗死灶。

5 月 18 日出院,遗留左侧偏瘫。

【病例用药分析】

一、患者发生急性冠脉综合征的主要原因

急性心肌梗死的基本病因是交感神经兴奋性增加,血压、心率增高,左心室负荷明显加重;循环量不足等致心排血量骤降,冠状动脉灌流量锐减;血黏稠度增高等因素导致在冠状动脉粥样硬化的基础上斑块破裂出血及血栓形成[1]。患者 4 月 20 日心肌酶上升,4 月 21 日心电图示窦性心律、r 波上升不良,4 月 23 日心内科会诊确诊为急性冠脉综合征。患者发生急性冠脉综合征的主要原因如下。

(1) 患者既往有 2 型糖尿病史 4 年多,可能存在冠心病等诱发 ACS 的高危因素[1]。

(2) 2018 年 3 月 22 日、3 月 28 日行多西他赛节律化疗,具体剂量为:多西他赛 20 mg 静脉滴注＋阿帕替尼 500 mg 口服＋卡培他滨 0.5 g 每日 3 次口服。卡培他滨在体内酶的作用下转化为氟尿嘧啶。卡培他滨致血栓栓塞、高血压、下肢水肿的发生率≥10%,观察到其心脏毒性与氟尿嘧啶相似,包括心肌梗死、心绞痛、心肌病、心肌缺血、心力衰竭、猝死、心动过速、房颤、室性早搏等(见齐鲁制药有限公司药品说明书)。多西他赛有引发高血压(2.4%)、心律失常(2.5%)、心力衰竭(0.5%)的报道(见江苏恒瑞医药股份有限公司药品说明书)。阿帕替尼存在心脏毒性,有引发 ST－T 段改变、QT 间期延长、急性心肌梗死的报道,可使血压升高。不可控制的高血压、心功能Ⅲ/Ⅳ级患者禁用(见江苏恒瑞医药股份有限公司药品说明书)。

(3) 患者有 2 型糖尿病,应予忌糖饮食,并注意监测血糖,根据血糖高低调整饮食,不可静脉输注葡萄糖,如有必要可予降糖药。实际上予软食自理(4 月 16 日—4 月 19 日),并且予 5%葡萄糖溶液 250 ml＋维生素 C 2 g＋维生素 B$_6$ 200 mg＋二丁酰环磷腺苷钙 40 mg 每日 1 次静脉滴注(4 月 19 日—5 月 17 日),5%葡萄糖溶液 250 ml＋异甘草酸镁 200 mg 每日 1 次静脉滴注(4 月 19 日—4 月 27 日)。并且未监测血糖,如发生高血糖,增加血黏度,则 ACS 的发生风险增加[1]。另外,予维生素 C 2 g 每日 1 次静脉滴注(4 月 19 日—5 月 17 日),维生素 C 参与胶原蛋白的合成,可降低毛细血管的通透性,加速血液的

凝固,刺激凝血功能。每日予维生素 C 1~4 g,可引起深静脉血栓形成,血管内凝血,可干扰抗凝药的抗凝效果(见上海禾丰制药有限公司药品说明书)。还有,异甘草酸镁可导致假性醛固酮症,使血压上升,钠、体液潴留、水肿等,增加心脏负荷(见正大天晴药业集团股份有限公司药品说明书)。

(4) 4 月 20 日血红蛋白 70 g/L,患者存在严重贫血,可增加心脏负荷,增加心肌耗氧量[1]。

(5) 根据 Padua 评估表,患者深静脉血栓形成风险极高危:卧床>72 h(3 分)+子宫内膜腺癌术后肝、肺、淋巴结转移(3 分)=6 分≥4 分,属于极高危,按规定应予低分子肝素抗血栓形成[2]。实际上入院后未给予,直到 4 月 20 日 D-二聚体 59.16 mg/L 时再给予,可见有各种栓塞增加的风险。

二、患者发生急性脑梗死的主要原因

(1) 患者有 2 型糖尿病,其脑动脉、颈动脉可能已有粥样硬化,有脑血栓形成的疾病基础[3]。

(2) 患者有急性冠脉综合征、BNP 8 876 ng/L 合并心力衰竭,可能导致血循环瘀滞形成附壁血栓,栓子脱落形成脑栓死[3]。

(3) 予 5%葡萄糖溶液 250 ml+维生素 C 2 g+维生素 B_6 200 mg+二丁酰环磷腺苷钙 40 mg 每日 1 次静脉滴注(4 月 19 日—5 月 17 日),可引发高血糖,增加血黏度,使 ACS 的发生风险增加[3]。另外,予维生素 C 2 g 每日 1 次静脉滴注(4 月 19 日—5 月 17 日),维生素 C 参与胶原蛋白的合成,可降低毛细血管的通透性,加速血液的凝固,刺激凝血功能。每日予维生素 C 1~4 g,可引起深静脉血栓形成,血管内凝血,可干扰抗凝药的抗凝效果(见上海禾丰制药有限公司药品说明书)。

(4) 患者因严重疾病而饮食很少,纳差,故每天食物中的水分(正常情况下约 800 ml)以及钠的摄入可不计入或计入较少,患者饮水也较少,可能引发低血容量。4 月 25 日血压 86/54 mmHg,心率 104 次/min;4 月 26 日血压 89/61 mmHg,心率 154 次/min。提示可能存在容量不足,加上严重贫血可使脑供氧量减少,从而诱发脑梗死[4]。

(5) 予多西他赛 20 mg 静脉滴注+阿帕替尼 500 mg 口服+卡培他滨 0.5 g 每日 3 次口服。其中卡培他滨血栓栓塞的发生率≥10%(见齐鲁制药有限公司药品说明书)。

【病例总结】

患者有 2 型糖尿病,应予忌糖饮食,并注意监测血糖,根据血糖高低调整饮食,不可静脉输注葡萄糖。2 型糖尿病患者可能存在冠心病,卡培他滨有心脏毒性,血栓栓塞发生率≥10%,予卡培他滨前应排除心脏疾病。Caprini 评估≥5 分应予低分子肝素抗血栓形成。每日予维生素 C 1~4 g,可引起血管内凝血,干扰抗凝药的抗凝效果。对胃纳差患者应注意防止低血容量。

未遵守上述用药注意事项,可能与患者病情恶化有相关性。

参考文献

［1］　陆再英,钟南山.内科学:7 版［M］.北京:人民卫生出版社,2008:212－220,593－595,646－652.

［2］　中华医学会呼吸病学分会肺栓塞与肺血管病学组,中国医师协会呼吸医师分会肺栓塞与肺血管病工作委员会,全国肺栓塞与肺血管病防治协作组.肺血栓栓塞症诊治与预防指南［J］.中华医学杂志,2018,98(14):1060－1087.

［3］　贾建平,陈生弟.神经病学:7 版［M］.北京:人民卫生出版社,2014:170－186.

［4］　苏庆杰,陈志斌,蔡美华,等.院内降压过度诱发急性脑梗死 7 例分析［J］.中国误诊学杂志,2007,7(1):174－175.

与药物因素相关的肠梗阻
仍继续化疗可能加速了死亡

【概述】

一例有高血压、结肠癌术后病史的患者，因结肠腺癌术后（脾区溃疡型腺癌）pT4N3M1（肝、腹腔）Ⅳ期、PS 2 分入院。入院后患者发生肠梗阻，继续行化疗治疗后死亡。通过此病例分析探讨患者发生肠梗阻的可能药物性原因。

【病史介绍】

患者 57 岁，男性，体重 58 kg，身高 165 cm。有高血压史多年，**予硝苯地平控释片 30 mg 每日 1 次口服、美托洛尔 50 mg 每日 1 次口服**。2017 年 11 月 23 日因大肠癌行扩大左半结肠切除术＋部分小肠切除术＋阑尾切除术＋复杂粘连松解术，见肝脏腹腔广泛转移。2017 年 12 月 12 日、12 月 15 日、12 月 18 日予顺铂 160 mg 行腹腔热灌注化疗。2017 年 12 月 27 日、2018 年 1 月 10 日、1 月 24 日、2 月 7 日、2 月 22 日予贝伐珠单抗 300 mg 静脉滴注 d1＋伊立替康 0.25 g 静脉滴注 d1＋亚叶酸钙 0.7 g 静脉滴注 d1＋氟尿嘧啶 0.66 g 静脉滴注 d1＋氟尿嘧啶 4 g 持续静脉滴注 46 h 每 2 周 1 次。因结肠腺癌术后（脾区溃疡型腺癌）pT4N3M1（肝、腹腔）Ⅳ期、PS 2 分于 2018 年 3 月 5 日再次入院。

【临床经过】

3 月 6 日，D-二聚体 3.91 mg/L（<0.55 mg/L），纤维蛋白原 4.22 g/L（1.8～3.5 g/L），PT 12.2 s（9.8～12.1 s），APTT 24.2 s（25～31.3 s）。白细胞计数 21.33×10^9/L[（3.5～9.5）$\times 10^9$/L]，中性粒细胞百分率 90%（50%～70%），血红蛋白 124 g/L（130～175 g/L），血小板计数 338×10^9/L[（125～350）$\times 10^9$/L]。肌酐 113 μmmol/L（58～110 μmol/L），碱性磷酸酶 244 U/L（45～128 U/L）。

3 月 8 日，腹部 CT 示结肠癌术后肝脏多发转移瘤较前进展；腹腔及腹膜后多发小淋巴结，腹腔积液。盆腔 CT 示结肠术后，部分腹膜、肠系膜结节样增厚，多发小淋巴结影，盆腔积液。

3月9日,贝伐珠单抗联合 mFOLFOX 方案:贝伐珠单抗 300 mg 静脉滴注 d1＋奥沙利铂 140 mg 静脉滴注 d1＋亚叶酸钙 0.66 g 静脉滴注 d1＋氟尿嘧啶 0.66 g 静脉滴注 d1＋氟尿嘧啶 4 g 持续静脉滴注 46 h。予帕洛诺司琼 0.25 mg＋5％葡萄糖溶液 100 ml 每日 1 次静脉滴注(3月9日—3月10日),异丙嗪 25 mg 每日 1 次肌内注射(3月9日—3月10日、3月13日)。

3月10日,予盐酸羟考酮缓释片 10 mg 每 12 h 1 次口服(3月10日—3月12日)。

3月11日,予脂肪乳(10％)氨基酸(15％)葡萄糖(20％)(克林维)1 000 ml＋脂溶性维生素 2 瓶＋丙氨酰谷氨酰胺 10 g＋10％氯化钠 30 ml＋10％氯化钾 20 ml 每日 1 次静脉滴注(3月11日—3月14日)。

3月12日,予芬太尼透皮贴剂 4.2 mg 外用(3月12日,4月11日,4月15日)。予 5％葡萄糖生理氯化钠溶液 500 ml＋维生素C 2 g＋维生素 B₆ 0.2 g＋10％氯化钾 10 ml＋生物合成人胰岛素 6 U 每日 1 次静脉滴注(3月12日—4月12日)。患者呕吐,腹胀明显。**腹部立卧位片提示肠梗阻**,予胃肠减压(3月12日—3月23日),引流胃肠液 1 900 ml。

3月14日,予中长链脂肪乳 250 ml 每日 1 次静脉滴注(3月14日—3月23日、3月30日—4月2日),8.5％复方氨基酸 250 ml 每日 1 次静脉滴注(3月14日—3月23日、3月30日—4月14日),异甘草酸镁 200 mg＋5％葡萄糖溶液 250 ml 每日 1 次静脉滴注(3月14日—3月30日、4月1日—4月16日)。

3月15日,予肝素钠封管。患者排便,腹胀减轻。

3月16日,予 5％葡萄糖溶液 500 ml＋10％氯化钾 15 ml＋生物合成人胰岛素 6 U＋二丁酰环磷腺苷钙 40 mg 每日 1 次静脉滴注(3月16日—3月23日、3月31日—4月2日、4月12日—4月16日)。

3月17日—3月22日,患者无排便排气,胃肠减压管每日可引流胃肠液 1 000～2 000 ml。

3月23日,转南院肿瘤科。予泮托拉唑钠 40 mg＋生理盐水 100 ml 每日 1 次静脉滴注(3月23日—3月30日),予脂肪乳(10％)氨基酸(15％)葡萄糖(20％)(克林维)1 000 ml＋10％氯化钾 20 ml 每日 1 次静脉滴注(3月23日—3月30日),脂肪乳(10％)氨基酸(15％)葡萄糖(20％)(克林维)1 000 ml＋丙氨酰谷氨酰胺 10 g＋10％氯化钠 20 ml＋10％氯化钾 20 ml 每日 1 次静脉滴注(4月2日—4月16日)。复查**腹部立卧位片,提示肠梗阻较前加剧**。置入小肠管胃肠减压(3月23日—3月30日)。

3月30日,转入本部肿瘤科。予奥美拉唑钠 40 mg＋生理盐水 100 ml 每日 1 次静脉滴注(3月30日—3月31日)、奥美拉唑钠 40 mg＋生理盐水 100 ml 每 12 h 1 次静脉滴注(3月31日—4月16日)。

3月31日,患者小肠管不能引流肠液予拔除,行胃管置入(3月31日—4月16日),每日引流胃肠液 800～1 200 ml。予果糖 250 ml＋多烯磷脂酰胆碱 465 mg 每日 1 次静脉滴

注(3月31日—4月16日)。

4月9日,尿素氮 9.0 mmol/L(3.2~7.1 mmol/L),肌酐 49 μmol/L(58~110 μmol/L),高敏肌钙蛋白 0.03 ng/ml(<0.014 ng/ml),**降钙素原 1.53 ng/ml(0.051~0.5 ng/ml),白细胞介素-6 48 ng/L(0~7 ng/L)**,CRP 77 mg/L(0~10 mg/L),白蛋白 31 g/L(40~55 g/L),直接胆红素 8.8 μmol/L(0~5 μmol/L),碱性磷酸酶 170 U/L(45~128 U/L),白细胞计数 5.42×10⁹/L[(3.5~9.5)×10⁹/L],中性粒细胞百分率 83%(50%~70%),血红蛋白 104 g/L(130~175 g/L),血小板计数 125×10⁹/L[(125~350)×10⁹/L]。予低分子肝素 4 250 IU 每日 1 次皮下注射(4月9日—4月16日)。

4月12日,患者近期精神萎靡,呕吐 1~3 次/d,为少量胃内容物。行 mFOLFOX 方案,减量 25%:奥沙利铂 100 mg 静脉滴注 d1+亚叶酸钙 0.45 g 静脉滴注 d1+氟尿嘧啶 0.45 g 静脉滴注 d1+氟尿嘧啶 2.85 g 持续静脉滴注 46 h。予异丙嗪 25 mg 每日 1 次肌内注射(4月12日—4月13日),甲氧氯普胺 10 mg 每日 1 次肌内注射(4月12日—4月13日)。

4月16日 13:35,CRP>150 mg/L(0~10 mg/L),白细胞计数 2.3×10⁹/L[(3.5~9.5)×10⁹/L],中性粒细胞百分率 83%(50%~70%),血红蛋白 98 g/L(130~175 g/L),**血小板计数 20×10⁹/L[(125~350)×10⁹/L]**。

15:20,予重组人粒细胞刺激因子 150 μg 皮下注射,重组人白介素-11 3 mg 皮下注射。15:30,予人血白蛋白 10 g 静脉滴注,呋塞米 20 mg 静脉注射。

20:00,予重组人血小板生成素 15 000 U 皮下注射。

22:00,患者诉腹部疼痛,**予吲哚美辛栓 50 mg 纳肛**。

22:15,患者突发意识丧失,血压 32/28 mmHg,氧饱和度测不出,心率 72 次/min。22:51 死亡。

【病例用药分析】

患者发生肠梗阻的可能药物性原因

肠梗阻的诊断并不难,而诊断药源性肠梗阻,警惕和想到药源性是其关键。2018 年 3 月 9 日予贝伐珠单抗联合 mFOLFOX 方案化疗后,3 月 12 日即发生肠梗阻。患者发生肠梗阻固然与结肠腺癌术后 pT4N3M1(肝、腹腔)进展压迫肠壁或造成肠粘连有关,然而从时间相关性分析,药源性因素也不能除外。

(1)予贝伐珠单抗 300 mg 静脉滴注 d1+奥沙利铂 140 mg 静脉滴注 d1+亚叶酸钙 0.66 g 静滴 d1+氟尿嘧啶 0.66 g 静脉滴注 d1+氟尿嘧啶 4 g 持续静脉滴注 46 h。贝伐珠单抗可引发便秘(发生率>10%)、肠梗阻、肠阻塞(1%<发生率<10%)(见上海罗氏制药有限公司药品说明书);奥沙利铂因可能对胃肠道黏膜造成损伤而有引发肠梗阻的报道(见江苏恒瑞医药股份有限公司药品说明书)。

(2)予帕洛诺司琼 0.25 mg+5%葡萄糖溶液 100 ml 每日 1 次静脉滴注(3月9日—3

月 10 日),为高选择性的 5 - HT$_3$ 受体拮抗剂,其常见不良反应有便秘,有引发麻痹性肠梗阻的报道[见齐鲁制药(海南)有限公司药品说明书]。

(3)予异丙嗪 25 mg 每日 1 次肌内注射(3 月 9 日—3 月 10 日),H 受体阻滞剂可抑制肠蠕动;予盐酸羟考酮缓释片 10 mg 每 12 h 1 次口服(3 月 10 日—3 月 12 日),3 月 12 日予芬太尼透皮贴剂 4.2 mg 外用,为阿片受体激动剂,具有降低肠蠕动的作用[1],应密切监视其肠蠕动的降低,对于可能出现麻痹性肠梗阻的患者,不宜服用。服药期一旦发生或怀疑发生麻痹性肠梗阻时,应立即停药(见 Bard Pharmaceuticals Limited 药品说明书)。

(4)因高血压长期予硝苯地平控释片 30 mg 每日 1 次口服、美托洛尔 50 mg 每日 1 次口服。钙通道阻滞剂和 β 受体阻滞剂可引发肠道平滑肌松弛,导致便秘和肠梗阻[1]。

肠梗阻时,肠道内细菌迅速过度增殖,以致菌群失调。由于肠黏膜屏障被破坏,肠道内细菌亦可移位到肠外脏器,导致肠源性感染。4 月 9 日,降钙素原 1.53 ng /ml(0.051~0.5 ng /ml),CRP 77 mg /L(0~10 mg /L),提示可能存在细菌毒血症或肠源性感染。4 月 12 日行 mFOLFOX 方案,减量 25%:奥沙利铂 100 mg 静脉滴注 d1＋亚叶酸钙 0.45 g 静脉滴注 d1＋氟尿嘧啶 0.45 g 静脉滴注 d1＋氟尿嘧啶 2.85 g 持续静脉滴注 46 h。并予异丙嗪 25 mg 每日 1 次肌内注射(4 月 12 日—4 月 13 日),甲氧氯普胺 10 mg 每日 1 次肌内注射(4 月 12 日—4 月 13 日)。氟尿嘧啶禁用于衰弱患者(见上海旭东海普药业有限公司药品说明书)。奥沙利铂和氟尿嘧啶均可抑制免疫力而导致各种感染,对已存在细菌感染的患者可使感染进一步恶化,通常应先控制感染后再行化疗(见江苏恒瑞医药股份有限公司药品说明书)。另外,奥沙利铂、异丙嗪、甲氧氯普胺均可能使肠梗阻加重。

4 月 16 日 22:00 患者诉腹部疼痛,予吲哚美辛栓 50 mg 纳肛。可引起小肠或结肠黏膜炎症、糜烂、溃疡等,继而黏膜下层纤维增生变性,导致肠腔狭窄等,影响肠腔内容物的通过而形成肠梗阻。吲哚美辛有活动性肠道病灶者禁用,有上消化道疾病和病史者禁用(见上海现代制药股份有限公司药品说明书)。

该患者如果患 dMMR 大肠癌,可考虑在 4 月 12 日给予抗 PD - 1 免疫治疗药物 pembrolizumab 治疗。

【病例总结】

氟尿嘧啶禁用于衰弱患者;通常应先控制感染后再行化疗;奥沙利铂、异丙嗪、甲氧氯普胺均可能使肠梗阻加重;吲哚美辛有活动性肠道病灶者禁用,有上消化道疾病和病史者禁用。

未遵守上述用药注意事项,可能与患者病情恶化有相关性。

参考文献

[1] 梁永亮.药源性肠梗阻[J].中国肛肠病杂志,2011,31(11):69 - 70.

与卡铂剂量过大相关的重度骨髓抑制

【概述】

一例有系统性红斑狼疮、原发性胆汁性胆管炎、子宫内膜样腺癌术后病史的患者,因子宫内膜样腺癌 G2Ⅱ期术后放化疗入院,化疗后患者发生重度骨髓抑制。通过此病例分析探讨患者发生重度骨髓抑制的原因。

【病史介绍】

患者 50 岁,女性,有系统性红斑狼疮史 3 年多,口服羟氯喹、甲泼尼龙、骨化三醇;原发性胆汁性胆管炎 3 年多,口服熊去氧胆酸。2018 年 6 月 19 日因子宫内膜样腺癌 G2Ⅱ期行腹腔镜下盆腔粘连分解＋全子宫＋双附件切除术。7 月 2 日、7 月 25 日行多西他赛 110 mg＋卡铂 450 mg 化疗,无明显毒副反应。8 月 21 日—9 月 26 日针对全盆腔行 IMRT 共 25 次放疗。因子宫内膜样腺癌 G2Ⅱ期术后放化疗 10 月 17 日入院。身高 162 cm,体重 51 kg,体重指数 19.0 kg／m^2。

【临床经过】

白蛋白 33 g／L(20～40g／L),白细胞计数 $3.89×10^9$／L[$(3.69～9.16)×10^9$／L],中性粒细胞百分率 62.3％(50％～70％),血红蛋白 122 g／L(115～150g／L),**血小板计数 99×10^9／L[(101～320)×10^9／L]**,尿素 5.0 mmol/L(2.6～7.5 mmol/L),肌酐 72 μmol/L(41～73 μmol/L),胱抑素 C 1.47 mg／L(0.61～0.95 mg／L),**GFR(肌酐＋胱抑素 C 法)60 ml／min**。予甲泼尼龙片 12 mg 每日 1 次口服(10 月 17 日—11 月 12 日),羟氯喹 0.2 g 每日 3 次口服(10 月 17 日—11 月 12 日),熊去氧胆酸 0.25 g 每日 3 次口服(10 月 17 日—11 月 12 日),骨化三醇 0.5 μg 每日 1 次口服(10 月 17 日—11 月 12 日)。

10 月 18 日,CT 示左肺下叶结节增大,考虑癌转移。患者近期出现重影,眼科会诊考虑白内障。予 5％葡萄糖溶液 500 ml＋维生素 C 2 g＋维生素 B$_6$ 0.2 g 每日 1 次静脉滴注(10 月 18 日—10 月 22 日),托烷司琼 10 mg 每日 1 次静脉注射(10 月 18 日—10 月 22

日),乳酸钠林格注射液 500 ml 每日 1 次静脉滴注(10 月 18 日—10 月 22 日),5％葡萄糖生理氯化钠溶液 500 ml＋维生素 B₆ 0.2 g 每日 1 次静脉滴注(10 月 18 日—10 月 22 日),地塞米松磷酸钠 10 mg 每日 1 次静脉注射(10 月 18 日—10 月 20 日),异丙嗪 25 mg 每日 1 次肌内注射(10 月 18 日—10 月 20 日),奥美拉唑钠 40 mg＋生理盐水 100 ml 每日 1 次静脉滴注(10 月 19 日—10 月 22 日)。

10 月 19 日,患者无明显化疗禁忌,行多西他赛 75 mg/m² ＋卡铂(AUC=5)。患者体表面积 1.488 m²,**肌酐清除率 79.98 ml/min**。故计算出多西他赛 111.6 mg d1＋卡铂 524.9 mg d2,实际剂量为多西他赛 110 mg＋卡铂 500 mg。**予多西他赛 110 mg＋生理盐水 500 ml 静脉滴注**。

10 月 20 日,**予卡铂 500 mg＋生理盐水 500 ml 静脉滴注**。

10 月 23 日,白细胞计数 1.83×10⁹/L[(3.69～9.16)×10⁹/L],中性粒细胞百分率 90.7％(50％～70％),血红蛋白 97 g/L(115～150 g/L),血小板计数 56×10⁹/L[(101～320)×10⁹/L]。**予重组人白介素- 11 3 mg 每日 1 次皮下注射(10 月 23 日—10 月 25 日),重组人粒细胞刺激因子 150 μg 每日 1 次皮下注射(10 月 23 日—10 月 24 日)、150 μg 每日 2 次皮下注射(10 月 24 日—10 月 25 日)、150 μg 每日 1 次皮下注射(10 月 27 日—10 月 30 日、11 月 2 日—11 月 9 日)**。

10 月 24 日,患者腹泻 5～6 次黄稀便。白细胞计数 0.69×10⁹/L[(3.69～9.16)×10⁹/L],中性粒细胞百分率 65.3％(50％～70％),血红蛋白 99 g/L(115～150 g/L),血小板计数 42×10⁹/L[(101～320)×10⁹/L]。

10 月 27 日,腹泻症状较前好转,仍有头晕伴发汗。白细胞计数 0.33×10⁹/L[(3.69～9.16)×10⁹/L],中性粒细胞百分率 6.1％(50％～70％),血红蛋白 87 g/L(115～150 g/L),血小板计数 35×10⁹/L[(101～320)×10⁹/L]。

10 月 28 日,白细胞计数 3.19×10⁹/L[(3.69～9.16)×10⁹/L],中性粒细胞百分率 61.1％(50％～70％),血红蛋白 79 g/L(115～150 g/L),血小板计数 26×10⁹/L[(101～320)×10⁹/L]。

10 月 29 日,**予重组人血小板生成素 8 000 U 每日 1 次皮下注射(10 月 29 日—11 月 11 日)**。

11 月 2 日,白蛋白 31 g/L(35～50 g/L),丙氨酸氨基转移酶 106 U/L(9～52 U/L),尿素氮 4.58 mmol/L(2.5～6.1 mmol/L),肌酐 67 μmol/L(46～92 μmol/L),白细胞计数 5.41×10⁹/L[(3.69～9.16)×10⁹/L],中性粒细胞百分率 86.1％(50％～70％),血红蛋白 92 g/L(115～150 g/L),血小板计数 34×10⁹/L[(101～320)×10⁹/L]。予多烯磷脂酰胆碱 465 mg＋5％葡萄糖溶液 100 ml 每日 1 次静脉滴注(11 月 2 日—11 月 9 日),异甘草酸镁 150 mg＋5％葡萄糖溶液 250 ml 每日 1 次静脉滴注(11 月 2 日—11 月 9 日),奥美拉唑钠 40 mg＋生理盐水 250 ml 每日 1 次静脉滴注(11 月 2 日—11 月 9 日)。

11月7日,患者诉腰背部不适。尿素氮 3.15 mmol/L(2.5～6.1 mmol/L),肌酐 57 μmol/L(46～92 μmol/L),白细胞计数 2.53×10⁹/L[(3.69～9.16)×10⁹/L],中性粒细胞百分率 77%(50%～70%),血红蛋白 87 g/L(115～150 g/L),**血小板计数 32×10⁹/L[(101～320)×10⁹/L]**。予氯化钾片 1 g 每日 3 次口服(11月7日—11月8日)。

11月12日,患者家属要求出院。白细胞计数 1.80×10⁹/L[(3.69～9.16)×10⁹/L],中性粒细胞百分率 56.1%(50%～70%),血红蛋白 99 g/L(115～150 g/L),**血小板计数 36×10⁹/L[(101～320)×10⁹/L]**。告知骨髓抑制相关风险后予出院。

【病例用药分析】

患者发生重度骨髓抑制的原因

予卡铂化疗前中性粒细胞至少在 2×10⁹/L 以上,血小板至少在 100×10⁹/L 以上。Calvert 公式计算卡铂剂量=设定 AUC×(GFR+25)。AUC 在 4～6 mg/(ml·min)(卡铂联合其他化疗药物),GFR 是以 51Cg-EDTA 方法测定(见白时美施贵宝投资有限公司药品说明书)。

10月17日,GFR(肌酐+胱抑素 C 法)60 ml/min。另外,患者为 50 岁女性,肌酐 72 μmol/L,体重 51 kg,可估算出 GFR 为 65.7 ml/min。实际上 10月19日以 GFR 79.98 ml/min 计算出卡铂剂量为 524.9 mg。应该以 GFR(肌酐+胱抑素 C 法)的测定数据即 60 ml/min 为准[1]。该患者卡铂的给药剂量应该是 425 mg,因此 10月20日予卡铂 500 mg+生理盐水 500 ml 静脉滴注剂量偏大,加上予卡铂 500 mg+多西他赛 110 mg 前患者血小板计数为 99×10⁹/L<100×10⁹/L,再加上多西他赛的协同骨髓抑制作用,引发了重度骨髓抑制。

【病例总结】

予卡铂化疗前血小板至少应在 100×10⁹/L 以上;卡铂剂量=设定 AUC×(GFR+25),其中 GFR 建议以(肌酐+胱抑素 C 法)的测定数据为准。

未遵守上述用药注意事项,可能与患者发生重度骨髓抑制有相关性。

参考文献

[1] 严跃红,傅君舟,李剑文,等.基于肌酐与胱抑素的 CKD-EPI 新方程对我国慢性肾脏病患者适用性的对比研究[J].实用医学杂志,2015,31(10):1653-1656.

病例 5

可能与顺铂、依托泊苷未减量相关的重度骨髓抑制

【概述】

一例有高血压、脑梗死病史的患者,因左肺下叶小细胞肺癌 pT3N3M1c(肺内转移、骨转移)、化疗后骨髓抑制、**房颤**、心功能Ⅱ级(NYHA)、高血压 3 级(极高危)、痛风、脑梗死个人史入院。患者化疗后再次出现骨髓抑制。通过此病例分析探讨以下三个方面:① 患者发生骨髓抑制的原因。② 12 月 20 日钾 2.78 mmol/L 的主要原因。③ 发生高钾血症的主要原因。

【病史介绍】

患者 67 岁,男性,身高 169 cm,体重 62 kg,体重指数 21.7 kg/m²。高血压史 10 多年,脑梗死史 10 多年,**痛风史半年多**。2018 年 8 月 30 日超声引导下行心包穿刺引流出大量血性液体,病程中出现房颤,9 月 2 日心电图示房颤快室率,S-T 段异常,予胺碘酮后转为窦性心律。9 月 5 日支气管镜检查提示小细胞肺癌,9 月 25 日 CT 诊断左肺下叶小细胞肺癌伴肺内转移,肺门及纵隔淋巴结肿大融合。9 月 27 日予依托泊苷 120 mg d1,d2,d3+顺铂 60 mg d1,d2。10 月 17 日予顺铂 60 mg 每日 1 次静脉滴注+依托泊苷 120 mg d1,d2,d3。11 月 7 日血红蛋白 74 g/L(130~175 g/L),**存在化疗后Ⅲ度骨髓抑制**,属于化疗禁忌,予琥珀酸亚铁、促红细胞生成素等治疗后血红蛋白升至 87 g/L。**11 月 22 日再次予依托泊苷 120 mg d1,d2,d3+顺铂 60 mg d1,d2**,化疗期间胃肠道反应明显,予甲氧氯普胺、托烷司琼等治疗后出院。12 月 10 日 4:00,患者胸闷伴恶性呕吐胃内容物,遂来院急诊,查 CRP<5 mg/L(0~3 mg/L),**白细胞计数 1.69×10⁹/L[(3.5~9.5)×10⁹/L]**,中性粒细胞百分率 46.7%(40%~75%),**血红蛋白 65 g/L(130~175 g/L)**,血小板计数 105×10⁹/L[(125~350)×10⁹/L]。因左肺下叶小细胞肺癌 pT3N3M1c(肺内转移、骨转移)、化疗后骨髓抑制、**房颤**、心功能Ⅱ级(NYHA)、高血压 3 级(极高危)、痛风、脑梗死个人史于当日 12:16 入院。

【临床经过】

12月10日15:00,BNP 563 ng/L(<125 ng/L),**降钙素原 0.687 ng/ml**(0.051~0.5 ng/ml),白细胞介素-6 13.6 pg/ml(0~7 pg/ml),**白细胞计数 0.79×10⁹/L**[(3.5~9.5)×10⁹/L],D-二聚体 0.72 mg/L(<0.55 mg/L)。予重组人粒细胞刺激因子 150 µg 每日1次皮下注射(12月10日—12月12日)、150 µg 每12 h1次皮下注射(**12月13日—12月15日**),复方异丙托溴铵溶液 2.5 ml 每日2次雾化吸入(12月10日—12月26日),哌拉西林他唑巴坦钠 4.5 g+生理盐水 100 ml 每8 h1次静脉滴注(12月10日—1月3日),兰索拉唑 30 mg+生理盐水 100 ml 每12 h1次静脉滴注(12月10日—1月3日),5%氨基酸 12.5 g 每日1次静脉滴注(12月10日—12月20日),**20%甘露醇 125 ml 每6 h1次静脉滴注(12月10日—12月19日)**,10%葡萄糖溶液 250 ml+复方维生素(3) 5 ml+10%氯化钾 7.5 ml+生物合成人胰岛素 4 U 每日1次静脉滴注(12月10日—12月27日),托拉塞米 10 mg 每日1次静脉注射(12月10日—12月11日)。

12月11日,患者咳嗽咳痰、气喘胸闷,痰不易咳出,夜间不能平卧,呕吐胃内容物,全身发抖伴上背部疼痛。白细胞计数 1.39×10⁹/L[(3.5~9.5)×10⁹/L],中性粒细胞百分率 48.9%(40%~75%),**血红蛋白 60 g/L(130~175 g/L)**,血小板计数 86×10⁹/L[(125~350)×10⁹/L]。输注血浆 200 ml。

12月12日,予甲氧氯普胺 10 mg 每日1次肌内注射(12月12日—12月27日)。

12月13日,输注红细胞悬液 2 U。

12月14日,白细胞计数 10.43×10⁹/L[(3.5~9.5)×10⁹/L],中性粒细胞百分率 81%(40%~75%),**血红蛋白 70 g/L(130~175 g/L)**,血小板计数 117×10⁹/L[(125~350)×10⁹/L]。12月15日,白细胞计数 21.1×10⁹/L[(3.5~9.5)×10⁹/L],中性粒细胞百分率 82%(40%~75%),**血红蛋白 79 g/L(130~175 g/L)**,血小板计数 151×10⁹/L[(125~350)×10⁹/L]。

12月17日,患者仍有进食后呕吐,考虑脑转移。予甲羟孕酮 2 mg 每日3次口服(12月17日—12月19日),甲地孕酮 80 mg 每日3次口服(12月19日—1月3日)。予唑来磷酸 4 mg+生理盐水 100 ml 静脉滴注。

12月18日,钾 3.46 mmol/L(3.5~5.1 mmol/L),钙 2.18 mmol/L(2.10~2.55 mmol/L),镁 0.58 mmol/L(0.7~1.0 mmol/L)。予托烷司琼 5 mg+生理盐水 100 ml 每日1次静脉滴注(12月18日—1月3日)。予10%葡萄糖溶液 500 ml+10%氯化钾 15 ml 静脉滴注,托拉塞米 30 mg+生理盐水 50 ml 静脉滴注。

12月19日,患者仍有呕吐,MRI读片考虑肺癌脑转移。予20%甘露醇 125 ml 每12 h1次静脉滴注(12月19日—12月27日),**甘油果糖氯化钠 250 ml 每12 h1次静脉滴注(12月19日—12月29日)**,地塞米松磷酸钠 10 mg+生理盐水 100 ml 每日1次静脉滴

注(12 月 19 日—12 月 27 日)、地塞米松磷酸钠 5 mg＋生理盐水 100 ml 每日 1 次静脉滴注(12 月 27 日—1 月 3 日)。

12 月 20 日,**予依诺肝素钠 4 000 IU 每日皮下注射(12 月 20 日—1 月 3 日)**,自备安罗替尼(12 月 20 日—1 月 3 日)。**钾 2.78 mmol/L(3.5～5.1 mmol/L)**,镁 0.6 mmol/L(0.7～1.0 mmol/L),**予氯化钾片 0.5 g 每日 3 次口服(12 月 20 日—12 月 29 日),10％氯化钾 40 ml 静脉推泵**。

12 月 21 日,予酒石酸唑吡坦 10 mg 每晚 1 次口服(12 月 21 日—1 月 3 日)。**予 10％氯化钾 20 ml 静脉推泵**,呋塞米 20 mg 静脉注射。12 月 23 日,予呋塞米 20 mg 静脉注射。

12 月 25 日,予重组人促红素 5 000 U 每周 2 次皮下注射(12 月 25 日—1 月 1 日)。

12 月 29 日,钾 5.05 mmol/L(3.5～5.1 mmol/L),镁 0.63 mmol/L(0.7～1.0 mmol/L)。肌酐 92.5 μmol/L(58～110 μmol/L)。**停氯化钾片**。

1 月 1 日,钾 6.32 mmol/L(3.5～5.1 mmol/L),予聚磺苯乙烯钠散 15 g 口服,10％葡萄糖酸钙 10 ml 静脉注射。1 月 2 日,予聚磺苯乙烯钠散 30 g 口服,10％葡萄糖酸钙 10 ml 静脉注射。钾 4.59 mmol/L(3.5～5.1 mmol/L)。

1 月 3 日,患者无恶心呕吐,一般情况可,予出院。

【病例用药分析】

一、患者发生骨髓抑制的原因

因为疗效和毒性最常用的初治方案是 EP 方案(依托泊苷＋顺铂)。EP＋胸部放疗是局限期 SCLC 的标准治疗,这样增加了食管炎和肺毒性的概率,血液毒性可以通过减低化疗药剂量和中性粒细胞集落刺激因子支持来实现[1]。在临床上经常有卡铂替代顺铂的情况,目的是要降低神经和肾毒性,但是会带来严重的骨髓抑制,这种替换还没有得到认可,只在顺铂毒性不能耐受时使用[1]。

10 月 17 日予顺铂 60 mg 每日 1 次静脉滴注＋依托泊苷 120 mg d1,d2,d3。11 月 7 日血红蛋白 74 g/L,出现化疗后Ⅲ度骨髓抑制,11 月 22 日再次予依托泊苷 120 mg d1,d2,d3＋顺铂 60 mg d1,d2,未予减量,这是 12 月 10 日白细胞降至 0.79×10^9/L、血红蛋白降至 65 g/L 的重要原因。顺铂致白细胞、血小板、红细胞减少至最低点一般发生于治疗后 3 周左右,4～6 周恢复(见齐鲁制药有限公司药品说明书)。依托泊苷引发骨髓抑制包括白细胞血小板减少,多发生在用药后 7～14 日,3 周左右恢复正常(见江苏恒瑞医药股份有限公司药品说明书)。因此 11 月 22 日再次予依托泊苷＋顺铂如不减量,应在用药后 1 周嘱患者来院监测血象,及时予粒细胞集落刺激因子和促红细胞生成素。

患者有痛风,而顺铂可导致高尿酸血症,故规定痛风患者禁用(见齐鲁制药有限公司药品说明书)。

二、12 月 20 日钾 2.78 mmol/L 的主要原因

（1）患者纳差、频繁呕吐。

（2）予 20%甘露醇 125 ml 每 12 h 1 次静脉滴注（12 月 19 日—12 月 27 日），甘油果糖氯化钠 250 ml 每 12 h 1 次静脉滴注（12 月 19 日—12 月 29 日），地塞米松磷酸钠 10 mg＋生理盐水 100 ml 每日 1 次静脉滴注（12 月 19 日—12 月 27 日）。20%甘露醇可提高肾小管内液渗透浓度，减少肾小管对水及 K^+、Mg^{2+} 的重吸收（见山东威高药业有限公司药品说明书）；甘油果糖注射液是高渗制剂，通过高渗性脱水降颅内压，可引发低钾血症（见天津市津兰药业有限公司药品说明书）；地塞米松磷酸钠可引发低血钾综合征（见辰欣药业股份有限公司药品说明书）。

三、发生高钾血症的主要原因

（1）12 月 27 日停用了 20%甘露醇，12 月 29 日停用了甘油果糖氯化钠，12 月 27 日将地塞米松磷酸钠减量至 5 mg 每日 1 次静脉滴注。

（2）患者胃纳恢复，停止呕吐。

（3）予依诺肝素钠 4 000 IU 每日 1 次皮下注射（12 月 20 日—1 月 3 日），依诺肝素钠可抑制醛固酮分泌而引发高钾血症（见 Sanofi-Synthelabo Limited 药品说明书）。

【病例总结】

EP 方案导致血液毒性，可以通过减低化疗药剂量和中性粒细胞集落刺激因子支持来实现。

未遵守上述用药注意事项，可能与患者病情恶化有相关性。

参考文献

[1] 张力.NCCN 临床肿瘤治疗指南小细胞肺癌部分解读（2010 年）[J].国际呼吸杂志,2010,30(22)：1355 - 1357.

[2] 陈灏珠,钟南山,陆再英.内科学：8 版[M].北京：人民卫生出版社,2013,524 - 532,752 - 756,783 - 785.

病例 **6**

违反经皮脾动脉造影＋
栓塞术禁忌证导致的脓毒血症

【概述】

一例宫颈癌患者,因宫颈鳞癌术后 pT1A1 期、rT1aN1M1(左锁骨上淋巴结、肺、骨、肝)Ⅳ期、PS 3 分、肺部感染入院。入院后行经皮脾动脉造影＋栓塞术治疗,后患者死亡。通过此病例分析探讨患者死亡的原因。

【病史介绍】

患者 57 岁,女性,身高 160 cm,体重 50 kg,BMI 19.5 kg/m²。有乙肝史,有高血压史5 年多。2013 年 9 月因发现宫颈癌行"腹式全子宫＋双附件切除术＋盆腔粘连分解术＋肠镜检查术",病例示局灶原位鳞状细胞癌。行紫杉醇＋顺铂化疗 4 次、紫杉醇＋卡铂化疗 5 次。2017 年 6 月发现左锁骨上淋巴结转移,予吉西他滨＋奥沙利铂化疗 4 次,有骨髓抑制。2017 年 9 月出现肺、骨转移,行白蛋白紫杉醇＋卡铂化疗 2 次。2018 年 1 月患者自诉左锁骨上淋巴结增大,行多柔比星脂质体＋顺铂化疗 4 次。2018 年 4 月因左锁骨上淋巴结增大行放疗 3 次。2018 年 5 月 8 日排除禁忌行"经皮甲状颈干动脉造影、化疗栓塞术;支气管动脉造影、化疗栓塞术;肝动脉造影、化疗栓塞术",术中予伊立替康 0.2 g＋载药微球 1 g 动脉化疗栓塞。2018 年 4 月 26 日—7 月 8 日行左锁骨上放疗 33 次。2018 年6 月开始口服阿帕替尼。近 2 周患者出现腹部棕褐色皮疹,四肢皮肤见紫红色斑点,诉全身乏力 2 周余,于 2018 年 8 月 10 日因宫颈鳞癌术后 pT1A1 期、rT1aN1M1(左锁骨上淋巴结、肺、骨、肝)Ⅳ期、PS 3 分、肺部感染入院。

【临床经过】

患者神清气平,精神一般。白细胞计数 $5.80×10^9$/L[$(3.69～9.16)×10^9$/L],中性粒细胞百分率 81.3%(50%～70%),CRP 37 mg/L(0～5 mg/L),血红蛋白 133 g/L(115～150 g/L),**血小板计数 79×10^9/L[(101～320)×10^9/L]**。尿素氮 7.6 mmol/L(2.6～

7.5 mmol/L),肌酐 79 μmol/L(41～73 μmol/L)。白蛋白 30.7 g/L(40～55 g/L),总胆红素 57.5 μmol/L(≤15 μmol/L),直接胆红素 36.3 μmol/L(0～10 μmol/L),GPT 100 U/L(7～40 U/L)。钾 3.37 mmol/L(3.5～5.3 mmol/L),钠 125 mmol/L(137～147 mmol/L)。

予脂肪乳(10%)氨基酸(15%)葡萄糖(20%)(克林维)1 000 ml(8 月 10 日—8 月 13 日),脂肪乳(10%)氨基酸(15%)葡萄糖(20%)(克林维)1 000 ml＋10%氯化钾 15 ml 每日 1 次静脉滴注(8 月 13 日—8 月 17 日),泮托拉唑钠 40 mg＋生理盐水 100 ml 每日 1 次静脉滴注(8 月 10 日—8 月 17 日),5%葡萄糖溶液 250 ml＋异甘草酸镁 200 mg 每日 1 次静脉滴注(8 月 10 日—8 月 17 日),熊去氧胆酸 0.25 g 每日 1 次口服(8 月 10 日—8 月 17 日),5%葡萄糖溶液 250 ml＋多烯磷脂酰胆碱 930 mg 每日 1 次静脉滴注(8 月 10 日—8 月 17 日),10%氯化钠 20 ml 每日 3 次口服(8 月 10 日—8 月 17 日),10%氯化钠 40 ml＋生理盐水 60 ml 每日 1 次静脉推泵(8 月 10 日—8 月 17 日),托拉塞米 10 mg 每日 1 次静脉注射(8 月 10 日—8 月 11 日)。

8 月 12 日,患者精神欠佳,时有咳嗽、咳白色黏痰、食欲差、睡眠差。白细胞计数 4.08×10^9/L[(3.69～9.16)×10^9/L],中性粒细胞百分率 80.0%(50%～70%),血红蛋白 114 g/L(115～150 g/L),白蛋白 21 g/L(40～55 g/L),钾 2.6 mmol/L(3.5～5.3 mmol/L),钠 122 mmol/L(137～147 mmol/L)。**血小板计数 45×10^9/L[(101～320)×10^9/L]。**予重组人血小板生成素 15 000 U 每日 1 次皮下注射(8 月 12 日—8 月 14 日),10%氯化钾 40 ml＋生理盐水 60 ml 每日 1 次静脉推泵(8 月 12 日—8 月 16 日)。

8 月 13 日 14:00,体温 38.2℃,予血培养。患者咳嗽咳痰,双肺闻及少许湿啰音,白细胞计数 4.1×10^9/L[(3.69～9.16)×10^9/L],中性粒细胞百分率 74%(50%～70%),**血小板计数 40×10^9/L[(101～320)×10^9/L]**,故肺部感染不除外。**予 5%葡萄糖溶液 250 ml＋莫西沙星 0.4 g 每日 1 次静脉滴注(8 月 13 日—8 月 17 日),头孢唑肟钠 2 g＋生理盐水 100 ml 每日 2 次静脉滴注(8 月 13 日—8 月 17 日)**,甲泼尼龙琥珀酸钠 40 mg 每日 1 次静脉滴注(8 月 13 日、8 月 16 日—8 月 17 日)。

8 月 14 日 9:10—9:40,局麻下行经皮脾动脉造影＋栓塞术。采用微导管超选择性插入脾动脉,灌注庆大霉素 16 万 U,再用 300～500 μm 微球栓塞脾动脉,**栓塞后再次造影见脾动脉被栓塞 90%**。予低分子肝素钙 4 000 IU 每日 1 次皮下注射(8 月 14 日—8 月 16 日)。乙肝 DNA 定量阳性。

8 月 15 日,患者病情稳定,有咳嗽咳痰,时有胸闷。

8 月 16 日 10:05,白细胞计数 7.47×10^9/L[(3.69～9.16)×10^9/L],中性粒细胞百分率 80.8%(50%～70%),CRP 65 mg/L(0～10 mg/L),血红蛋白 103 g/L(115～150 g/L),**血小板计数 15×10^9/L[(101～320)×10^9/L]**。钾 5.6 mmol/L(3.5～5.3 mmol/L)。**左侧血、右侧血均培养出沃氏葡萄球菌**,对万古霉素、替考拉宁、利奈唑胺、利福平、克林霉素、

左氧氟沙星、米诺环素等敏感。

13:50,尿素氮 4.6 mmol/L(26～7.5 mmol/L),肌酐 56 μmol/L(41～73 μmol/L)。白蛋白 25.2 g/L(40～55 g/L),总胆红素 57.5 μmol/L(≤15 μmol/L),直接胆红素 41.1 μmol/L(0～10 μmol/L),GPT 223 U/L(7～40 U/L)。

8 月 17 日 9:00,患者神志欠清,呼吸困难,气喘呼之能应,双肺可闻及少许湿啰音。14:18,患者皮下出血,家属要求放弃治疗。14:28 死亡。

【病例用药分析】

患者死亡的原因

脾栓塞术后,脾静脉回流受限,血流速度减慢,来自肠道内的细菌可经脾静脉逆流进入脾脏,加上术后患者免疫力降低,可造成严重感染、脾脓肿。经皮脾动脉造影＋栓塞术(PSAE)的绝对禁忌证为严重感染及脓毒血症,相对禁忌证为巨脾症严重黄疸、恶病质、脏器功能衰竭者、大量腹水[1]。

2018 年 8 月 10 日患者入院当天总胆红素 57.5 μmol/L(≤15 μmol/L),直接胆红素 36.3 μmol/L(0～10 μmol/L),有严重黄疸;患者 BMI 19.5 kg/m²,8 月 12 日白蛋白 21 g/L(40～55 g/L),属于恶病质。这些属于脾栓塞术的相对禁忌证。

患者因宫颈鳞癌术后 rT1aN1M1(左锁骨上淋巴结、肺、骨、肝)Ⅳ期、肺部感染于 8 月 10 日入院,PS 3 分,属于严重疾病基础上并发的肺部感染,死亡率高。然而未予肺部影像学检查以明确,也未予抗菌药。8 月 13 日 14:00 体温上升至 38.2℃,考虑感染加重以及败血症,予 5% 葡萄糖溶液 250 ml＋莫西沙星 0.4 g 每日 1 次静脉滴注(8 月 13 日—8 月 17 日),头孢唑肟钠 2 g＋生理盐水 100 ml 每日 2 次静脉滴注(8 月 13 日—8 月 17 日)。应推迟脾栓塞术直到感染被控制。实际上 8 月 14 日(第 2 天)就予经皮脾动脉造影＋栓塞术,可能违反了禁忌证。

8 月 16 日左侧血、右侧血均培养出沃氏葡萄球菌,提示患者在 8 月 13 日就发生了菌血症或败血症。8 月 16 日患者血小板计数进一步降低,可能与感染加重有关,应根据药敏结果及时调整抗菌药,但未能做到。

【病例总结】

经皮脾动脉造影＋栓塞术(PSAE)的绝对禁忌证为严重感染及脓毒血症。

违反上述禁忌证,可能与患者病情恶化有相关性。

参考文献

[1] 秦军,姚清深,徐旭军.部分性脾动脉栓塞术术后并发症的诊治[J].微创医学,2007,2(1):63-64.

病例 *7*

化疗引发腹腔感染且抗菌药疗程不足可能导致了死亡

【概述】

一例胰头癌患者,因低分化胰头癌、rTxNxM1(肝脏)Ⅳ期、ECOG-PS 1 分、腹腔感染入院。治疗后患者感染加重最终死亡。通过此病例主要分析探讨以下两个方面:① 患者腹腔感染治疗方案是否合理。② 患者出现高钾血症的原因。

【病史介绍】

患者 63 岁,男性,身高 170 cm,体重 60 kg。2017 年 9 月 26 日诊断为胰头癌,9 月 29 日行胰十二指肠切除术,术后病理示低分化癌,胰腺周围组织侵犯,pT2N0M0 Ⅰ B 期,予吉西他滨化疗。12 月 20 日发现肝脏转移,遂联合替吉奥化疗。2018 年 4 月 13 日行"腹腔干、肠系膜上动脉造影＋经皮动脉化疗栓塞术"。5 月 3 日吉西他滨＋白蛋白紫杉醇化疗。5 月 22 日 MRCP 示肝脏转移灶较前显著增大,胰腺转移可能,腹腔多发淋巴结。6 月 8 日参加 RX108 Ⅰ 期药代动力学研究。7 月 9 日评估疾病进展。**7 月 17 日行 FOLFIRINOX 方案化疗 1 次,具体:奥沙利铂 100 mg d1＋亚叶酸钙 476 mg＋伊立替康 178 mg＋氟尿嘧啶 476 mg d1＋氟尿嘧啶 2.8 g 持续静脉滴注 46 h 每 2 周 1 次**。7 月 20 日无明显诱因下出现发热,体温最高 38℃,伴有下腹部胀痛不适,小便排出困难。考虑腹腔感染可能,予头孢类抗生素治疗后稍有好转,7 月 27 日因低分化胰头癌、rTxNxM1(肝脏)Ⅳ期、ECOG-PS 1 分、腹腔感染入院,体温 37.3℃。

【临床经过】

予泮托拉唑钠 40 mg＋生理盐水 100 ml 每日 1 次静脉滴注(7 月 27 日—8 月 12 日),5％葡萄糖溶液 250 ml＋异甘草酸镁 200 mg＋生物合成人胰岛素 3 IU 每日 1 次静脉滴注(7 月 27 日—8 月 12 日),5％葡萄糖溶液 250 ml＋莫西沙星 0.4 g 每日 1 次静脉滴注(7 月 27 日—8 月 1 日)。

7月28日,CRP 77 mg/L(0～10 mg/L),白细胞计数9.43×10⁹/L[(3.5～9.5)× 10⁹/L],中性粒细胞百分率66%(40%～75%),血红蛋白94 g/L(130～175 g/L),血小板计数233×10⁹/L[(125～350)×10⁹/L]。直接胆红素17 μmol/L(0～10 μmol/L),白蛋白31 g/L(35～50 g/L),eGFR 97 ml/min(80～120 ml/min),肌酐51 μmol/L(58～110 μmol/L)。

7月31日,予腹腔穿刺置管引流。腹水李凡他实验阳性,中性粒细胞分类39%,巨噬细胞30%,淋巴细胞分类25%。

8月1日,**停莫西沙星**,予5%复方氨基酸12.5 g每日1次静脉滴注(8月1日—8月12日),**5%葡萄糖生理氯化钠溶液500 ml＋10%氯化钾15 ml＋生物合成人胰岛素6 IU＋复方维生素(3)5 ml每日1次静脉滴注(8月1日—8月10日)**。

8月3日,CRP 89 mg/L(0～10 mg/L),白细胞计数18.02×10⁹/L[(3.5～9.5)× 10⁹/L],中性粒细胞百分率73%(40%～75%),血红蛋白109 g/L(130～175 g/L),血小板计数284×10⁹/L[(125～350)×10⁹/L]。**总胆红素28 μmol/L(≤24 μmol/L)**,直接胆红素22 μmol/L(0～5 μmol/L),**白蛋白25 g/L(35～50 g/L)**,eGFR 49 ml/min(80～120 ml/min),尿素氮17.5 mmol/L(3.2～7.1 mmol/L),肌酐106 μmol/L(58～110 μmol/L)。钾4.7 mmol/L(3.5～5.3 mmol/L)。

8月4日,予人血白蛋白10 g每日1次静脉滴注(8月4日—8月5日,8月8日—8月9日)。

8月7日,予腹腔穿刺置管引流出腹水800 ml。8月9日,引流出腹水600 ml。

8月10日10:37,白细胞计数19.67×10⁹/L[(3.5～9.5)×10⁹/L],中性粒细胞百分率87%(40%～75%),血红蛋白104 g/L(130～175 g/L),血小板计数154×10⁹/L[(125～350)×10⁹/L],CRP 87 mg/L(0～10 mg/L)。

11:01,总胆红素52 μmol/L(≤24 μmol/L),直接胆红素39 μmol/L(0～5 μmol/L),白蛋白26 g/L(35～50 g/L),GPT 112 U/L(9～50 U/L),eGFR 45 ml/min(80～120 ml/min),尿素氮29.6 mmol/L(3.2～7.1 mmol/L),肌酐108 μmol/L(58～110 μmol/L)。

12:06,患者神志欠清,间断伴有胡言乱语。钾7.38 mmol/L(3.5～5.3 mmol/L)。予5%葡萄糖生理氯化钠溶液500 ml＋生物合成人胰岛素6 IU＋复方维生素(3)5 ml每日1次静脉滴注(8月10日—8月12日),聚磺苯乙烯钠散30 g每日1次口服(8月10日—8月11日),予呋塞米20 mg每日1次静脉注射(8月10日)。

8月11日10:50,钾6.3 mmol/L(3.5～5.3 mmol/L)。21:00,患者氧饱和度下降至85%,血压98/60 mmHg,昏迷中。

8月12日3:34死亡。

【病例用药分析】

一、患者腹腔感染治疗方案是否合理

荟萃分析结果显示,FOLFIRINOX方案用于局部晚期胰腺癌新辅助或转化治疗的患

者平均生存期为 24.2 个月,比吉西他滨为基础的方案长 6～13 个月。以 FOLFIRINOX 方案作为一线治疗可使患者获得最长的生存时间,但代价是较为严重的毒副反应发生率显著增加,其中包括感染、发热性中性粒细胞减少等[1]。

患者因 FOLFIRINOX 方案化疗后腹腔感染于 7 月 27 日入院。根据抗微生物治疗指南,肠源性感染的病原体通常为肠杆菌科、肠球菌、拟杆菌等。在细菌培养＋药敏结果出来之前,按经验用药应首选哌拉西林他唑巴坦钠、替卡西林克拉维酸、碳青霉烯类。备选方案为第三代头孢菌素＋克林霉素(或甲硝唑)、莫西沙星＋甲硝唑等。如感染可能危及生命,则应首选碳青霉烯类,并且应加用万古霉素、替考拉宁、利奈唑胺以覆盖革兰阳性菌[2]。腹腔感染抗菌药的疗程是体温、血象、CRP、降钙素原恢复正常,胃肠道功能恢复,方可停用抗菌药[2]。实际上予 5％葡萄糖溶液 250 ml＋莫西沙星 0.4 g 每日 1 次静脉滴注(7 月 27 日—8 月 1 日),7 月 28 日血象虽正常,但 CRP 仍高达 77 mg/L,提示感染未控制。另外,血象正常不能排除与 FOLFIRINOX 方案化疗后骨髓抑制有关。8 月 1 日停莫西沙星。8 月 3 日 CRP 89 mg/L、白细胞计数 18.02×10^9/L、中性粒细胞百分率 73％,提示感染加重。8 月 10 日白细胞计数 19.67×10^9/L、中性粒细胞百分率 87％、CRP 87 mg/L,且肝、肾功能损害加重,提示感染进一步恶化,但直到患者死亡一直未重新使用抗菌药。

二、患者出现高钾血症的主要原因

(1)患者肾功能不全加重,排尿减少,使肾排钾减少[3]。

(2)患者胰腺癌晚期加上严重感染可使组织破坏,释放出钾离子;患者代谢性酸中毒可促进钾转移到细胞外[3]。

(3)予 5％葡萄糖生理氯化钠溶液 500 ml＋10％氯化钾 15ml＋复方维生素(3)5 ml＋生物合成人胰岛素 6 IU 每日 1 次静脉滴注(8 月 1 日—8 月 10 日)。静脉补钾可增加高钾血症的风险。

【病例总结】

腹腔感染的抗菌药疗程由患者的体温、血象、CRP、降钙素原、胃肠道功能的状况决定,只有当这些指标恢复正常,方可停用抗菌药;应根据尿量多少决定补钾。

未遵守上述用药注意事项,可能与患者病情恶化有相关性。

参考文献

[1] 徐锡枫,郑松,王珍,等.氟尿嘧啶、亚叶酸钙、伊立替康和奥沙利铂作为一线方案治疗潜在可切除和局部晚期胰腺癌荟萃分析[J].中华肝胆外科杂志,2018,24(1):69-72.

[2] Jay P.Sanford.桑德福抗微生物治疗指南[M].北京:中国协和医科大学出版社,2011,15-16,35-44.

[3] 陈灏珠,钟南山,陆再英.内科学:8 版[M].北京:人民卫生出版社,2013,524-532,752-756,783-785.

病例 *8*

与伊立替康、氟尿嘧啶、奥沙利铂未减量相关的重度骨髓抑制

【概述】

　　一例乙状结肠癌肝转移的患者，因乙状结肠绒毛管状腺癌 pT1N0M1（肝脏）Ⅳ期、PS 1 分入院。入院后予患者化疗，化疗后出现重度骨髓抑制。通过此病例分析探讨患者发生重度骨髓抑制的原因。

【病史介绍】

　　患者 45 岁，女性，身高 158 cm，体重 50 kg，体重指数 20 kg/m²。2016 年 1 月确诊为乙状结肠癌肝转移，予伊立替康 240 mg＋CF 300 mg＋替吉奥 2 粒每日 2 次 d1－14 方案化疗共 7 次。2016 年 8 月行乙状结肠癌切除术，肝左右可见多枚直径 1～2.5 cm 肿块。术后予同方案化疗 3 次。2017 年 6 月开始予伊立替康 240 mg＋CF 300 mg＋替吉奥 2 粒每日 2 次 d1－14＋贝伐珠单抗方案化疗共 5 次，11 月 10 日化疗后出现白细胞、血小板降低。11 月 27 日行肝脏病灶伽马刀。2018 年 5 月 PET/CT 示肝脏病灶较前进展。6 月 13 日出现血小板重度减少。近 1 个月来腹部间歇性疼痛，因乙状结肠绒毛管状腺癌 pT1N0M1（肝脏）Ⅳ期，PS 1 分于 2018 年 7 月 4 日入院。

【临床经过】

　　7 月 5 日，白细胞计数 3.58×10⁹/L[（3.69～9.16）×10⁹/L]，中性粒细胞百分率 57.9%（50%～70%），血红蛋白 89 g/L[（115～150）g/L]，CRP 8 mg/L（0～5 mg/L），血小板计数 104×10⁹/L[（101～320）×10⁹/L]，尿素氮 2.4 mmol/L（2.6～7.5 mmol/L），肌酐 51 μmol/L（41～73 μmol/L）。

　　7 月 12 日，超声引导下穿刺右侧贵要静脉成功。行 mFOLFOX6 方案化疗，奥沙利铂 85 mg/m² d1 静脉滴注 2 h＋亚叶酸钙 400 mg/m² d1 静脉滴注 2 h＋氟尿嘧啶 400 mg/m² d1 快速滴注＋氟尿嘧啶 2 g/m² 持续静脉滴注 46 h 每 2 周 1 次。患者体表面积 1.58 m²，

因此予奥沙利铂 134 mg＋5% 葡萄糖溶液 250 ml 静脉滴注，亚叶酸钙 0.63 g＋生理盐水 250 ml 静脉滴注，氟尿嘧啶 0.63 g＋生理盐水 100 ml 静脉滴注，氟尿嘧啶 3.16 g＋生理盐水 170 ml 化疗泵维持 46 h。予地塞米松磷酸钠 5 mg 静脉注射，异丙嗪 25 mg 肌内注射，托烷司琼 5 mg＋生理盐水 100 ml 静脉滴注。

7 月 16 日，患者有恶心呕吐。白细胞计数 1.93×10^9/L[$(3.69 \sim 9.16) \times 10^9$/L]，中性粒细胞百分率 60.4%(50%～70%)，血小板计数 109×10^9/L[$(101 \sim 320) \times 10^9$/L]，血红蛋白 85 g/L(115～150 g/L)。予重组人粒细胞刺激因子 150 μg 皮下注射。

7 月 17 日，胃镜示胃窦恶性溃疡待排，慢性非萎缩性胃窦炎。

7 月 24 日，白细胞计数 2.23×10^9/L[$(3.69 \sim 9.16) \times 10^9$/L]，中性粒细胞百分率 49.4%(50%～70%)，血红蛋白 79 g/L(115～150 g/L)，CRP 5 mg/L(0～5 mg/L)，血小板计数 64×10^9/L[$(101 \sim 320) \times 10^9$/L]，白蛋白 34.6 g/L(40～55 g/L)。予重组人粒细胞刺激因子 150 μg 皮下注射。

7 月 25 日，白细胞计数 12.87×10^9/L[$(3.69 \sim 9.16) \times 10^9$/L]，中性粒细胞百分率 91.6%(50%～70%)，血红蛋白 90 g/L(115～150 g/L)，CRP 4.6 mg/L(0～5 mg/L)，血小板计数 62×10^9/L[$(101 \sim 320) \times 10^9$/L]。

7 月 26 日，患者胃痛缓解，再次行 mFOLFOX6 方案化疗，剂量同 7 月 12 日。予奥沙利铂 134 mg＋5% 葡萄糖溶液 250 ml 静脉滴注，亚叶酸钙 0.63 g＋生理盐水 250 ml 静脉滴注，氟尿嘧啶 0.63 g＋生理盐水 100 ml 静脉滴注，氟尿嘧啶 3.16 g＋生理盐水 170 ml 化疗泵维持 46 h。予地塞米松磷酸钠 5 mg 静脉注射，异丙嗪 25 mg 肌内注射，托烷司琼 5 mg＋生理盐水 100 ml 静脉滴注。

7 月 30 日，白细胞计数 1.52×10^9/L[$(3.69 \sim 9.16) \times 10^9$/L]，中性粒细胞百分率 47.0%(50%～70%)，血红蛋白 81 g/L(115～150 g/L)，CRP 3.0 mg/L(0～5 mg/L)，血小板计数 65×10^9/L[$(101 \sim 320) \times 10^9$/L]。予重组人粒细胞刺激因子 150 μg 皮下注射。

7 月 31 日，白细胞计数 7.52×10^9/L[$(3.69 \sim 9.16) \times 10^9$/L]，中性粒细胞百分率 82.3%(50%～70%)，血红蛋白 81 g/L(115～150 g/L)，CRP 3.0 mg/L(0～5 mg/L)，血小板计数 41×10^9/L(101～320 × 10^9/L)。予重组人血小板生成素 15 000 U 每日 1 次皮下注射(7 月 31 日—8 月 9 日)，重组人白细胞介素- 11 3 mg 每日 1 次皮下注射(8 月 2 日—8 月 9 日)。

8 月 3 日，白细胞计数 2.27×10^9/L[$(3.69 \sim 9.16) \times 10^9$/L]，中性粒细胞百分率 59.5%(50%～70%)，血红蛋白 61 g/L(115～150 g/L)，血小板计数 16×10^9/L[$(101 \sim 320) \times 10^9$/L]。予重组人粒细胞刺激因子 150 μg 皮下注射。

8 月 4 日，白细胞计数 7.68×10^9/L[$(3.69 \sim 9.16) \times 10^9$/L]，中性粒细胞百分率 85.0%(50%～70%)，血红蛋白 58 g/L(115～150 g/L)，CRP 42.6 mg/L(0～5 mg/L)，

血小板计数 18×10⁹/L[(101～320)×10⁹/L]。8月5日予输注血小板1 U。

8月6日，白细胞计数 2.70×10⁹/L[(3.69～9.16)×10⁹/L]，中性粒细胞百分率 76.3%(50%～70%)，**血红蛋白 53 g/L(115～150 g/L)**，CRP 61.5 mg/L(0～5 mg/L)，**血小板计数 27×10⁹/L[(101～320)×10⁹/L]**。**予重组人粒细胞刺激因子 150 μg 皮下注射。**

8月7日，予输注红细胞悬液1 U。

8月9日，白细胞计数 2.05×10⁹/L[(3.69～9.16)×10⁹/L]，中性粒细胞百分率 48.2%(50%～70%)，**血红蛋白 61 g/L(115～150 g/L)**，CRP 59.5 mg/L(0～5 mg/L)，**血小板计数 47×10⁹/L[(101～320)×10⁹/L]**。**予重组人粒细胞刺激因子 150 μg 皮下注射。**

8月10日，白细胞计数 7.11×10⁹/L[(3.69～9.16)×10⁹/L]，中性粒细胞百分率 75.9%(50%～70%)，**血红蛋白 64 g/L(115～150 g/L)**，CRP 68.3 mg/L(0～5 mg/L)，**血小板计数 47×10⁹/L[(101～320)×10⁹/L]**。予出院。

【病例用药分析】

患者发生重度骨髓抑制的原因

伊立替康药品说明书规定：予伊立替康＋氟尿嘧啶联合化疗，当发生中性粒细胞减少症 4 级或发热性中性粒细胞减少症(中性粒细胞减少症 3～4 级，发热 2～4 级)或 4 级血小板减少症或 4 级白细胞减少症时，以后化疗时伊立替康和(或)氟尿嘧啶的剂量应减少 15%～20%(见齐鲁制药有限公司药品说明书)。

替吉奥药品说明书规定：为避免骨髓抑制等严重不良反应，化疗期间应密切监测血象，如出现骨髓抑制，应延长化疗间期或减少替吉奥剂量或停药(见齐鲁制药有限公司药品说明书)。

奥沙利铂药品说明书规定：予奥沙利铂＋氟尿嘧啶联合化疗，当中性粒细胞计数＜1×10⁹/L 或血小板计数＜50×10⁹/L 时，在下一次化疗时须将奥沙利铂临床应用剂量从 85 mg/m² 降至 65 mg/m²(晚期肿瘤化疗)或 75 mg/m²(辅助化疗)，氟尿嘧啶也应相应减量。当中性粒细胞计数＜1.5×10⁹/L 或血小板计数＜75×10⁹/L 时，下一周期或第一周期的治疗应推迟，直到血液学指标恢复到可接受的水平(见江苏恒瑞医药股份有限公司药品说明书)。

患者 2017 年 11 月 10 日化疗后出现白细胞、血小板降低。2018 年 6 月 13 日出现血小板重度减少。如果是与伊立替康 240 mg＋CF 300 mg＋替吉奥 2 粒每日 2 次 d1-14＋贝伐珠单抗方案有关，下次化疗应相应减少替吉奥的剂量。如果是与奥沙利铂 85 mg/m² d1 静脉滴注 2 h＋亚叶酸钙 400 mg/m² d1 静脉滴注 2 h＋氟尿嘧啶 400 mg/m² d1 快速滴注＋氟尿嘧啶 2 g/m² 持续静脉滴注 46 h 每 2 周 1 次有关，则下次化疗应将奥沙利铂减少至 65 mg/m²、氟尿嘧啶剂量减少 15%~20%。实际上未减量。

7 月 12 日予奥沙利铂 134 mg+5%葡萄糖溶液 250 ml 静脉滴注，亚叶酸钙 0.63 g+生理盐水 250 ml 静脉滴注，氟尿嘧啶 0.63 g+生理盐水 100 ml 静脉滴注，氟尿嘧啶 3.16 g+生理盐水 170 ml 化疗泵维持 46 h。7 月 25 日血小板计数 $62×10^9/L<75×10^9/L$，未等到血小板计数符合规定，7 月 26 日就再次行 mFOLFOX6 方案，且化疗剂量同 7 月 12 日。这是引发重度骨髓抑制(4 级血小板减少症、4 级粒细胞减少症)的重要原因。

【病例总结】

行 mFOLFOX6 方案化疗出现重度骨髓抑制时，奥沙利铂临床应用剂量应从 85 mg/m² 降至 65 mg/m²，氟尿嘧啶也应相应减量。当中性粒细胞计数$<1.5×10^9/L$ 或血小板计数$<75×10^9/L$ 时，下一周期或第一周期的治疗应推迟，直到血液学指标恢复到可接受的水平。

未遵守上述用药注意事项，可能与患者发生重度骨髓抑制有相关性。

病例 *9*

与紫杉醇腹腔热灌注化疗相关的肠梗阻

【概述】

一例合并高血压、糖尿病病史的肠癌患者，因乙状结肠癌 pT4N2M1 Ⅳ期、rTxNxM1（腹膜、肠系膜）Ⅳ期、腹腔积液、PS 3 分入院。入院后行腹腔热灌注化疗，化疗后患者出现肠梗阻。通过此病例分析探讨以下两个方面：① 患者出现不完全肠梗阻的药源性因素。② 患者采用腹腔热灌注化疗是否合理。

【病史介绍】

患者 45 岁，男性，身高 175 cm，体重 59 kg，BMI＝19.26 kg／m²。有高血压史 10 年余，2 型糖尿病史 7 年余，近来以长效胰岛素控制血糖。因肠癌于 2016 年 7 月 15 日行腹腔镜探查＋乙状结肠癌扩大根治术＋末端回肠造口术。术后病理示乙状结肠溃疡型黏液腺癌淋巴结转移，大网膜转移性癌结节。8 月 25 日—9 月 23 日行 FOLFOX4 方案 4 次，10 月 3 日行造口回纳术时 CT 示肝脏转移可能。后予贝伐珠单抗＋FOLFOX4 方案共 8 次，替吉奥＋贝伐珠单抗方案多次。2017 年 8 月予 FOFLIRI 方案＋贝伐珠单抗 8 次。2018 年 1 月 3 日—1 月 22 日口服卡培他滨。1 月 23 日—2 月 24 日予雷替曲塞 4 mg 腹腔灌注化疗 2 次。3 月 19 日口服阿帕替尼，因不良反应明显于 3 月 29 日停用。4 月 3 日开始服用瑞戈菲尼，并联合替吉奥＋贝伐珠单抗。**6 月 18 日予雷替曲塞＋顺铂热灌注 3 个疗程**。7 月 10 日因乙状结肠癌 pT4N2M1 Ⅳ期、rTxNxM1（腹膜、肠系膜）Ⅳ期、腹腔积液、PS 3 分入院。

【临床经过】

予半流质饮食（7 月 10 日—7 月 11 日），予泮托拉唑钠 40 mg＋生理盐水 100 ml 每日 1 次静脉滴注（7 月 10 日—8 月 5 日），5％葡萄糖溶液 250 ml＋异甘草酸镁 200 mg＋生物合成人胰岛素 3 U 每日 1 次静脉滴注（7 月 10 日—8 月 5 日），5％复方氨基酸 12.5 g 每日 1 次静脉滴注（7 月 10 日—8 月 5 日）。**予肠内营养粉剂（安素）**。

7月11日,患者仍感腹部胀痛,胃纳不佳,大便量少,**肛门排气减少**。检查示白蛋白29.2 g/L(40～50 g/L),CRP 40 mg/L(0～10 mg/L)。

7月12日,腹部立卧位片未见明显异常。予异丙嗪25 mg每日1次肌内注射(7月12日—7月13日),帕洛诺司琼0.25 mg+5%葡萄糖溶液100 ml每日1次静脉滴注(7月12日—7月13日)。

7月13日,**患者各项指标提示无化疗绝对禁忌证,体表面积1.7 m²。行腹腔热灌注(生理盐水3.5 L,42℃,紫杉醇90 mg,腹腔循环灌注2 h)**。

7月14日,予氯雷他定10 mg每晚1次口服(7月14日—8月2日)。

7月18日,予贝伐珠单抗400 mg+生理盐水250 ml静脉滴注。7月25日,予米汤(7月25日—8月2日)。7月26日,予塞来昔布0.2 g每日2次口服。

8月1日,予贝伐珠单抗400 mg+生理盐水250 ml静脉滴注。**腹部立卧位片见部分肠管扩张、积气,肠管见造影剂。考虑不完全肠梗阻**。

8月2日,**行经食管腔肠梗阻导管置入术**。予脂肪乳(10%)氨基酸(15%)葡萄糖(20%)(克林维)1 000 ml+10%氯化钾20 ml+10%氯化钠30 ml每日1次静脉滴注(8月2日—8月5日)

8月3日,白蛋白23.2 g/L(40～55 g/L),总胆红素33.7 μmol/L(≤24.2 μmol/L),直接胆红素24.2 μmol/L(0～10 μmol/L)。予莫西沙星0.4 g每日1次静脉滴注(8月3日—8月5日)。

8月6日出院。

【病例用药分析】

一、患者出现不完全肠梗阻的药源性因素

患者7月10日入院时不存在肠梗阻,8月2日患者发生不完全肠梗阻,可能与乙状结肠癌pT4N2M1Ⅳ期、rTxNxM1(腹膜、肠系膜)Ⅳ期进展有关,然而从时间相关性分析,药源性因素也不能除外。

(1) 从6月18日开始予雷替曲塞+顺铂腹腔热灌注化疗(HIPEC)3个疗程。在提高化疗疗效的同时,常见毒副反应有便秘,并发症包括肠麻痹、粘连性肠梗阻等。7月10日再次入院后出现大便量少、肛门排气减少,不排除与腹腔热灌注化疗有关。腹腔热灌注化疗禁忌证是各种原因所致腹腔内广泛粘连、肠梗阻患者、恶病质患者[1]。尽管7月12日腹部立卧位片未见明显异常,但再次予腹腔热灌注化疗应慎重,特别是予紫杉醇更应慎重。紫杉醇(还包括长春碱类、吉西他滨)有神经毒性,引起自主神经受累,导致肠壁肌肉运动紊乱,肠内容物不能正常运行,并无器质性肠腔狭窄,首先便秘,逐渐肠梗阻。在化疗患者中,便秘的发生率较高,WHO已将便秘归属于"神经毒性"一类,实际上是肠梗阻不同阶段的表现。实际上7月13日行腹腔热灌注(生理盐水3.5 L,42℃,紫杉醇90 mg,腹

腔循环灌注 2 h),可使紫杉醇在腹腔腹膜局部达到极高浓度,在提高化疗疗效的同时,可进一步加重便秘、增加肠梗阻发生的风险[1]。建议在予紫杉醇等腹腔灌注化疗前应先改善便秘,增加胃肠道动力。

(2) 予异丙嗪 25 mg 每日 1 次肌内注射(7 月 12 日—7 月 13 日),帕洛诺司琼 0.25 mg＋5％ 葡萄糖溶液 100 ml 每日 1 次静脉滴注(7 月 12 日—7 月 13 日)。异丙嗪为 H_1 受体阻滞剂,可抑制肠蠕动(见武汉滨湖双鹤药业有限责任公司药品说明书);帕洛诺司琼为高选择性的 5 - HT_3 受体拮抗剂,其常见不良反应有便秘,有引发麻痹性肠梗阻的报道[见齐鲁制药(海南)有限公司药品说明书]。

(3) 8 月 1 日予贝伐珠单抗 400 mg＋生理盐水 250 ml 静脉滴注。贝伐珠单抗可引发便秘(发生率＞10％)、肠梗阻、肠阻塞(1％＜发生率＜10％)(见上海罗氏制药有限公司药品说明书)。

二、患者采用腹腔热灌注化疗是否合理

NRS 2002 营养风险筛查评分:乙状结肠癌(1 分)＋白蛋白 29.2 g /L＜30 g /L (3 分)＋2 型糖尿病(1 分)＝5 分≥3 分,患者有营养风险,需要营养支持,应结合临床制订营养治疗计划。BMI＜20 kg /m^2者出现体重下降＞2％,为开始进入恶病质期。WHO 体能状态评分低(3 或 4 分),生存期不足 3 个月者为已进入难治性恶病质期。患者BMI＝19.26 kg /m^2,7 月 10 日入院 PS 3 分,为恶病质患者,属于腹腔热灌注化疗的禁忌证。

【病例总结】

紫杉醇因神经毒性可导致肠壁肌肉运动紊乱,加上腹腔热灌注化疗(HIPEC),再加上帕洛诺司琼、异丙嗪均可抑制肠蠕动,故可使肠梗阻的发生风险增加。一般首先便秘,逐渐进展为肠梗阻。类似患者应密切观察其大便情况,如发生便秘或原有便秘加重,大便量少、肛门排气减少,应引起警惕,先改善便秘,增加胃肠道动力,必要时可推迟紫杉醇腹腔热灌注化疗;恶病质患者应禁忌腹腔热灌注化疗。

未遵守上述用药注意事项,可能与患者病情恶化有相关性。

参考文献

[1]　腹腔热灌注化疗技术临床应用专家协作组.腹腔热灌注化疗技术临床应用专家共识(2016 版)[J]. 中华胃肠外科杂志,2016,19(2)：121 - 125.

违反氟脲苷、伊立替康化疗
禁忌证且氟脲苷未按规定减量
导致的重度骨髓抑制和上消化道出血

【概述】

一例合并有高血压、糖尿病病史的结肠癌术后患者,因乙状结肠腺癌 pT1N0M0 Ⅰ 期、rTXNxM1(腹腔、腹壁切口处、左下肺)Ⅳ期、PS 2 分、肺部感染入院。入院化疗后患者出现Ⅳ度骨髓抑制及上消化道出血,最终死亡。通过此病例分析探讨以下两个方面:① 患者发生Ⅳ度骨髓抑制的可能原因。② 患者发生上消化道出血的可能原因。

【病史介绍】

患者 67 岁,女性,身高 167 cm,体重 70 kg。有高血压史 20 多年,2 型糖尿病史 5 年余。2016 年 8 月 22 日行乙状结肠癌根治术,病理为腺癌。术后 2 次予 ZELOX(卡培他滨＋奥沙利铂＋四氢叶酸钙)方案化疗,化疗后白细胞血小板减少,后因血小板难以恢复正常而停止化疗。2018 年 3 月、4 月发现腹腔和肺转移。此次入院前 2 周患者体温最高39.3℃伴腹痛。因乙状结肠腺癌 pT1N0M0 Ⅰ 期、rTXNxM1(腹腔、腹壁切口处、左下肺)Ⅳ期、PS 2 分、肺部感染于 2018 年 8 月 3 日入院。

【临床经过】

予莫西沙星 0.4 g＋生物合成人胰岛素 4 IU＋5% 葡萄糖溶液 250 ml 每日 1 次静脉滴注(8 月 3 日—8 月 10 日),头孢唑肟钠 2 g＋生理盐水 100 ml 每日 2 次静脉滴注(8 月 3 日—8 月 15 日),碳酸氢钠 0.5 g 每日 2 次口服(8 月 3 日—8 月 17 日),泮托拉唑钠 40 mg＋生理盐水 100 ml 每日 1 次静脉滴注(8 月 3 日—8 月 26 日),5% 葡萄糖生理氯化钠溶液500 ml＋维生素 C 2 g＋维生素 B$_6$ 200 mg＋生物合成人胰岛素 8 IU＋10% 氯化钾 15 ml每日 1 次静脉滴注(8 月 3 日—8 月 15 日、8 月 22 日—8 月 26 日),乳酸钠林格注射液500 ml 每日静脉滴注(8 月 3 日—8 月 22 日),乳果糖 15 ml 每日 2 次口服(8 月 4 日—

8 月 17 日)。

8 月 4 日,患者体温 37.7℃,CRP 157.8 mg/L(0～5 mg/L),白细胞计数 10.14×10⁹/L[(3.69～9.16)×10⁹/L],中性粒细胞百分率 85.9%(50%～70%),血小板计数 143×10⁹/L[(101～320)×10⁹/L],血红蛋白 82 g/L(115～150 g/L)。**白蛋白 27.9 g/L(40～55 g/L)**,肌酐 112 μmol/L(41～81 μmol/L),eGFR 44 ml/min(80～120 ml/min)。

8 月 5 日,体温 37.9℃。

8 月 6 日,体温 37.5℃,心电图示 T 波改变(Ⅱ、aVF 低平,Ⅲ倒置,V4、V5、V6 低平)。予亚叶酸钙 0.6 g+生理盐水 250 ml 每日 1 次静脉滴注(8 月 6 日—8 月 8 日),托烷司琼 5 mg+生理盐水 100 ml 每日 1 次静脉滴注(8 月 6 日—8 月 8 日)。

8 月 7 日 9:00,体温 37.5℃。予辅酶 Q₁₀ 10 mg 每日 3 次口服(8 月 7 日—8 月 17 日)。10:25—11:10,予经皮腹腔干、肠系膜上下动脉造影化疗术+支气管动脉造影化疗栓塞术。氟脲苷 2 000 mg/m² d1+伊立替康 180 mg/m² d1。患者身高 166 cm,体重 79 kg,体表面积 1.92 m²。因局部动脉灌注不良反应明显,故实际剂量为氟脲苷 2 000 mg+伊立替康 200 mg。在左支气管动脉缓慢灌注**氟脲苷 200 mg**,再用 300～500 μm 微球 0.3 ml 栓塞左支气管动脉;肠系膜动脉造影并将导管超选择性插入肿瘤血管,缓慢灌注伊立替康 100 mg、**氟脲苷 300 mg**,再用 300～500 μm 微球 0.7 ml 栓塞肿瘤血管。再**予伊立替康 100 mg+生理盐水 50 ml 静脉推泵,氟脲苷 1 000 mg+5% 葡萄糖溶液 50 ml 静脉推泵**。

8 月 9 日,患者依然胸部不适,腹痛。予氨基酸(洛安命)12.5 g 每日 1 次静脉滴注(8 月 9 日—8 月 10 日、8 月 15 日—8 月 22 日)。

8 月 10 日,患者依然卧床无下床活动,精神可。CRP 152.0 mg/L(0～5 mg/L),白细胞计数 23.00×10⁹/L[(3.69～9.16)×10⁹/L],中性粒细胞百分率 97.4%(50%～70%),血小板计数 214×10⁹/L[(101～320)×10⁹/L],血红蛋白 82 g/L(115～150 g/L)。肌酐 124 μmol/L(41～81 μmol/L)。**白蛋白 24 g/L(40～55 g/L)**。予生理盐水 500 ml 每日静脉滴注(8 月 10 日—8 月 13 日),低分子肝素钙 4 000 IU 每日 1 次皮下注射(8 月 10 日—8 月 14 日)。为防止肾功能进一步恶化,**停莫西沙星**。

8 月 12 日,患者精神稍差,呕吐,右腹部疼痛,腹胀明显。

8 月 13 日,CRP 161.3 mg/L(0～5 mg/L),白细胞计数 1.70×10⁹/L[(3.69～9.16)×10⁹/L],中性粒细胞百分率 80.6%(50%～70%),血小板计数 66×10⁹/L[(101～320)×10⁹/L],血红蛋白 76 g/L(115～150 g/L)。予重组人粒细胞刺激因子 150 μg 每日 1 次皮下注射(8 月 13 日—8 月 14 日)、150 μg 每 12 h 1 次皮下注射(8 月 14 日—8 月 24 日)。

8 月 14 日,CRP 149.2 mg/L(0～5 mg/L),白细胞计数 0.76×10⁹/L[(3.69～9.16)×10⁹/L],中性粒细胞百分率 48.5%(50%～70%),**血小板计数 38×10⁹/L[(101～320)×10⁹/L]**,血红蛋白 71 g/L(115～150 g/L)。**予重组人血小板生成素 15 000 U 每日**

1 次皮下注射(8 月 14 日—8 月 26 日)。予血浆 200 ml 每日 1 次静脉滴注(8 月 14 日—8 月 25 日),**地塞米松磷酸钠 5 mg 每日 1 次静脉注射(8 月 14 日—8 月 15 日、8 月 20 日—8 月 24 日)**,托拉塞米 10 mg 每日 1 次静脉注射(8 月 14 日、8 月 20 日—8 月 25 日)。

8 月 15 日,患者Ⅳ度骨髓抑制,咳嗽咳痰,予亚胺培南西司他丁钠 1 g+生理盐水 100 ml 每 8 h 1 次静脉滴注(8 月 15 日—8 月 21 日)、亚胺培南西司他丁钠 1 g+生理盐水 100 ml 每 12 h 1 次静脉滴注(8 月 21 日—8 月 23 日)。

8 月 16 日,患者双下肢水肿,CRP 121.6 mg /L(0～5 mg /L),白细胞计数 0.49×10⁹/L [(3.69～9.16)×10⁹/L],中性粒细胞百分率 14.9%(50%～70%),**血小板计数 27×10⁹/L [(101～320)×10⁹/L]**,血红蛋白 73 g /L(115～150 g /L)。予血小板 1 U 每日 1 次静脉滴注(8 月 16 日、8 月 19 日),地塞米松磷酸钠 15 mg 每日 1 次静脉注射(8 月 16 日)。

8 月 17 日,患者乏力,进食呕吐,腹胀。予 20%中长链脂肪乳 250 ml 每日 1 次静脉滴注(8 月 17 日—8 月 22 日)。

8 月 20 日,患者双下肢仍水肿,白细胞计数 3.35×10⁹/L[(3.69～9.16)×10⁹/L],中性粒细胞百分率 76.5%(50%～70%),血红蛋白 67 g /L(115～150 g /L),**血小板计数 10×10⁹/L[(101～320)×10⁹/L]**。

8 月 22 日,患者双下肢仍水肿,精神状态较前好转,呕吐较前好转。CRP 76.4 mg /L (0～5 mg /L),白细胞计数 3.57×10⁹/L[(3.69～9.16)×10⁹/L],中性粒细胞百分率 88.3%(50%～70%),**血小板计数 28×10⁹/L[(101～320)×10⁹/L]**,血红蛋白 60 g / L (115～150 g /L),肌酐 119 μmol/L(41～81 μmol/L)。予脂肪乳(10%)氨基酸(15%)葡萄塘(20%)(克林维)1 000 ml+生物合成人胰岛素 8 IU+10%氯化钾 20 ml 每日 1 次静脉滴注(8 月 22 日—8 月 26 日)。8 月 23 日,**大便隐血实验阳性**。

8 月 24 日,患者精神状态稍差,依然诉解黑便。白细胞计数 4.52×10⁹/L[(3.69～9.16)×10⁹/L],中性粒细胞百分率 80.9%(50%～70%),**血小板计数 27×10⁹/L[(101～320)×10⁹/L]**,血红蛋白 65 g /L(115～150 g /L)。

8 月 25 日 9:27,患者开始嗜睡,呼之反应迟钝,予甲泼尼龙琥珀酸钠 40 mg 静脉注射。14:00,患者昏迷,血压进行性下降,呼吸心跳停止。15:01 死亡。

【病例用药分析】

一、患者发生Ⅳ度骨髓抑制的可能原因

患者 2016 年 8 月 22 日乙状结肠腺癌根治术后 2 次予 ZELOX(卡培他滨+奥沙利铂+四氢叶酸钙)方案化疗,化疗后白细胞血小板减少,后因血小板难以恢复正常而停止化疗。予卡培他滨+铂类治疗期间如发生 4 级血小板减少症,此后再予卡培他滨应减量 50%(见齐鲁制药有限公司药品说明书)。卡培他滨在体内转化为氟尿嘧啶发挥作用,而氟脲苷为氟尿嘧啶-2′-脱氧核苷,在体内转化为活性型氟脲苷单磷酸盐,抑制脱氧胸苷酸

合成酶(见海正辉瑞制药有限公司药品说明书)。为降低血小板减少症的发生风险,应将卡培他滨减量 50%,而氟脲苷是否减量值得商榷。

氟脲苷营养不良患者禁用,有潜在重度感染者禁用(见海正辉瑞制药有限公司药品说明书)。根据 NRS 2002 营养风险筛查评估,患者肠癌腹腔、腹壁切口处、左下肺转移(1分)+2 型糖尿病(1分)+8 月 4 日白蛋白 27.9 g/L(3分)=5 分>3 分。患者有营养风险,需要营养支持,应结合临床制订营养治疗计划。患者因肺部感染于 2018 年 8 月 3 日入院,8 月 4 日患者体温 37.7℃,CRP 157.8 mg/L,白细胞计数 10.14×10^9/L,中性粒细胞百分率 85.9%;8 月 7 日体温仍有 37.5℃;因此患者肺部感染可能尚未被控制。8 月 4 日肌酐 112 μmol/L、eGFR 44 ml/min,而在肾功能不良患者中,尚未开展伊立替康的药动学研究(见齐鲁制药有限公司药品说明书)。

在予氟脲苷+伊立替康化疗前,应先完全控制肺部感染,予加强肠内营养并补充白蛋白纠正以低蛋白血症,并将氟脲苷减量。实际上未做到,这可能与发生Ⅳ度骨髓抑制有相关性。

二、患者发生上消化道出血的可能原因

根据 2015 版应急性溃疡防治专家共识:(1)诱发上消化道的基础疾病称为应激源:① 严重颅脑、颈脊髓外伤(又称 Cushing 溃疡);② 严重烧伤,烧伤面积>30%(又称 Curling 溃疡);③ 严重创伤、多发伤;④ 各种困难、复杂的手术;⑤ 脓毒症;⑥ 多脏器功能障碍综合征(MODS);⑦ 休克,心、肺、脑复苏后;⑧ 严重心理应激,如精神创伤、过度紧张等;⑨ 心脑血管意外等。(2)在上述应激源存在的情况下,以下危险因素会增加上消化道并发出血的风险:① 机械通气超过 48 h;② 凝血机制障碍(INR>1.5 或血小板<50×10^9/L 或 APTT>正常值 2 倍);③ 原有消化道溃疡或出血病史;④ 大剂量使用糖皮质激素或合并使用非甾体抗炎药;⑤ 急性肾功能衰竭;⑥ 急性肝功能衰竭;⑦ 急性呼吸窘迫综合征(ARDS);⑧ 器官移植等[1]。

患者存在的应激源:脓毒症。存在危险因素:① 凝血机制障碍;② 大剂量使用糖皮质激素。患者有 1 个应激源+2 个危险因素,根据专家共识,患者存在 1 个应激源+2 个(或以上)危险因素,应予奥美拉唑钠 40 mg 每 12 h 1 次静脉滴注,或泮托拉唑钠 40 mg 每 12 h 1 次静脉滴注,或兰索拉唑 30 mg 每 12 h 1 次静脉滴注,或埃索美拉唑 40 mg 每 12 h 1 次静脉滴注[1]。实际上予泮托拉唑钠 40 mg+生理盐水 100 ml 每日 1 次静脉滴注(8 月 3 日—8 月 26 日),一直未加量,这与 8 月 23 日发生上消化道出血有相关性。

【病例总结】

在予氟脲苷+伊立替康化疗前,应先完全控制肺部感染,予加强肠内营养并补充白蛋白以纠正低蛋白血症;予卡培他滨如发生 4 级血小板减少症,若予氟脲苷建议减量;存在

1 个应激源＋2 个(或以上)危险因素因素,应予质子泵抑制剂类药物(PPI)每 12 h 1 次静脉滴注。

未遵守上述用药注意事项,可能与患者病情恶化有相关性。

参考文献

［1］ 应激性溃疡防治专家组.应激性溃疡防治专家建议(2015 版)［J］.中华医学杂志,2015,95(20):1555 - 1557.

病例 **11**

晚期胃癌并肠梗阻补钾不当

【概述】

一例老年男性患者,因肠梗阻、胃腺癌 pT4bN0M0 ⅢB 期、rTxNxM1(腹腔)Ⅳ期、PS 4 分、肺癌术后入院。经过治疗,患者发生低钾血症、感染性休克等,最终死亡。通过此病例分析探讨以下两个方面:① 患者发生低钾血症的原因。② 患者抗感染治疗方案的合理性分析。

【病史介绍】

患者 68 岁,男性,2013 年 5 月 21 日因肺低分化鳞癌行 VATS 左肺下叶切除术。2017 年 12 月 15 日行腹腔镜辅助胃癌根治术＋横结肠部分切除术,病理示低分化腺癌浸润至浆膜外纤维脂肪组织。2018 年 2 月 7 日—6 月 23 日行 SOX 6 个疗程,具体方案为:奥沙利铂 210 mg 静脉滴注 d1＋替吉奥 3 粒每日 2 次口服每 3 周 1 次。8 月 30 日 PET/CT 示肠粘连伴肠管淤积及局部肠管梗阻扩张改变,腹腔盆腔积液。9 月 11 日,腹部立卧位片示肠梗阻,予禁食、小肠管减压、抗感染、营养支持等治疗但无好转。11 月 6 日因肠梗阻、胃腺癌 pT4bN0M0 ⅢB 期、rTxNxM1(腹腔)Ⅳ期、PS 4 分、肺癌术后入院。

【临床经过】

患者神清,精神萎靡,双下肢轻度水肿。予禁食(11 月 6 日—11 月 17 日),吸氧(11 月 6 日—11 月 17 日),胃肠减压接负压吸引记量(11 月 6 日—11 月 17 日),生理盐水 100 ml＋泮托拉唑钠 40 mg 每日 1 次静脉滴注(11 月 6 日—11 月 17 日),5％葡萄糖溶液 250 ml＋异甘草酸镁 200 mg 每日 1 次静脉滴注(11 月 6 日—11 月 17 日),氨基酸注射液(洛安命)12.5 g 每日 1 次静脉滴注(11 月 6 日—11 月 17 日),5％葡萄糖溶液 250 ml＋多烯磷脂酰胆碱 930 mg 每日 1 次静脉滴注(11 月 6 日—11 月 17 日),脂肪乳(10％)氨基酸(15％)葡萄糖(20％)(克林维)1 000 ml＋10％氯化钠 20 ml 每日 1 次静脉滴注(11 月 6 日—11 月 13 日),5％葡萄糖生理氯化钠溶液 500 ml＋复方维生素(3)10 ml 每日 1 次静脉滴注(11

月6日—11月13日）。

11月8日，患者频繁恶心呕吐，呕吐黄色液体，伴腹胀不适，双下肢轻度水肿。尿素 16.3 mmol/L（2.5～6.1 mmol/L），肌酐 91 μmol/L（57～111 μmol/L），CRP 102 mg/L（0～10 mg/L），白细胞计数 14.9×10^9/L[（3.5～9.5）×10^9/L]，中性粒细胞百分率 90.4%（50%～70%），血红蛋白 117 g/L（115～150 g/L），血小板计数 288×10^9/L[（101～320）×10^9/L]，白蛋白 30.3 g/L（40～55 g/L），总胆红素 25 μmol/L（≤24 μmol/L），直接胆红素 21.5 μmol/L（0～10 μmol/L），钾 4.1 mmol/L（3.5～5.1 mmol/L），D-二聚体 7.3 mg/L（0～0.55 mg/L）。

患者血象增高，考虑腹腔感染，予 5%葡萄糖溶液 100 ml＋二羟丙茶碱 0.25 g 每日 1 次静脉滴注（11月8日—11月12日），**头孢哌酮舒巴坦钠 3 g＋生理盐水 100 ml 每 12 h 1 次静脉滴注（11月8日—11月16日）**。

11月9日，予人血白蛋白 10 g 每日 1 次静脉滴注（11月9日、11月14日—11月16日），盐酸布桂嗪 100 mg 每日 1 次皮下注射（11月9日—11月15日）。

11月12日 12:00，患者呕吐鲜血 3 口，心率 103 次/min，血压 83/54 mmHg。

17:00—22:00，血压 71～81/44～56 mmHg，心率 101～123 次/min。19:37，PT 88.2 s（11～13 s），APTT 40.4 s（25～31.3 s），D-二聚体 18.0 mg/L（0～0.55 mg/L），**大便隐血阳性，钾 2.6 mmol/L（3.5～5.1 mmol/L）**，钠 133 mmol/L（137～145 mmol/L），尿素 13.8 mmol/L（2.5～6.1 mmol/L），肌酐 88 μmol/L（57～111 μmol/L），白蛋白 24 g/L（40～55 g/L），总胆红素 49 μmol/L（≤24 μmol/L），直接胆红素 23 μmol/L（0～5 μmol/L）。**降钙素原 33.7 ng/ml（＞2 ng/ml 提示高风险脓毒血症）**，CRP 108 mg/L（～10 mg/L），白细胞计数 29.9×10^9/L[（3.5～9.5）×10^9/L]，中性粒细胞百分率 97.9%（50%～70%），血红蛋白 94 g/L（115～150 g/L），血小板计数 153×10^9/L[（101～320）×10^9/L]。

考虑抗感染效果不佳，**予莫西沙星 0.4 g＋5%葡萄糖溶液 250 ml 每日 1 次静脉滴注（11月12日—11月16日）**，生长抑素 3 mg＋生理盐水 50 ml 每 12 h 1 次静脉滴注（11月12日—11月16日）。

11月13日，予脂肪乳（10%）氨基酸（15%）葡萄糖（20%）（克林维）1 000 ml＋10%氯化钠 30 ml＋10%氯化钾 20 ml 每日 1 次静脉滴注（11月13日—11月17日），5%葡萄糖生理氯化钠溶液 500 ml＋复方维生素（3）10 ml＋10%氯化钾 15 ml 每日 1 次静脉滴注（11月13日—11月17日）。予 10%氯化钾 20 ml＋生理盐水 30 ml 每 8 h 1 次静脉推泵（11月13日—11月14日）。

11月14日，患者咳嗽咳痰，痰液较黏稠，胸闷气促，血压最低 74/46 mmHg，心率 112 次/min。

11月15日 9:30，**降钙素原 33.7 ng/ml（＞2 ng/ml 提示高风险脓毒血症）**，CRP 99.7 mg/L（0～10 mg/L），白细胞计数 32.4×10^9/L[（3.5～9.5）×10^9/L]，中性粒细胞百分率 96.6%

（50%～70%），血红蛋白 93 g /L（115～150 g /L），**血小板计数 19×10⁹/L〔（101～320）×**
10⁹/L〕。予重组人血小板生成素 15 000 U 每日 1 次皮下注射（11 月 15 日—11 月 17 日），
重组人白细胞介素- 11 3 mg 每日 1 次皮下注射（11 月 15 日—11 月 17 日）。

10:00，钾 5.19 mmol/L（3.5～5.3 mmol/L），钠 137 mmol/L（137～145 mmol/L），尿
素 21.8 mmol/L（2.5～6.1 mmol/L），肌酐 132 μmol/L（57～111 μmol/L），白蛋白 24 g /L
（40～55 g /L），总胆红素 93 μmol/L（≤24 μmol/L），直接胆红素 86 μmol/L（0～
10 μmol/L）。

14:08，血培养（11 月 12 日送检）出大肠埃希菌（ESBL），**对头孢哌酮舒巴坦钠中介，**
对环丙沙星、左氧氟沙星耐药，对哌拉西林他唑巴坦、碳青霉烯类、氨基糖苷类敏感。

15:56，PT>100 s（11～13 s），APTT 69.5 s（25～31.3 s），D-二聚体 11.8 mg /L（0～
0.55 mg /L）。

11 月 16 日 13:05，停头孢哌酮舒巴坦钠和莫西沙星，**予哌拉西林他唑巴坦钠3.39 g＋**
生理盐水 100 ml 每 12 h 1 次静脉滴注（11 月 16 日—11 月 17 日）。

16:31，血压 70/40 mmHg，心率 122 次/min，予输注血小板 1 U。

11 月 17 日 00:46，患者昏迷。1:15 死亡。

【病例用药分析】

一、患者发生低钾血症的原因

（1）患者每日生理性需要摄入氯化钾约 5.7 g[1]，在摄入食物没有胃纳不佳并且肾功
能正常的情况下，不额外补充氯化钾通常不会引发低钾血症或高钾血症。患者因肠梗阻
而禁食，故需要额外从静脉补充氯化钾，但从 11 月 6 日入院至 11 月 12 日发生低钾血症，
除了予脂肪乳（10%）氨基酸（15%）葡萄糖（20%）（克林维）1 000 ml＋10%氯化钠 20 ml
每日 1 次静脉滴注（11 月 6 日—11 月 13 日）中包含的 24 mmol 钾离子外，未补充任何钾
离子。24 mmol 钾离子相当于 1.8 g 氯化钾包含的钾离子，显然不能满足患者每天的生理
需要量，加上呕吐，胃肠减压接负压吸引，更增加了低钾血症的发生风险。

（2）予 5%葡萄糖溶液 250 ml＋异甘草酸镁 200 mg 每日 1 次静脉滴注（11 月 6 日—
11 月 17 日），可能引起假性醛固酮症增多，导致血钠潴留、低钾血症（见正大天晴药业集
团股份有限公司药品说明书）。

二、患者抗感染治疗方案的合理性分析

低钾血症可导致平滑肌无力，肠动力减弱，进一步加重肠梗阻。

11 月 8 日尿素 16.3 mmol/L，肌酐 91 μmol/L，尿素/肌酐比值＝0.179>0.08；11 月
12 日尿素 13.8 mmol/L，肌酐 88 μmol/L，尿素/肌酐比值＝0.157>0.08；11 月 15 日尿素
21.8 mmol/L，肌酐 132 μmol/L，尿素/肌酐比值＝0.165>0.08，均提示血容量存在不
足[1]。11 月 12 日开始患者出现低血压，提示发生了低血容量性和感染性休克。

患者肠梗阻,以肠源性感染可能性大。根据抗微生物治疗指南,病原体通常为肠杆菌科、肠球菌、拟杆菌等。对重度感染,在细菌培养＋药敏结果出来之前,按经验用药应首选哌拉西林他唑巴坦钠、头孢哌酮舒巴坦钠、替卡西林克拉维酸、碳青霉烯类。备选方案为第三或四代头孢菌素＋甲硝唑、环丙沙星＋甲硝唑、氨曲南＋甲硝唑等。如感染可能危及生命,则应首选碳青霉烯类,并且可加用万古霉素、替考拉宁、利奈唑胺以覆盖革兰阳性菌。抗感染 2～3 天效果不佳应及时更换抗生素[2]。因此 11 月 8 日予头孢哌酮舒巴坦钠 3 g＋生理盐水 100 ml 每 12 h 1 次静脉滴注(11 月 8 日—11 月 16 日)是适宜的。

11 月 12 日患者 PT 88.2 s,APTT 40.4 s,D-二聚体 18.0 mg/L,血小板计数 153×10^9/L(11 月 8 日血小板计数 288×10^9/L),PT、ARTT 显著延长,D-二聚体显著升高,血小板计数显著下降,符合 DIC 实验室诊断标准[3]。加上患者呕血、低血压休克,实际上已经发生了 DIC[3]。患者降钙素原 33.7 ng/ml,白细胞计数 29.9×10^9/L,发生 DIC 主要与严重感染脓毒血症有关。提示头孢哌酮舒巴坦钠抗感染效果不佳,致病菌对头孢哌酮舒巴坦钠不敏感或耐药,11 月 12 日就应更换抗生素,通常可调整为碳青霉烯类＋甲硝唑(或莫西沙星)。

【病例总结】

肾功能正常的肠梗阻患者,每天生理性需要从静脉输入氯化钾约 5.7 g 以防止低钾血症;肠梗阻患者应及时纠正低血容量,选择适宜的抗菌药抗感染,以防止因低血容量性休克和感染性休克而导致的急性肾功能不全;需监测肾功能,当出现肾功能损害时应减少静脉补钾而防止高钾血症。

参考文献

[1] 王礼振.临床输液学[M].北京:人民卫生出版社,1998,46-56,67-72,317-321.

[2] 《抗菌药物临床应用指导原则》修订工作组.抗菌药物临床应用指导原则(2015 版)[M].北京:人民卫生出版社,2015,100-101.

[3] 葛均波,徐永健.内科学:8 版[M].北京:人民卫生出版社,2014,99-106,369-374,634-637.

病例 **12**

严重贫血、肝功能不全患者予抗 CD47 抗体引发溶血、DIC 后死亡

【概述】

一例女性胃癌患者，因进展期胃窦印戒细胞癌 cTxNxM1（M：淋巴结、骨）Ⅳ期，ECOG 1 分入院。入院后按照试验方案予抗 CD47 抗体，治疗后患者发生溶血性贫血、慢性 DIC、肝功能不全、恶性腹水等。通过此病例分析探讨以下几个方面：① 患者使用抗 CD47 抗体治疗是否合理。② 患者发生 DIC 的原因。③ 患者 DIC 的治疗是否合理。

【病史介绍】

患者 45 岁，女性，体重 51 kg。2017 年 8 月 22 日确诊为胃窦印戒细胞癌伴腹腔广泛转移、淋巴结及骨转移。8 月 26 日予阿帕替尼 0.25 g 每日 2 次口服，1 个月后出现高血压，将阿帕替尼减量为 0.25 g 每日 1 次口服至 10 月 15 日。2017 年 10 月 19 日—2018 年 4 月 9 日行 mFOLFOX6 方案化疗 12 周期，期间每 3 周行唑来膦酸治疗。2018 年 4 月 26 日病情评估：SD，后续予替吉奥 3 粒每日 2 次 d1-14 每 3 周 1 次，末次时间为 2018 年 6 月 18 日。患者一线治疗失败，于 2018 年 7 月 18 日参加抗-VEGF 单抗联合 FOLFIRI 方案化疗Ⅰb 期临床研究。2018 年 11 月 30 日出现大量腹水，判断肿瘤进展，12 月 3 日退出临床试验。12 月 4 日参加抗 CD47 抗体 SHR-1603 Ⅰ期临床研究，12 月 7 日、12 月 14 日按照试验方案予抗 CD47 抗体用药，无明显不良反应。为参加临床研究于 12 月 20 日 15:00 再次入院，临床诊断为进展期胃窦印戒细胞癌 cTxNxM1（M：淋巴结、骨）Ⅳ期，ECOG 1 分。

【临床经过】

患者步入病室，面容正常。心率 20 次/min，血压 120/74 mmHg。**总胆红素** 41.2 μmol/L（3～22 μmol/L），直接胆红素 16.6 μmol/L（0～5 μmol/L），总胆固醇 5.55 mmol/L（0～5.2 mmol/L），白细胞计数 30.29×10⁹/L[（3.5～9.5）×10⁹/L]，**血红蛋白**

69 g/L (115～150 g/L),血细胞比容 20.3%(35%～45%),网织红细胞百分率 17.73%(0.5%～1.5%),血小板计数 127×10⁹/L[(125～350)×10⁹/L],D-二聚体 4.2 mg/L(<0.55 mg/L)。CT 示双肺少许炎症,右肺中叶及两肺下叶部分不张改变,双侧胸腔积液较前增多。胸腰椎局部骨质异常,腹腔积液。

16:00,予异丙嗪 25 mg 每日 1 次肌内注射,予抗 CD47 抗体 15.51 mg＋生理盐水 50 ml 静脉推泵。19:07,予抗 CD47 抗体 15.51 mg＋生理盐水 50 ml 静脉推泵。

12 月 21 日 10:00,予曲马多缓释片 100 mg 每 12 h 1 次口服(12 月 21 日—1 月 8 日)。13:27,行 B 超引导下腹腔穿刺置管术。

12 月 24 日 10:20,患者胸闷、腹胀、乏力,腹水引流 700 ml。白细胞计数 32.17×10⁹/L[(3.5～9.5)×10⁹/L],中性粒细胞百分率 80%(50%～70%),**血红蛋白 49 g/L(115～150 g/L)**,血细胞比容 16.5%(35%～45%),网织红细胞百分率 30.5%(0.5%～1.5%),**血小板计数 71×10⁹/L[(125～350)×10⁹/L]**,D-二聚体 13.33 mg/L(<0.55 mg/L),间接抗人球蛋白试验阴性,**直接抗人球蛋白试验阳性**,氧分压 40.4 mmHg(80～108 mmHg),肌酐 68 μmol/L(41～73 μmol/L)。13:20,氧饱和度 78%,予吸氧。

16:00,予 5%葡萄糖生理氯化钠溶液 500 ml＋维生素 C 1 g＋维生素 B₆ 0.2 g＋10%氯化钾 15 ml 每日 1 次静脉滴注(12 月 24 日—12 月 25 日),泮托拉唑钠 40 mg＋生理盐水 100 ml 每日 2 次静脉滴注(12 月 24 日—1 月 8 日),人血白蛋白 10 g＋生理盐水 100 ml 每日 2 次静脉滴注(12 月 24 日—1 月 8 日),乳酸钠林格注射液 500 ml 每日 1 次静脉滴注(12 月 24 日—12 月 25 日),5%葡萄糖溶液 250 ml＋多烯磷脂酰胆碱 465 mg 每日 1 次静脉滴注(12 月 24 日—1 月 8 日),低分子肝素 4 250 IU 每日 1 次皮下注射(12 月 24 日—12 月 26 日),呋塞米 20 mg 每日 1 次口服(12 月 24 日—1 月 6 日),螺内酯 40 mg 每日 1 次口服(12 月 24 日—1 月 6 日),重组人促红素 10 000 IU 每日 1 次皮下注射(12 月 24 日—12 月 25 日),蔗糖铁 100 mg＋生理盐水 100 ml 每日 1 次静脉滴注(12 月 24 日—12 月 25 日)。

12 月 25 日,**血液科会诊诊断为自身免疫性溶血性贫血**,药物可能性大。予甲泼尼龙琥珀酸钠 120 mg＋生理盐水 100 ml 每日 1 次静脉滴注(12 月 25 日—1 月 2 日)、甲泼尼龙琥珀酸钠 80 mg＋生理盐水 100 ml 每日 1 次静脉滴注(1 月 2 日—1 月 8 日),5%葡萄糖生理氯化钠溶液 1 000 ml 每日 1 次静脉滴注(12 月 25 日—1 月 8 日),予地塞米松磷酸钠 5 mg 静脉注射,洗涤红细胞 2 U 静脉滴注。

12 月 26 日,白细胞计数 21.82×10⁹/L[(3.5～9.5)×10⁹/L],中性粒细胞百分率 78%(50%～70%),**血红蛋白 63 g/L(115～150 g/L)**,血细胞比容 20.3%(35%～45%),网织红细胞百分率 30.5%(0.5%～1.5%),**血小板计数 64×10⁹/L[(125～350)×10⁹/L]**。予重组人血小板生成素 15 000 U 每日 1 次皮下注射(12 月 26 日—1 月 8 日)。**将低分子肝素加量至 4 250 IU 每日 2 次皮下注射(12 月 26 日—1 月 3 日)。**

12月28日,予地塞米松磷酸钠5 mg每日1次静脉注射、冰冻血浆400 ml每日1次静脉滴注(12月28日—12月31日,1月3日—1月8日)。

12月31日,钾3.2 mmol/L(3.5~5.1 mmol/L),钙1.53 mmol/L(2.1~2.55 mmol/L),PT 14.3 s(11~13 s),纤维蛋白原1.51 g/L(1.8~3.5 g/L),APTT 34.6 s(25~31.3 s),**凝血酶时间65.3 s(14~21 s)**,D-二聚体6.78 mg/L(0~0.55 mg/L),葡萄糖3.6 mmol/L(4.1~5.9 mmol/L),总胆红素28 μmol/L(3~22 μmol/L),白蛋白29 g/L(35~50 g/L),**尿素5.0 mmol/L(2.5~6.1 mmol/L)**,肌酐47 μmol/L(46~92 μmol/L)。予门冬氨酸钾镁20 ml每日1次口服(12月31日—1月8日),氨基酸注射液(洛安命)12.5 g每日1次静脉滴注(12月31日—1月8日),乳酸钠林格注射液500 ml每日1次静脉滴注(12月31日—1月8日)。

2019年1月2日,患者诉腹胀难以耐受,左下肢肿胀感明显。**血小板计数46×10⁹/L[(125~350)×10⁹/L]**。予生理盐水100 ml每日静脉滴注(1月2日—1月8日)。

1月3日,PT 15.9 s(11~13 s),纤维蛋白原1.55 g/L(1.8~3.5 g/L),APTT 42.7 s(25~31.3 s),**凝血酶时间>180 s(14~21 s)**,D-二聚体6.78 mg/L(0~0.55 mg/L)。镜检红细胞满视野。**血小板计数46×10⁹/L[(125~350)×10⁹/L]。停低分子肝素**。

1月4日,患者昨日和今日晨尿全程肉眼血尿。B超示双肾积水、双侧输尿管上段扩张。予呋塞米20 mg每日1次静脉滴注(1月4日—1月6日)、20 mg每日2次口服(1月6日—1月8日),螺内酯40 mg每日2次口服(1月6日—1月8日)。

1月6日,钙1.73 mmol/L(2.10~2.55 mg/L),尿素6.2 mmol/L(2.5~6.1 mmol/L),肌酐51 μmol/L(46~92 μmol/L),总胆红素43 μmol/L(3~22 μmol/L)。PT 15.0 s(11~13 s),纤维蛋白原1.21 g/L(1.8~3.5 g/L),APTT 32.5 s(25~31.3 s),凝血酶时间80 s(14~21 s),D-二聚体7.3 mg/L(0~0.55 mg/L)。白细胞计数25.65×10⁹/L[(3.5~9.5)×10⁹/L],中性粒细胞百分率90.6%(50%~70%),**血红蛋白73 g/L(115~150 g/L)**,血细胞比容24.0%(35%~45%),**血小板计数24×10⁹/L[(125~350)×10⁹/L]**。重新予低分子肝素4 250 IU每日1次皮下注射(1月6日—1月8日)。

1月8日9:00,患者氧饱和度和血压进行性下降,神志不清,呼之不应。诊断溶血性贫血、慢性DIC、肺栓塞可能、肝功能不全、恶性腹水、双侧胸腔积液。因家属要求自动出院。

【病例用药分析】

一、患者使用抗CD47抗体治疗是否合理

CD47作为红细胞自身标志,在溶血中发挥作用。CD47存在于正常红细胞膜表面,正常红细胞以CD47与巨噬细胞表面SIRPα结合,产生抑制性信号,从而不被吞噬。相反,CD47缺失的红细胞被视为异物,迅速在脾脏被巨噬细胞清除,从而发生溶血。巨噬细

胞依靠 CD47 的存在或缺失来区别自身或异己。CD47 与 SIRPα 的交互作用也提示了一种控制溶血性贫血的潜在途径。抗 CD47 抗体引发溶血性贫血的可能性不除外,受试者排除标准:筛查期直接 Coombs 实验阳性或接受首次研究药物治疗前 3 个月有溶血性贫血病史(包括 Evans 综合征)。实际上患者 12 月 20 日 15:00 再次入院予抗 CD47 抗体前,未监测 Coombs 实验(可能 12 月 4 日参加抗 CD47 抗体 SHR-1603 I 期临床研究时已经筛查过)。

抗 CD47 抗体 SHR-1603 I 期临床研究入组标准:血红蛋白≥90 g/L,总胆红素≤1.5×ULN(Gilbert 综合征患者≤4×ULN)。实际上 12 月 20 日总胆红素 41.2 μmol/L(3~22 μmol/L)、血红蛋白 69 g/L(115~150 g/L),已不符合入组标准,但仍予抗 CD47 抗体。12 月 24 日血红蛋白下降至 49 g/L(115~150 g/L),直接抗人球蛋白试验阳性,诊断为自身免疫性溶血性贫血。患者总胆红素达到正常上限的近 2 倍,肝功能差,因此抗 CD47 抗体在体内过量的风险增加,可增加各种毒副反应的发生风险。12 月 20 日血红蛋白 69 g/L,发生溶血后 12 月 24 日血红蛋白降至 49 g/L,出现重度贫血。

二、患者发生 DIC 的原因

DIC 诊断标准:PLT 低于 $50×10^9$/L 或进行性下降;纤维蛋白原低于 1 g/L 或进行性下降;PT 延长 5 s 以上或 APTT 延长 10 s 以上;D-二聚体水平升高。而患者各项检验值指标已经符合诊断标准[1]。① 患者进展期胃窦印戒细胞癌 cTxNxM1(M:淋巴结、骨) IV 期,可造成组织损伤,释放组织因子入血,激活外源性凝血系统。② 患者因抗 CD47 抗体引发溶血,大量红细胞的破坏或损伤红细胞破坏后释放类似组织因子的磷脂类物质,还释出红细胞素,有类似组织凝血活酶活性,促进 DIC 的发生[1]。③ 12 月 24 日 13:20 氧饱和度 78%、氧分压 40.4 mmHg,缺氧等均可损伤血管壁内皮细胞,引发 DIC[1]。④ 因发生了溶血性贫血予甲泼尼龙琥珀酸钠 120 mg 每日 1 次静脉滴注(12 月 25 日—1 月 2 日)、80 mg 每日 1 次静脉滴注(1 月 2 日—1 月 8 日),地塞米松磷酸钠 5 mg 每日 1 次静脉注射(12 月 25 日、12 月 28 日),糖皮质激素虽可因控制溶血性贫血而阻止 DIC 的发生,但糖皮质激素可降低抗凝作用,形成栓塞性脉管炎、血栓,增加儿茶酚胺的血管收缩效应,大剂量时可能诱发或加重 DIC(见 Pfizer Manufacturing Belgium NV)。

三、患者 DIC 的治疗是否合理

一般认为,DIC 的抗凝治疗应在处理基础疾病的前提下,与凝血因子补充同步进行。临床上常用的抗凝药物为肝素,主要包括普通肝素和低分子量肝素。普通肝素一般不超过 12 500 U/d,每 6 h 用量不超过 2 500 U,静脉或皮下注射,根据病情决定疗程,一般连用 3~5 d。低分子肝素剂量为 3 000~5 000 U/d,皮下注射,根据病情决定疗程,一般连用 3~5 d[2]。严重凝血因子缺乏及明显纤溶亢进者禁用肝素或低分子肝素。另外药品说明书规定:治疗急性深部静脉血栓,低分子肝素每次 100 IU/kg,皮下注射每日 2 次;预防血栓形成,每次 100 IU/kg,皮下注射每日 1 次(见杭州九源基因工程有限公司药品说明书）。实际上 12 月 26 日将低分子肝素加量至 4 250 IU 每日 2 次皮下注射(12 月 26 日—1 月 3 日),剂量偏大。12 月 31 日凝血酶时间 65.3 s(14~21 s),提示血浆纤维蛋白原减低、肝素剂量可能偏大、纤溶蛋白溶解系统功能亢进。此时应将低分子肝素减量但没有减量。

【病例总结】

予抗 CD47 抗体前应监测 Coombs 实验;血红蛋白≥90 g /L,总胆红素≤1.5×ULN;DIC 予低分子量肝素剂量为 3 000~5 000 U/d,皮下注射,根据病情决定疗程,一般连用3~5 d。

未遵守上述规定,可能与患者病情恶化有相关性。

参考文献

［1］ 葛均波,徐永健.内科学:8 版[M].北京:人民卫生出版社,2013,166 - 176,236 - 255,369 - 374,661 - 669.

［2］ 中华医学会血液学分会血栓与止血学组.弥散性血管内凝血诊断与治疗中国专家共识(2012 年版)[J].中华医学杂志,2012,33(11):978 - 979.

不排除与奥沙利铂未减量
相关的急性神经毒性

【概述】

一例有糖尿病、高血压病史的患者,因胃窦黏液腺癌 rT3N2M1(M:盆腔腹腔)Ⅳ期、PS 2 分、乙肝小三阳入院。曾多次行化疗,入院控制感染后行卡培他滨联合奥沙利铂方案化疗,出现神经毒性,好转后出院。通过此病例分析探讨患者化疗方案中各化疗药的使用是否合理。

【病史介绍】

患者 57 岁,男性,有 2 型糖尿病史、高血压史 10 多年。2015 年 4 月行胃癌根治术,病理诊断为胃窦黏液腺癌 pT3N2M0。2015 年 5 月行 XELOX(奥沙利铂 250 mg d1＋卡培他滨 1.5 g、晚 2.0 g)化疗 6 周期。2015 年 8 月—9 月局部放疗 28 次。2016 年 10 月 14 日—2017 年 6 月 28 日予替吉奥 60 mg 每日 2 次口服 d1-14 每 3 周 1 次,治疗 4 个周期。2017 年 7 月 PET/CT 显示腹腔盆腔种植转移。2017 年 8 月予多西他赛化疗 2 次,因支气管痉挛及心动过速停药。2017 年 9 月 14 日—11 月 9 日行 FOLFIRI 方案化疗 4 个周期。2017 年 11 月 13 日—2018 年 2 月 8 日行莫雷芦单抗＋紫杉醇化疗 5 个周期,化疗后出现肠梗阻 2 次,首次对症治疗后缓解,第 2 次行乙状结肠内支架植入后缓解。2018 年 2 月 24 日行丝裂霉素治疗 1 次。患者口服番泻叶通便治疗。2018 年 3 月 27 日行 **XELOX 化疗第 1 周期后患者出现高热 40℃**,辅助检查提示低钾血症、低蛋白血症、白细胞Ⅱ度减少、中度贫血、血小板Ⅱ度减少、中性粒细胞Ⅰ度减少,经治疗后好转。2018 年 4 月 21 日、5 月 12 日行 XELOX 方案化疗第 2、第 3 周期。6 月 3 日病情评估 PR。6 月 5 日行第 4 周期 XELOX 化疗后出现中度贫血、低蛋白血症。**6 月 26 日行第 5 周期 XELOX 化疗后出现高热 38.7℃**,经治疗后好转。**7 月 24 日行第 6 周期 XELOX 化疗后出现双下肢水肿**。因胃窦黏液腺癌 rT3N2M1(M:盆腔腹腔)Ⅳ期、PS 2 分、乙肝小三阳于 8 月 13 日再次入院。身高 168 cm,体重 56 kg,体重指数 19.8 kg/m²,体表面积 1.66 m²。钾 2.76 mmol/L

(3.5～5.3 mmol/L),总胆红素 42 μmol/L(≤24 μmol/L),直接胆红素 29.4 μmol/L(0～10 μmol/L),PT 24 s(11～13 s),APTT 92.5 s(25～31.3 s),纤维蛋白原＜0.8 g/L(1.8～3.5 g/L)。

【临床经过】

予 5％葡萄糖溶液 250 ml＋异甘草酸镁 50 mg 每日 1 次静脉滴注(8 月 13 日—8 月 27 日),泮托拉唑钠 40 mg＋生理盐水 100 ml 每日 1 次静脉滴注(8 月 13 日—8 月 27 日),人纤维蛋白原 0.5 g 每日 1 次静脉滴注(8 月 13 日—8 月 20 日),脂肪乳(10％)氨基酸(15％)葡萄糖(20％)(克林维)1 000 ml 每日 1 次静脉滴注(8 月 13 日—8 月 27 日)。输血浆 400 ml 每日 1 次静脉滴注(8 月 13 日—8 月 16 日)。予 10％氯化钾 8 g 静脉推泵。

8 月 14 日,体温 37.9℃,血培养出嗜水气单胞菌,对头孢菌素类、碳青霉烯类等各种抗菌药敏感。输红细胞悬液 1 U 每日 1 次静脉滴注(8 月 14 日、8 月 20 日、8 月 26 日)。

8 月 15 日,患者右侧手腕肿胀,疼痛明显,皮温升高,疝与腹部诊断蜂窝织炎、淋巴管炎可能。钾 3.33 mmol/L(3.5～5.3 mmol/L),体温 38.3℃。**予美罗培南 0.5 g＋生理盐水 100 ml 每 8 h 1 次静脉滴注(8 月 15 日—8 月 22 日)。**

8 月 16 日,尿白细胞 745(0～18/μl),红细胞 580(0～15/μl)。中段尿培养出嗜水气单胞菌,对头孢菌素类、碳青霉烯类等各种抗菌药敏感。予 10％氯化钾 40 ml 静脉推泵。

8 月 17 日,PT 15.2 s(11～13 s),APTT 47.8 s(25～31.3 s),纤维蛋白原＜2.3 g/L(1.8～3.5 g/L)。白细胞计数 6.82×10⁹/L[(3.5～9.5)×10⁹/L],中性粒细胞百分率 86.8％(40％～75％),CRP 49 mg/L(0～10 mg/L),血红蛋白 62 g/L(130～175 g/L),**血小板计数 31×10⁹/L[(125～350)×10⁹/L]**。降钙素原 0.648 ng/ml(0.50～2 ng/ml 提示脓毒血症)。钾 3.47 mmol/L(3.5～5.3 mmol/L)。予重组人血小板生成素 15 000 U 每日 1 次皮下注射(8 月 17 日—8 月 27 日),左甲状腺素钠 25 μ 每日 1 次口服(8 月 17 日—8 月 24 日)。

8 月 18 日,予 10％氯化钾 40 ml 静脉推泵。

8 月 19 日,白细胞计数 2.99×10⁹/L[(3.5～9.5)×10⁹/L],中性粒细胞百分率 74.6％(40％～75％),CRP 49 mg/L(0～10 mg/L),血红蛋白 60 g/L(130～175 g/L),**血小板计数 48×10⁹/L[(125～350)×10⁹/L]**。葡萄糖 11.1 mmol/L(4.1～5.9 mmol/L),降钙素原 0.155 ng/ml(0.047～0.5 ng/ml 提示低风险脓毒血症)。予 10％氯化钾 20 ml 静脉推泵。

8 月 20 日,予人血白蛋白 10 g 每日 2 次静脉滴注(8 月 20 日—8 月 27 日)。

8 月 22 日,白蛋白 30.4 g/L(40～55 g/L),总胆红素 29.2 μmol/L(3～22 μmol/L),直接胆红素 22.2 μmol/L(0～10 μmol/L)。

8 月 24 日,白细胞计数 5.12×10⁹/L[(3.5～9.5)×10⁹/L],中性粒细胞百分率 83.2％

（40%～75%），CRP 39 mg/L（0～10 mg/L），血红蛋白 66 g/L（130～175 g/L），**血小板计数 101×10⁹/L[（125～350）×10⁹/L]**。

　　8 月 25 日，予奥沙利铂 130 mg/m² ＋卡培他滨 1 000 mg/m² 每日 2 次口服 d1‑14 每 3 周 1 次。患者体表面积 1.66 m²，**予卡培他滨早上 1.5 g，晚上 1.0 g 口服（8 月 25 日—8 月 27 日）。另外，予奥沙利铂 215 mg＋5% 葡萄糖溶液 500 ml 静脉滴注**。予帕洛诺司琼 0.25 mg＋生理盐水 100 ml 静脉滴注，地塞米松磷酸钠 5 mg 静脉注射，异丙嗪 25 mg 肌内注射。

　　8 月 26 日 12:00，患者出现意识模糊，失神状态，目光呆滞，无法口述自我姓名，持续 30 min 左右恢复清醒。追溯病史，家属诉其在家中会突发间歇性眼前黑蒙、无法站立等表现，呈一过性，数秒能够恢复。8 月 27 日，好转出院。

【病例用药分析】

患者化疗方案中各化疗药的使用是否合理

　　卡培他滨与奥沙利铂联合使用时，予奥沙利铂 130 mg/m² ＋卡培他滨 1 000 mg/m² 每日 2 次口服 d1‑14 每 3 周 1 次（见齐鲁制药有限公司药品说明书）。卡培他滨联合顺铂化疗期间如出现中性粒细胞减少性发热，建议下次化疗卡培他滨减量 50%，顺铂也减量 50%（见齐鲁制药有限公司药品说明书）。氟尿嘧啶和奥沙利铂联合化疗但出现 3～4 级的血小板减少时，必须停用奥沙利铂直至症状改善，下次化疗须将奥沙利铂从 85 mg/m² 降至 65 mg/m²（见江苏恒瑞医药股份有限公司药品说明书）。

　　患者 2018 年 3 月 27 日行 XELOX 化疗第 1 周期后患者出现高热 40℃，低钾血症、低蛋白血症、白细胞Ⅱ度减少、中度贫血、血小板Ⅱ度减少、中性粒细胞Ⅰ度减少。因此下次化疗建议卡培他滨和顺铂均应减量 50%。6 月 26 日行第 5 周期 XELOX 化疗后出现高热 38.7℃，可能与卡培他滨和奥沙利铂未减量有关。

　　在予奥沙利铂＋卡培他滨化疗前，应先控制感染。患者 2018 年 8 月 13 日入院后，8 月 14 日体温 37.9℃，血培养出嗜水气单胞菌，8 月 15 日诊断蜂窝织炎、淋巴管炎可能，体温 38.3℃。予美罗培南 0.5 g＋生理盐水 100 ml 每 8 h 1 次静脉滴注（8 月 15 日—8 月 22 日），也可根据药敏结果选择较低级别的抗菌药。

　　8 月 17 日血小板计数 31×10⁹/L，可能与上次化疗有关，也可能与严重感染有相关性，在予抗菌药控制感染的同时予重组人血小板生成素 15 000 U 每日 1 次皮下注射（8 月 17 日—8 月 27 日）是适宜的。

　　8 月 24 日血象正常、体温正常，提示感染被控制，血小板计数升至 101×10⁹/L，此时可排除奥沙利铂和卡培他滨的禁忌证。8 月 25 日予奥沙利铂 130 mg/m² ＋卡培他滨 1 000 mg/m² 每日 2 次口服 d1‑14 每 3 周 1 次。患者体表面积 1.66 m²，予卡培他滨早上 1.5 g、晚上 1.0 g 口服（8 月 25 日—8 月 27 日），另外予奥沙利铂 215 mg＋5% 葡萄糖溶液

500 ml 静脉滴注。卡培他滨仅减量了 25％，奥沙利铂未减量，可增加毒副反应的发生风险。

　　神经毒性是奥沙利铂的剂量限制性毒性，其中一种是急性短暂性神经毒性，一般出现于用药后几小时或几天内，通常几小时或数天内可自行缓解，严重者可出现抽搐、吐字不清和窒息感等[1]。8 月 26 日 12：00，患者出现意识模糊，失神状态，目光呆滞，无法口述自我姓名，持续 30 min 左右恢复清醒。其症状描述虽然与奥沙利铂急性神经毒性不完全相似，但应按规定将奥沙利铂适当减量。

【病例总结】

　　卡培他滨联合顺铂治疗期间如出现中性粒细胞减少性发热，建议下次化疗卡培他滨减量 50％，顺铂也减量 50％。氟尿嘧啶和奥沙利铂联合化疗但出现 3～4 级的血小板减少时，必须停用奥沙利铂直至症状改善，下次化疗须将奥沙利铂从 85 mg/m² 降至 65 mg/m²。

　　未遵守上述用药注意事项，可能与患者病情恶化有相关性。

参考文献

［1］　马飞,袁芃,徐泉,等.奥沙利铂所致急性神经毒性的临床分析及其治疗(附 1 例报告)［J］.临床肿瘤学杂志,2005,10(5)：533－535.

与违反经导管动脉灌注化疗禁忌证且伊立替康、氟尿嘧啶、奥沙利铂未减量相关的 Ⅳ 度血小板减少和神志异常

【概述】

一例老年男性患者,因结肠癌术后 rT3N1M1(M:肝、肺)Ⅳ 期、PS 1 分入院。入院后予动脉造影＋肝肺盆腔肿瘤化疗栓塞术,予奥沙利铂＋伊立替康＋氟尿嘧啶化疗,化疗后出现血小板减少及神志异常。通过此病例分析探讨以下两个方面:① 患者行经导管动脉灌注化疗是否合理。② 患者出现神志欠清、胡言乱语症状的可能原因。

【病史介绍】

患者 75 岁,男性,身高 165 cm,体重 58 kg,体重指数 21.3 kg/m²。2012 年 7 月 10 日因直肠-乙状结肠癌行原发癌经腹前切除术＋末端回肠造口术,术后诊断为中分化结肠腺癌 pT3N1M0,行 mFOLFOX6 化疗 12 次,末次时间 2013 年 2 月 1 日。2015 年 7 月 PET/CT 发现直肠左侧骶前转移,右肺上叶结节,行局部放疗 30 次。2015 年 9 月—12 月行 XELIRI 联合西妥昔单抗治疗 7 次。后单独口服西妥昔单抗至今。2017 年 9 月 25 日因肠梗阻行横结肠造口术。2018 年 1 月底出现**睾丸脓肿**住院治疗,2 月 2 日发现肝占位、肺结节。4 月 17 日复查肝脏病灶较前增大增多。4 月 26 日**行 mFOLFOX6 方案化疗,期间发生肺部感染合并尿路感染**,经亚胺培南西司他丁钠、米诺环素、左氧氟沙星治疗后好转。因结肠癌术后 rT3N1M1(M:肝、肺)Ⅳ 期、PS 1 分于 2018 年 7 月 16 日入院,**头颅 CT 示双侧基底节区、半卵圆中心多发腔隙性脑梗死**。体温 37.7℃,白细胞计数 23.6×10⁹/L[(3.5～9.5)×10⁹/L],中性粒细胞百分率 88%(40%～75%),CRP 151 mg/L(0～10 mg/L),尿白细胞 852/μl(0～18/μl)。血红蛋白 64 g/L(130～175 g/L),血小板计数 211×10⁹/L[(125～350)×10⁹/L]。总胆红素 33 μmol/L(3～22 μmol/L),**白蛋白 22 g/L(35～50 g/L)**,钾 3.0 mmol/L(3.5～5.1 mmol/L),钠 129 mmol/l(137～145 mmol/L)。

【临床经过】

予人血白蛋白 10 g 每日 2 次静脉滴注(7 月 16 日—8 月 24 日),5% 葡萄糖溶液 250 ml＋生物合成人胰岛素 3 IU＋异甘草酸镁 200 mg 每日 1 次静脉滴注(7 月 16 日—9 月 24 日),5% 葡萄糖生理氯化钠溶液 500 ml＋维生素 C 2 g＋维生素 B$_6$ 200 mg＋10% 氯化钾 15 ml 每日 1 次静脉滴注(7 月 16 日—8 月 24 日),低分子肝素 4 250 IU 每 12 h 1 次皮下注射(7 月 16 日—8 月 24 日),头孢哌酮舒巴坦钠 3 g＋生理盐水 250 ml 每 12 h 1 次静脉滴注(7 月 16 日—7 月 18 日),留置导尿(7 月 17 日—8 月 24 日)。

7 月 17 日,T$_{max}$ 38.4℃。7 月 18 日,疝与腹壁科诊断为**臀部蜂窝织炎**。降钙素原 0.686 ng/ml(0.5～2 ng/ml 提示脓毒血症)。**予亚胺培南西司他丁钠 1 g＋生理盐水 100 ml 每 12 h 1 次静脉滴注(7 月 18 日—7 月 21 日)**,甲硝唑氯化钠 0.5 g 每日 2 次静脉滴注(7 月 19 日—8 月 3 日)。

7 月 19 日,T$_{max}$ 37.6℃。7 月 20 日,予肠内营养乳剂(瑞能)400 ml 每日 1 次口服(7 月 20 日—8 月 24 日)。

7 月 21 日,白细胞计数 20.9×10^9/L[(3.5～9.5)×10^9/L],中性粒细胞百分率 84%(40%～75%),CRP 105 mg/L(0～10 mg/L),血红蛋白 57 g/L(130～175 g/L),血小板计数 178×10^9/L[(125～350)×10^9/L]。**停亚胺培南西司他丁钠,予万古霉素 500 mg＋生理盐水 100 ml 每 12 h 1 次静脉滴注(7 月 21 日—8 月 3 日、8 月 5 日—8 月 24 日)**。输冰冻血浆 200～400 ml(7 月 21 日、7 月 26 日、7 月 28 日、8 月 9 日)。

7 月 23 日,D-二聚体 19.5 mg/L(0～0.55 mg/L),降钙素原 0.653 ng/ml(0.5～2 ng/ml 提示脓毒血症),白细胞计数 20.7×10^9/L[(3.5～9.5)×10^9/L],中性粒细胞百分率 85%(40%～75%),CRP 65 mg/L(0～10 mg/L),血红蛋白 65 g/L(130～175 g/L),血小板计数 217×10^9/L[(125～350)×10^9/L]。

7 月 24 日,予动脉造影＋肝肺盆腔肿瘤化疗栓塞术,**予奥沙利铂 100 mg＋伊立替康 200 mg＋氟尿嘧啶 1 g**,地塞米松磷酸钠 15 mg 静脉注射,输红细胞悬液 2 U。

7 月 26 日,白细胞计数 11.5×10^9/L[(3.5～9.5)×10^9/L],中性粒细胞百分率 94%(40%～75%),CRP 46 mg/L(0～10 mg/L),血红蛋白 68 g/L(130～175 g/L),**血小板计数 13×10^9/L[(125～350)×10^9/L]**,纤维蛋白原 0.82 g/L(1.8～3.5 g/L)。予重组人血小板生成素 15 000 U 每日 1 次皮下注射(7 月 26 日—8 月 3 日),人纤维蛋白原 0.5 g 每日 1 次静脉滴注(7 月 26 日—7 月 30 日)。

7 月 27 日,T$_{max}$ 37.8℃。7 月 28 日,T$_{max}$ 37.5℃。7 月 30 日,血小板计数 93×10^9/L[(125～350)×10^9/L]。8 月 3 日,钾 2.59 mmol/L(3.5～5.1 mmol/L)。

8 月 4 日,T$_{max}$ 37.9℃,予 10% 氯化钾 80 ml 静脉滴注。8 月 5 日,T$_{max}$ 38.6℃。

8 月 6 日,T$_{max}$ 38℃,**降钙素原 2.36 ng/ml(＞2 ng/ml 提示高风险脓毒血症)**,白细胞

计数 2.65×10⁹/L[(3.5～9.5)×10⁹/L],中性粒细胞百分率 59%(40%～75%),CRP 86 mg/L(0～10 mg/L),血小板计数 179×10⁹/L[(125～350)×10⁹/L]。予重组人粒细胞刺激因子 150 μg 皮下注射。

8 月 7 日,T_{max} 39.4℃。8 月 8 日,T_{max} 38.5℃。白细胞计数 9.96×10⁹/L[(3.5～9.5)×10⁹/L],中性粒细胞百分率 81%(40%～75%),血红蛋白 64 g/L(130～175 g/L),血小板计数 288×10⁹/L[(125～350)×10⁹/L]。予地塞米松磷酸钠 5 mg 每日 1 次静脉注射(8 月 8 日—8 月 9 日)。**分泌物培养出大肠埃希菌。**

8 月 9 日,再次予动脉造影+肝肺盆腔肿瘤化疗栓塞术,**剂量同前,予奥沙利铂 100 mg+伊立替康 200 mg+氟尿嘧啶 1 g。**

8 月 11 日,**降钙素原 1.55 ng/ml(0.5～2 ng/ml 提示脓毒血症),白细胞计数 16.28×10⁹/L[(3.5～9.5)×10⁹/L],中性粒细胞百分率 97.5%(40%～75%),血小板计数 459×10⁹/L[(125～350)×10⁹/L]。** 尿素氮 15.6 mmol/L(3.2～7.1 mmol/L),肌酐 79 μmol/L(58～110 μmol/L)。予 5%葡萄糖溶液 500 ml+10%氯化钾 15 ml+生物合成人胰岛素 6 IU 每日 1 次静脉滴注(8 月 11 日—8 月 24 日),乳酸钠林格注射液 500 ml 每日 1 次静脉滴注(8 月 11 日—8 月 24 日)。输冰冻血浆 200 ml。

8 月 12 日,头颅 CT 示**双侧基底节区、半卵圆中心多发腔隙性脑梗死。**

8 月 13 日,T_{max} 38℃,**患者神志欠清、胡言乱语。** 血气分析无低氧血症和二氧化碳潴留。**白细胞计数 4.83×10⁹/L[(3.5～9.5)×10⁹/L],中性粒细胞百分率 92.6%(40%～75%),CRP 68 mg/L(0～10 mg/L),血红蛋白 64 g/L(130～175 g/L),血小板计数 417×10⁹/L[(125～350)×10⁹/L]。** D-二聚体 15.4 mg/L(0～0.55 mg/L)。**分泌物培养出白假丝酵母菌。**

8 月 14 日,**患者神志欠清、胡言乱语。予卡泊芬净 50 mg+生理盐水 250 ml 每日 1 次静脉滴注(8 月 14 日—8 月 24 日),亚胺培南西司他丁钠 1 g+生理盐水 100 ml 每 12 h 1 次静脉滴注(8 月 14 日—8 月 24 日)。** 输红细胞悬液 1 U。

8 月 15 日,**患者神志欠清、胡言乱语。** 予二羟丙茶碱 0.25 g+5%葡萄糖溶液 100 ml 每日 1 次静脉滴注(8 月 15 日—8 月 24 日)。8 月 17 日,**患者神志欠清、胡言乱语。**

8 月 20 日,患者神志转清。尿素氮 5.36 mmol/L(3.2～7.1 mmol/L),肌酐 53 μmol/L(58～110 μmol/L)。白细胞计数 6.18×10⁹/L[(3.5～9.5)×10⁹/L],中性粒细胞百分率 88%(40%～75%),血红蛋白 60 g/L(130～175 g/L),钠 134 mmol/L(137～147 mmol/L),钙 2.04 mmol/L(2.11～2.52 mmol/L),镁 0.53 mmol/L(0.75～1.02 mmol/L),钾 3.94 mmol/L(3.5～5.1 mmol/L)。予蔗糖铁 100 mg+生理盐水 100 ml 每日 1 次静脉滴注(8 月 20 日—8 月 24 日)。

8 月 24 日,好转出院。

【病例用药分析】

一、患者行经导管动脉灌注化疗是否合理

患者 2018 年 1 月底出现睾丸脓肿,4 月 26 日行 mFOLFOX6 方案化疗期间发生肺部感染合并尿路感染。7 月 17 日入院第二天 T_{max} 38.4℃。7 月 18 日疝与腹壁科诊断为臀部蜂窝织炎。予亚胺培南西司他丁钠 1 g＋生理盐水 100 ml 每 12 h 1 次静脉滴注(7 月 18 日—7 月 21 日),甲硝唑氯化钠 0.5 g 每日 2 次静脉滴注(7 月 19 日—8 月 3 日)。7 月 21 日白细胞计数 $20.9×10^9$/L,CRP 105 mg/L,提示抗感染效果不佳,停亚胺培南西司他丁钠,予万古霉素 500 mg＋生理盐水 100 ml 每 12 h 1 次静脉滴注(7 月 21 日—8 月 3 日、8 月 5 日—8 月 24 日)。7 月 23 日白细胞计数 $20.7×10^9$/L,CRP 65 mg/L,提示感染未被控制。根据专家共识[1],未控制的严重感染属于经导管动脉灌注化疗(TAI)的禁忌证。故 7 月 24 日予动脉造影＋肝肺盆腔肿瘤化疗栓塞术(奥沙利铂 100 mg＋伊立替康 200 mg＋氟尿嘧啶 1 g)值得商榷,建议感染控制后再予 TAI。

7 月 26 日血小板计数降至 $13×10^9$/L,8 月 6 日 T_{max} 38℃、降钙素原 2.36 ng/ml(＞2 ng/ml 提示高风险脓毒血症)、白细胞计数 $2.65×10^9$/L,8 月 7 日 T_{max} 39.4℃。8 月 8 日 T_{max} 38.5℃。提示感染加重,出现 4 级血小板减少症。8 月 9 日再次予动脉造影＋肝肺盆腔肿瘤化疗栓塞术(奥沙利铂 100 mg＋伊立替康 200 mg＋氟尿嘧啶 1 g,未予减量)。未控制的严重感染属于经导管动脉灌注化疗(TAI)的禁忌证,故建议感染控制后再予 TAI。TAI 药物剂量以多少为宜,至今无一明确结论,在药物总剂量上建议较静脉化疗患者体表面积所需总剂量减少 20%～25%;对出现Ⅲ～Ⅳ度毒性反应者,再次化疗时减量 25%～50%,若毒副反应未改善,则推迟治疗或停止化疗[1]。伊立替康＋氟尿嘧啶联合化疗发生 4 级血小板减少症时,下次化疗伊立替康和氟尿嘧啶的剂量应减少 15%～20%(见齐鲁制药有限公司药品说明书)。奥沙利铂＋氟尿嘧啶联合化疗发生 3～4 级血小板减少症时,下次化疗奥沙利铂的剂量应从 85 mg/m^2 减量至 65 mg/m^2,并且相应减少氟尿嘧啶的剂量(见江苏恒瑞医药股份有限公司药品说明书)。实际上未减量,可能增加严重毒副反应的发生风险。

二、患者出现神志欠清、胡言乱语症状的可能原因

(1)患者经导管动脉灌注化疗(TAI)后感染加重,脓毒血症可引发意识状态改变、躁动、淡漠甚至昏迷。8 月 14 日予卡泊芬净 50 mg 每日 1 次静脉滴注(8 月 14 日—8 月 24 日),亚胺培南西司他丁钠 1 g 每 12 h 1 次静脉滴注(8 月 14 日—8 月 24 日),将感染控制后,患者意识恢复。

(2)奥沙利铂常见中枢神经系统毒副反应,包括假性脑膜炎。一般认为在急性感染性发热时,血液被稀释,形成相对的低渗性,液体迅速经脉络膜丛滤入脑脊液中,导致脑压增高。可出现神志改变,突然出现头痛、颈强、kernig 征阳性等脑膜刺激征,严重时可发生

抽搐和昏迷。治疗原发病，给予降压脱水剂，并针对原发病护理，常于几天内恢复（见江苏恒瑞医药股份有限公司药品说明书）。

（3）8月12日，头颅 CT 示双侧基底节区、半卵圆中心多发腔隙性脑梗死；8月20日提示轻度低镁、低钙、低钠；患者肿瘤未转移至颅脑；血气分析不存在低氧血症和二氧化碳潴留；因此上述因素引发神志改变的可能性被排除。

【病例总结】

未控制的严重感染属于经导管动脉灌注化疗（TAI）的禁忌证；TAI 后出现Ⅲ～Ⅳ度毒副反应者，再次 TAI 时减量 25%～50%；伊立替康＋氟尿嘧啶联合化疗发生 4 级血小板减少症时，下次化疗伊立替康和氟尿嘧啶的剂量应减少 15%～20%；奥沙利铂＋氟尿嘧啶联合化疗发生 3～4 级血小板减少症时，下次化疗奥沙利铂的剂量应从 85 mg/m² 减量至 65 mg/m²，并且相应减少氟尿嘧啶的剂量。

未遵守上述用药注意事项，可能与患者病情恶化有相关性。

参考文献

［1］ 中国抗癌协会肿瘤介入专家委员会.经导管动脉灌注化疗药物应用原则——中国肿瘤介入专家共识［J］.介入放射杂志，2017，26（11）：963－970.

化疗后发生严重感染、
上消化道出血且加重导致死亡

【概述】

　　一例老年男性患者,因结肠癌术后 rT3N1M1(M：肝、肺)Ⅳ期、PS 1 分入院。患者曾行多次化疗,此次入院患者治疗后发生上消化道大出血及感染性休克。通过此病例分析探讨以下几个方面：① 患者尿路感染抗感染治疗是否合理。② 患者发生上消化道出血的原因。③ 患者上消化道出血加重的主要原因。

【病史介绍】

　　患者 76 岁,男性,身高 165 cm,体重 58 kg,体重指数 21.3 kg/m^2。2012 年 7 月 10 日因直肠-乙状结肠癌行原发癌经腹前切除术＋末端回肠造口术,术后诊断为中分化结肠腺癌 pT3N1M0,行 mFOLFOX6 化疗 12 次,末次时间 2013 年 2 月 1 日。2015 年 7 月 PET/CT 发现直肠左侧骶前转移,右肺上叶结节,行局部放疗 30 次。2015 年 9 月—12 月行 XELIRI 联合西妥昔单抗治疗 7 次。后单独口服西妥昔单抗至今。2017 年 9 月 25 日因肠梗阻行横结肠造口术。2018 年 1 月底出现**睾丸脓肿**住院治疗,2 月 2 日发现肝占位、肺结节。4 月 17 日复查肝脏病灶较前增大增多。4 月 26 日**行 mFOLFOX6 方案化疗,期间发生肺部感染合并尿路感染**,经亚胺培南西司他丁钠、米诺环素、左氧氟沙星治疗后好转。2018 年 7 月 23 日、8 月 9 日行动脉造影＋肝肺盆腔肿瘤化疗栓塞术(奥沙利铂100 mg＋伊立替康 200 mg＋氟尿嘧啶 1 g),8 月 20 日行腹腔积液置管引流术。因结肠癌术后 rT3N1M1(M：肝、肺)Ⅳ期、PS 1 分于 9 月 17 日入院。患者神清、精神可,CRP 113.3 mg/L(0～10 mg/L),白细胞计数 16.6×10^9/L[(3.5～9.5)×10^9/L],中性粒细胞百分率 65.9%(40%～75%),血红蛋白 81 g/L(130～175 g/L),血小板计数 144×10^9/L[(125～350)×10^9/L]。总胆红素 29 μmol/L(3～22 μmol/L),白蛋白 22 g/L(35～50 g/L),肌酐 79 μmol/L(58～110 μmol/L)。**镜检白细胞满视野(0～5 个/HP),镜检红细胞 10～12 个/HP(0～3 个/HP)。**

【临床经过】

予脂肪乳（10%）氨基酸（15%）葡萄糖（20%）（克林维）1 000 ml 每日 1 次静脉滴注（9月 17 日—9 月 18 日），肠内营养乳剂 400 ml 每日 1 次口服（9 月 18 日—10 月 4 日），5%葡萄糖生理氯化钠溶液 500 ml＋维生素 C 2 g＋10%氯化钾 15 ml＋维生素 B_6 0.2 g 每日 1 次静脉滴注（9 月 17 日—10 月 7 日），人血白蛋白 10 g 每日 2 次静脉滴注（9 月 17 日—10 月 11 日），生理盐水 100 ml 每日 2 次静脉滴注（9 月 17 日—10 月 11 日），5%葡萄糖溶液 250 ml＋异甘草酸镁 200 mg 每日 1 次静脉滴注（9 月 17 日—10 月 11 日），**左氧氟沙星氯化钠 0.5 g 每日 1 次静脉滴注（9 月 17 日—9 月 23 日）**，生理盐水 500 ml 冲洗膀胱（9 月 17 日—10 月 4 日）。

9 月 20 日，CD4/CD8＝0.41（0.9～1.8）。中段尿培养出大肠埃希菌，**对左氧氟沙星等喹诺酮类耐药**，对各种头孢菌素、碳青霉烯类、氨基糖苷类敏感。

9 月 21 日，CRP 101.5 mg /L（0～10 mg /L），白细胞计数 $15.9×10^9$/L［（3.5～9.5）×10^9/L］，中性粒细胞百分率 84.4%（40%～75%），血红蛋白 66 g /L（130～175 g /L），血小板计数 $100×10^9$/L［（125～350）×10^9/L］。总胆红素 33.6 μmol/L（3～22 μmol/L），白蛋白 22 g /L（35～50 g /L）。

9 月 23 日，予熊去氧胆酸 0.25 g 每日 3 次口服（9 月 23 日—10 月 1 日），**停左氧氟沙星氯化钠**。

9 月 25 日，CRP 87.4 mg /L（0～10 mg /L），白细胞计数 $17.7×10^9$/L［（3.5～9.5）×10^9/L］，中性粒细胞百分率 85.5%（40～75%），血红蛋白 75 g /L（130～175 g /L），血小板计数 $102×10^9$/L［（125～350）×10^9/L］。降钙素原 0.47 ng /ml（0.047～0.5 ng /ml 提示低风险脓毒血症）。PT 18.5 s（11～13 s），APTT 41.9 s（25～31.3 s），INR 1.56（0.8～1.5），D-二聚体 5.97 mg /L（0～0.55 mg /L），纤维蛋白原 1.61 g /L（1.8～3.5 g /L）。总胆红素 34.6 μmol/L（3～22 μmol/L），白蛋白 24.3 g /L（35～50 g /L）

9 月 27 日，予 Opdivo 100 mg＋生理盐水 100 ml 静脉滴注。

9 月 29 日，CRP 86.4 mg /L（0～10 mg /L），**白细胞计数 20.1×10^9/L（3.5～9.5）×10^9/L**，中性粒细胞百分率 86.7%（40%～75%），血红蛋白 72 g /L（130～175 g /L），血小板计数 $80×10^9$/L（125～350×10^9/L）。降钙素原 0.616 ng /ml（0.5～2 ng /ml 提示脓毒血症）。PT 19.8 s（11～13 s），APTT 43.5 s（25～31.3 s），INR 1.68（0.8～1.5），D-二聚体 4.81 mg /L（0～0.55 mg /L），纤维蛋白原 1.22 g /L（1.8～3.5 g /L）。血气分析示代谢性酸中毒。予纤维蛋白原 0.5 g 每日 1 次静脉滴注（9 月 29 日—10 月 2 日），生理盐水 100 ml 每日 1 次静脉滴注（9 月 30 日—10 月 4 日）。予血浆 400 ml 每日 1 次静脉滴注（9 月 29 日—10 月 5 日），**地塞米松磷酸钠 5 mg 每日 1 次静脉注射（9 月 29 日—10 月 4 日）**。

10 月 1 日，患者呕吐咖啡色液体，血压 86/56 mmHg，心率 99 次/min。CRP 82.3 mg /L

(0~10 mg/L),**白细胞计数 44.9×10⁹/L[(3.5~9.5)×10⁹/L],中性粒细胞百分率 95.8%**(40%~75%),血红蛋白 88 g/L(130~175 g/L),血小板计数 100×10⁹/L[(125~350)×10⁹/L]。予心电监护(10月1日—10月4日)。予蛇毒血凝酶 2 UV、生长抑素 6 mg 静脉滴注,泮托拉唑钠 40 mg 静脉滴注,氨甲苯酸 0.3 g+酚磺乙胺 1 g+生理盐水 500 ml 静脉滴注。

10月2日,总胆红素 48 μmol/L(3~22 μmol/L),白蛋白 27 g/L(35~50 g/L),尿素氮 9.9 mmol/L(3.2~7.1 mmol/L),肌酐 129 μmol/L(58~110 μmol/L)。**降钙素原 3.05 ng/ml(>2 ng/ml 提示高风险脓毒血症)。**予重组人血小板生成素 15 000 U 每日1次皮下注射(10月2日—10月11日),人纤维蛋白原 1 g+灭菌注射用水 500 ml 每日1次静脉滴注(10月2日—10月11日),**泮托拉唑钠 40 mg+生理盐水 100 ml 每日2次静脉滴注(10月2日—10月4日)。**

10月4日 10:00,PT 20.3 s(11~13 s),APTT 39.1 s(25~31.3 s),INR 1.72(0.8~1.5),纤维蛋白原 1.57 g/L(1.8~3.5 g/L)。CRP 108 mg/L(0~10 mg/L),白细胞计数 22.6×10⁹/L[(3.5~9.5)×10⁹/L],中性粒细胞百分率 94.4%(40%~75%),血红蛋白 84 g/L(130~175 g/L),**血小板计数 56×10⁹/L[(125~350)×10⁹/L]。**D-二聚体 6.95 mg/L(0~0.55 mg/L)。19:50,患者呕吐鲜血 200 ml,伴点头样呼吸,呼之不应。**转 ICU,**氧饱和度 88%,予气管插管呼吸机辅助通气。

10月5日,予泮托拉唑钠 80 mg+生理盐水 50 ml 每12 h 1次静脉滴注(10月5日—10月11日),生长抑素 6 mg+生理盐水 50 ml 每12 h 1次静脉滴注(10月5日—10月11日),托拉塞米 10 mg 每日2次静脉注射(10月5日—10月11日),**美罗培南 1 g+生理盐水 100 ml 每8 h 1次静脉滴注(10月5日—10月11日)。**

10月6日,予8.5%复方氨基酸 250 ml 每日1次静脉滴注(10月6日—10月9日)。

10月7日,予10%葡萄糖溶液 500 ml+维生素 C 2 g+生物合成人胰岛素 4 IU+三磷腺苷辅酶胰岛素 2 瓶每日1次静脉滴注(10月7日—10月8日)。

10月8日,予米汤 200 ml(10月8日—10月9日)。

10月11日,血气分析示 pH 6.816(7.35~7.45),钾 7.4 mmol/L(3.5~5.1 mmol/L),肌酐 391 μmol/L(58~110 μmol/L),总胆红素 210 μmol/L(3~22 μmol/L)。患者昏迷状态,自动出院。

【病例用药分析】

一、患者尿路感染抗感染治疗是否合理

患者2018年1月底出现睾丸脓肿住院治疗,4月26日行 mFOLFOX6 方案化疗,期间发生肺部感染合并尿路感染,经亚胺培南西司他丁钠、米诺环素、左氧氟沙星治疗后好转。7月17日出现臀部蜂窝织炎。7月24日、8月9日予动脉造影+肝肺盆腔肿瘤化疗

栓塞术后加重,予亚胺培南西司他丁钠＋万古霉素＋卡泊芬净后好转。因结肠癌术后 rT3N1M1(M:肝、肺)Ⅳ期、PS 1 分于 9 月 17 日入院,CRP 113.3 mg /L,白细胞计数 16.6×10⁹/L,镜检白细胞满视野,提示存在尿路感染。患者晚期恶性肿瘤化疗后,9 月 20 日 CD4/CD8＝0.41(0.9～1.8),免疫力低下,感染较难控制,符合降阶梯治疗条件[1]。为保证早期抗生素治疗的正确性,可应用广谱抗生素,覆盖耐药革兰阴性杆菌和革兰阳性球菌,必要时可联合使用抗菌药。可选择氟喹诺酮类或氨基糖苷类联合下列药物之一:① 抗假单胞菌 β 内酰胺酶类,如头孢他啶、头孢哌酮、哌拉西林等;② 广谱 β 内酰胺类/β 内酰胺酶抑制药,如头孢哌酮/舒巴坦钠、哌拉西林/三唑巴坦等;③ 碳青霉烯类如亚胺培南/西司他丁钠和美罗培南。估计金黄色葡萄球菌感染可能者联合应用万古霉素、替考拉宁、利耐唑胺,估计真菌感染可能者联合应用抗真菌药物如氟康唑、伏立康唑、伊曲康唑、米卡芬净等,2～3 d 抗感染效果不佳应及时更换抗菌药[1],待细菌培养＋药敏结果出来后应及时调整抗菌药[1]。实际上予左氧氟沙星氯化钠 0.5 g 每日 1 次静脉滴注(9 月 17 日—9 月 23 日)。9 月 20 日中段尿培养出大肠埃希菌,对左氧氟沙星等喹诺酮类耐药,对各种头孢菌素、碳青霉烯类、氨基糖苷类敏感,但未根据药敏结果及时调整用药。9 月 23 日停左氧氟沙星氯化钠但未予其他抗菌药。9 月 25 日白细胞计数 17.7×10⁹/L、降钙素原 0.47 ng /ml,9 月 29 日白细胞计数 20.1×10⁹/L、降钙素原 0.616 ng /ml,提示感染不断加重,但未予抗菌药。10 月 1 日白细胞计数 44.9×10⁹/L,提示感染进一步加重。

二、患者发生上消化道出血的原因

(1) 患者细菌感染进行性加重,出现 1 个应激源及脓毒血症[2]。

(2) 9 月 25 日 PT 18.5 s、APTT 41.9 s、INR 1.56,9 月 29 日 PT 19.8 s、APTT 43.5 s、INR 1.68,出现凝血机制障碍方面 1 个危险因素[2]。

(3) 9 月 29 日予地塞米松磷酸钠 5 mg 每日 1 次静脉滴注(9 月 29 日—10 月 4 日),糖皮质激素也属于危险因素[2]。

(4) 1 个应激源加 2 个(或以上)危险因素的非 ICU 患者,应予奥美拉唑钠 40 mg 每 12 h 1 次静脉滴注,或泮托拉唑钠 40 mg 每 12 h 1 次静脉滴注,或兰索拉唑 30 mg 每 12 h 1 次静脉滴注,或埃索美拉唑 40 mg 每 12 h 1 次静脉滴注[2]。实际上入院后直到 10 月 1 日发生上消化道出血一直未给予质子泵抑制剂。

三、患者上消化道出血加重的主要原因

(1) 10 月 1 日发生了上消化道出血,根据 Rockall 评分[3]:患者 76 岁≥60～79 岁(1 分)＋低血压(2 分)＋肝肾功能不全癌肿播散(3 分)＝6 分＞5 分,属于高危。根据 Blatchford 评分[3]:收缩压＜90 mmHg(3 分)＋血红蛋白 95 g /L＜100 g /L(6 分)＋尿素氮 9.9 mmol/L(3 分)＝12 分＞6 分,属于中高危。对内镜止血治疗后的高危患者,给予静脉大剂量 PPI(如埃索美拉唑)72 h,可适当延长大剂量 PPI 疗程,然后改为标准剂量 PPI 静脉输注,每日 2 次,连用 3～5 d,此后口服标准剂量 PPI 至溃疡愈合[2]。实际上予泮托拉唑钠 40 mg＋生理盐水 100 ml 每日 2 次静脉滴注(10 月 2 日—10 月 4 日),剂量不足。

(2) 10 月 2 日降钙素原 3.05 ng/ml,提示脓毒血症加剧;总胆红素 48 μmol/L、肌酐 129 μmol/L,提示出现肝、肾功能衰竭 2 个危险因素,10 月 4 日血小板计数 56×10⁹/L 提示出血风险加大。

【病例总结】

晚期恶性肿瘤化疗后基础上并发的感染应予抗菌药及时控制感染,2～3 d 效果不佳应根据经验或药敏结果及时调整;1 个应激源加 2 个(或以上)危险因素的非 ICU 患者,应予奥美拉唑钠 40 mg 每 12 h 1 次静脉滴注,或泮托拉唑钠 40 mg 每 12 h 1 次静脉滴注,或兰索拉唑 30 mg 每 12 h 1 次静脉滴注,或埃索美拉唑 40 mg 每 12 h 1 次静脉滴注;上消化道出血 Rockall 评分高危或 Blatchford 评分中高危患者,予静脉大剂量 PPI(如埃索美拉唑)72 h,可适当延长大剂量 PPI 疗程。

未遵守上述用药注意事项,可能与患者病情恶化有相关性。

参考文献

[1] 何礼贤.重症感染降阶梯抗菌治疗策略的修正刍议[J].中华内科杂志,2015,54(10):827-830.
[2] 应激性溃疡防治专家组.应激性溃疡防治专家建议(2015 版)[J].中华医学杂志,2015,95(20):1555-1557.
[3] 《中华内科杂志》《中华医学杂志》《中华消化杂志》《中华内镜杂志》中华医学会消化内镜分会.急性非静脉曲张性上消化道出血诊治指南(2015 年).中华医学杂志,2016,96(4):254-258.

病例 *16*

违反伊立替康禁忌证使肠梗阻加重并发生粒缺使心力衰竭加重

【概述】

一例合并高血压、糖尿病、冠心病病史的肠癌术后患者,因结肠癌根治术后 pT4N2M0、PS 1 分、冠心病 PCI 术后入院。入院化疗后发生肠梗阻、骨髓抑制和心力衰竭。通过此病例分析探讨以下几个方面:① 患者发生低位肠梗阻的主要原因。② 患者化疗后发生骨髓抑制的原因。③ 患者心力衰竭加重的主要原因。

【病史介绍】

患者 67 岁,男性,高血压史 30 多年,目前予厄贝沙坦 0.15 g 每日 1 次口服,美托洛尔 25 mg 每日 1 次口服;2 型糖尿病史 10 多年,目前予胰岛素控制血糖。因冠心病于 2013 年、2014 年、2015 年、2017 年共植入支架 4 枚。2017 年 9 月 7 日腹腔镜下行左半结肠癌根治术,术后病理示中分化腺癌,部分黏液腺癌,浸润肠壁全层,周围淋巴结见癌转移。2017 年 10 月 13 日—2018 年 1 月 9 日行 mFOLFOX6 化疗共 7 个周期,末次化疗后患者出现中性粒细胞Ⅱ度减少。2018 年 2 月 9 日—3 月 24 日继续行 mFOLFOX6 方案 4 个周期。8 月 31 日,腹部 CT 示上腹部各段结肠淤张、**积便积气**,十二指肠降段旁憩室影;乙状结肠及降结肠交界处肠壁增厚、腔内支架置入中,**结肠**、**直肠内淤张积气影**。2018 年 10 月 15 日病情评估 PD,因此于 10 月 16 日行 FOLFIRI 方案。末次化疗后患者出现白细胞Ⅲ度减少,中性粒细胞Ⅳ度减少。因结肠癌根治术后 pT4N2M0,PS 1 分,冠心病 PCI 术后于 2018 年 10 月 29 日入院。身高 174 cm,体重 78 kg,体重指数 25.8 kg/m²。

【临床经过】

白细胞计数 2.95×10^9/L$[(3.69 \sim 9.16) \times 10^9$/L$]$,中性粒细胞百分率 46%(50%～70%),中性粒细胞计数 1.36×10^9/L$[(1.8 \sim 6.3) \times 10^9$/L$]$,血红蛋白 82 g/L(115～150 g/L),CRP 186.4 mg/L(0～10 mg/L),血糖 7.7 mmol/L(4.11～6.05 mmol/l),血小板计数

$177×10^9$/L[$(101～320)×10^9$/L],尿素 11.1 mmol/L(3.6～9.5 mmol/L),肌酐 72 μmol/L(57～111 μmol/L),胱抑素 C 1.45 mg/L(0.47～1.09 mg/L),GFR(肌酐+胱抑素 C 法)49 ml/min。大便隐血实验阳性。心电图示 S-T 段改变(V4、V5、V6 水平压低 0.5～1 mm,Ⅲ导联异常 Q 波)。**予重组人粒细胞刺激因子 150 μg 皮下注射。予氯化钾片 0.5 g 每日 3 次口服(10 月 29 日—11 月 5 日)。**

10 月 30 日,白细胞计数 $5.92×10^9$/L[$(3.69～9.16)×10^9$/L],中性粒细胞百分率 66.2%(50%～70%),中性粒细胞计数 $3.92×10^9$/L[$(1.8～6.3)×10^9$/L],血小板计数 $232×10^9$/L[$(101～320)×10^9$/L],血红蛋白 88 g/L(115～150 g/L)。**予帕洛诺司琼 0.25 mg+生理盐水 100 ml 每日 1 次静脉滴注(10 月 30 日—10 月 31 日),异丙嗪 25 mg 每日 1 次肌内注射(10 月 30 日—10 月 31 日),地塞米松磷酸钠 5 mg 每日 1 次静脉注射(10 月 30 日—10 月 31 日),5%葡萄糖生理氯化钠溶液 500 ml+维生素 C 2 g+维生素 B₆ 0.2 g+10%氯化钾 15 ml+生物合成人胰岛素 8 IU 每日 1 次静脉滴注(10 月 30 日—11 月 14 日)、生物合成人胰岛素每日 2 次静脉滴注(11 月 14 日—11 月 22 日)、生物合成人胰岛素每日 1 次静脉滴注(11 月 23 日—11 月 29 日),8.5%复方氨基酸 250 ml 每日 1 次静脉滴注(10 月 30 日—11 月 9 日、11 月 14 日—11 月 30 日)。**心超示 LVEF 49%,而半个月前为 65%。

10 月 31 日,患者体表面积 2 m²,予伊立替康 180 mg/m² d1 静脉滴注+亚叶酸钙 400 mg/m²+氟尿嘧啶 400 mg/m² d1+氟尿嘧啶 2～2.4 g/m² 持续静脉滴注 46 h 每 2 周 1 次。因 2018 年 10 月 16 日行 FOLFIRI 末次化疗后出现中性粒细胞Ⅳ度减少,故剂量调整为**予伊立替康 0.22 g+生理盐水 250 ml 静脉滴注,亚叶酸钙 0.45 g+生理盐水 250 ml 静脉滴注,氟尿嘧啶 0.45 g+生理盐水 100 ml 静脉滴注,氟尿嘧啶 3 g+生理盐水 180 ml 44 h 静脉推泵。**心内科会诊,此次入院 LVEF 下降 16%,**予曲美他嗪 20 mg 每日 3 次口服(10 月 31 日—11 月 5 日、11 月 14 日—11 月 29 日)、辅酶 Q10 10 mg 每日 3 次口服(10 月 31 日—10 月 5 日)、甲地孕酮分散片 160 mg 每日 2 次口服(11 月 3 日—11 月 5 日)。**不排除氟尿嘧啶引发心脏毒性,**故予伊立替康 0.22 g+生理盐水 250 ml 静脉滴注单药化疗。**

11 月 5 日,患者无排气排便,腹部立位+卧位片示肠管积气扩张,考虑低位肠梗阻可能。**予禁食(11 月 5 日—11 月 7 日),流质饮食(11 月 7 日—11 月 12 日),肛管排气每日 3 次(11 月 5 日—11 月 14 日)。**白细胞计数 $0.47×10^9$/L[$(3.69～9.16)×10^9$/L],中性粒细胞百分率 7.4%(50%～70%),**中性粒细胞计数 $0.03×10^9$/L[$(1.8～6.3)×10^9$/L],**血红蛋白 90 g/L(115～150 g/L),血小板计数 $258×10^9$/L[$(101～320)×10^9$/L],丙氨酸氨基转移酶 67 U/L(9～50 U/L),CRP 110.2 mg/L(0～10 mg/L)。GFR(肌酐+胱抑素 C 法)68 ml/min。**予重组人粒细胞刺激因子 150 μg 每日 2 次皮下注射(11 月 5 日—11 月 6 日)、150 μg 每日 3 次皮下注射(11 月 6 日—11 月 8 日)、300 μg 每日 3 次皮下注射(11 月**

8 日—11 月 14 日），莫西沙星 0.4 g＋5％葡萄糖溶液 250 ml 每日 1 次静脉滴注（11 月 5 日—11 月 23 日），头孢曲松钠 2 g＋生理盐水 250 ml 每日 1 次静脉滴注（11 月 5 日—11 月 9 日），多烯磷脂酰胆碱 465 mg＋5％葡萄糖溶液 250 ml 静脉滴注（11 月 5 日—11 月 14 日），脂肪乳（10％）氨基酸（15％）葡萄糖（20％）（克林维）1 000 ml＋生物合成人胰岛素 6～15 IU 每日 1 次静脉滴注（11 月 5 日—11 月 14 日、11 月 23 日—11 月 29 日）。

11 月 7 日，患者诉乏力，小便时有大便排出。白细胞计数 $0.50×10^9$/L（3.69～9.16× 10^9/L），中性粒细胞百分率 4.9％（50％～70％），中性粒细胞计数 $0.02×10^9$/L［（1.8～6.3）× 10^9/L］，血红蛋白 81 g/L（115～150 g/L），血小板计数 $166×10^9$/L［（101～320）× 10^9/L］，CRP 151 mg/L（0～10 mg/L）。

11 月 9 日，一般情况差，体温最高 38.1℃。白细胞计数 $0.28×10^9$/L［（3.69～9.16）× 10^9/L］，中性粒细胞百分率 10.9％（50％～70％），中性粒细胞计数 $0.03×10^9$/L［（1.8～6.3）× 10^9/L］，血红蛋白 81 g/L（115～150 g/L），血小板计数 $136×10^9$/L［（101～320）× 10^9/L］，PT 18 s（9.4～12.5 s），丙氨酸氨基转移酶 109 U/L（9～50 U/L），降钙素原 4.09 ng/ml（＞2 ng/ml 提示高风险脓毒血症）。**停头孢曲松，予亚胺培南西司他丁钠 1 g＋生理盐水 250 ml 12 h 静脉滴注（11 月 9 日—11 月 14 日）**，人血白蛋白 10 g＋生理盐水 100 ml 每日 2 次静脉滴注（11 月 9 日—11 月 14 日）。

11 月 11 日，白细胞计数 $0.89×10^9$/L［（3.69～9.16）× 10^9/L］，中性粒细胞百分率 49.4％（50％～70％），中性粒细胞计数 $0.44×10^9$/L［（1.8～6.3）× 10^9/L］，血红蛋白 70 g/L（115～150 g/L），血小板计数 $130×10^9$/L［（101～320）× 10^9/L］，PT 18.3 s（9.4～12.5 s），CRP 237 mg/L（0～10 mg/L）。

11 月 12 日，白细胞计数 $2.68×10^9$/L［（3.69～9.16）× 10^9/L］，中性粒细胞百分率 66.9％（50％～70％），中性粒细胞计数 $1.79×10^9$/L［（1.8～6.3）× 10^9/L］，血红蛋白 73 g/L（115～150 g/L），血小板计数 $132×10^9$/L［（101～320）× 10^9/L］，丙氨酸氨基转移酶 108 U/L（9～50 U/L），白蛋白 27.2 g/L（40～55 g/L），CRP＞240 mg/L（0～10 mg/L）。肌酐 121 μmol/L（57～111 μmol/L），GFR(肌酐＋胱抑素 C 法)44 ml/min。

11 月 14 日，考虑亚临床心功能不全，转心内科。予胃肠减压接负压吸引记量（11 月 14 日—11 月 23 日）。白细胞计数 $13.54×10^9$/L［（3.69～9.16）× 10^9/L］，**中性粒细胞百分率 72％（50％～70％），早幼粒细胞 5％，中性中幼粒细胞 3％，中性晚幼粒细胞 5％，停重组人粒细胞刺激因子**。予禁食（11 月 14 日—11 月 30 日），予阿托伐他汀钙 20 mg 每晚 1 次口服（11 月 14 日—11 月 23 日），兰索拉唑 30 mg＋生理盐水 100 ml 每日 1 次静脉滴注（11 月 14 日—11 月 23 日），氯吡格雷 50 mg 每日 1 次口服（11 月 14 日—11 月 23 日），螺内酯 20 mg 每日 1 次口服（11 月 15 日—11 月 23 日），托拉塞米 10 mg 每日 1 次口服（11 月 15 日—11 月 16 日），呋塞米 20 mg 每日 1 次静脉注射（11 月 16 日—11 月 22 日），托拉塞米 10 mg 每日 1 次口服（11 月 22 日—11 月 23 日）。

11 月 15 日,丙氨酸氨基转移酶 151 U/L(9～50 U/L),白蛋白 23 g /L(40～55 g /L)。

11 月 17 日,患者已排气,有稀便。11 月 23 日,转回肿瘤科,予泮托拉唑钠 40 mg＋生理盐水 100 ml 每日 2 次静脉滴注(11 月 23 日—11 月 30 日)。

11 月 26 日,复查腹部立位片仍为低位不完全肠梗阻,但较前稍好转。

11 月 30 日,予出院。

【病例用药分析】

一、患者发生低位肠梗阻的主要原因

(1) 结肠癌根治术后 pT4N2M0,肠癌进展可压迫肠壁或造成肠粘连,2018 年 8 月 31 日腹部 CT 示上腹部各段结肠淤张、积便积气,乙状结肠及降结肠腔内支架置入中,结肠、直肠内淤张积气影。可能已经存在肠梗阻。

(2) 10 月 31 日予伊立替康 0.22 g＋生理盐水 250 ml 静脉滴注。神经毒性可引起自主神经受累,导致肠壁肌肉运动紊乱,肠内容物不能正常运行,并无器质性肠腔狭窄,首先便秘,逐渐肠梗阻。在化疗患者中,便秘的发生率较高,WHO 已将便秘归属于"神经毒性"一类,实际上是肠梗阻不同阶段的表现。伊立替康肠梗阻患者禁用(见齐鲁制药有限公司药品说明书)。

(3) 予帕洛诺司琼 0.25 mg＋生理盐水 100 ml 每日 1 次静脉滴注(10 月 30 日—10 月 31 日),异丙嗪 25 mg 每日 1 次肌内注射(10 月 30 日—10 月 31 日)。帕洛诺司琼为高选择性的 5 - HT$_3$ 受体拮抗剂,其常见不良反应有便秘,有引发麻痹性肠梗阻的报道[见齐鲁制药(海南)有限公司药品说明书]。异丙嗪为 H 受体阻滞剂,可抑制肠蠕动。

(4) 长期予美托洛尔 25 mg 每日 1 次口服,β 受体阻滞剂可引发肠道平滑肌松弛,导致便秘和肠梗阻[1]。

(5) 予氯化钾片 0.5 g 每日 3 次口服(10 月 29 日—11 月 5 日),可导致肠黏膜缺血性溃疡形成,当溃疡愈合后导致肠管纤维性狭窄[1]。

二、患者化疗后发生骨髓抑制的原因

在予伊立替康 0.22 g＋生理盐水 250 ml 静脉滴注单药化疗,并且已经减量的情况下仍发生了Ⅳ度骨髓抑制。患者 67 岁男性且先前接受足够剂量 mFOLFOX6 和 FOLFIRI 方案化疗,行 FOLFIRI 方案末次化疗后患者出现中性粒细胞Ⅳ度减少,加上患者 10 月 29 日入院后 GFR(肌酐＋胱抑素 C 法)49 ml/min＜50 ml/min,建议预防性给予重组人粒细胞刺激因子[2]。患者 10 月 31 日予伊立替康 0.22 g＋生理盐水 250 ml 静脉滴注单药化疗后,11 月 1 日(最晚 11 月 3 日)即可给予重组人粒细胞刺激因子 5 μg /kg 每日 1 次皮下注射[2]。

三、患者心力衰竭加重的主要原因

(1) 患者有高血压史 30 多年,予厄贝沙坦 0.15 g 每日 1 次口服,美托洛尔 25 mg 每

日 1 次口服；2 型糖尿病史 10 多年，予胰岛素控制血糖；冠心病植入支架 4 枚；晚期大肠癌肠梗阻，有引发心力衰竭的疾病基础[3]。

（2）患者化疗后因粒缺引发严重感染，可加重心脏负荷[3]。

（3）11 月 12 日血红蛋白 73 g／L，严重贫血可加重心脏负荷，导致容量不足，血压偏低，心肌供血不足，加重心脏负荷[3]。

（4）患者冠心病 PCI 术后，入院后未使用阿司匹林、氯吡格雷、ACEI、β 受体阻滞剂、他汀类等有适应证的药物，可增加心肌缺血引发心力衰竭[3]。

（5）予氟尿嘧啶化疗，可能加重心肌缺血而引发心力衰竭（见上海徐东海普药业有限公司药品说明书）。

【病例总结】

伊立替康肠梗阻患者禁用，建议改用 CapeOX±靶向化疗；对化疗后发生中性粒细胞减少的高危患者可预防性使用重组人粒细胞刺激因子；冠心病 PCI 术后，有使用阿司匹林（或氯吡格雷）、ACEI、β 受体阻滞剂、他汀类的适应证。

未遵守上述用药注意事项，可能与患者病情恶化有相关性。

参考文献

［1］ 梁永亮.药源性肠梗阻[J].中国肛肠病杂志,2011,31(11)：69 - 70.
［2］ 马军.中国临床肿瘤学会指南工作委员会.肿瘤放化疗相关中性粒细胞减少症规范化管理指南[J].中华肿瘤杂志,2017,39(11)：868 - 878.
［3］ 葛均波,徐永健.内科学：8 版[M].北京：人民卫生出版社,2013,236 - 255.

可能与腹腔热灌注化疗相关的肠梗阻

【概述】

一例直肠癌术后患者,因贲门浸润溃疡型中-低分化腺癌术后化疗后 pT3N3M0 ⅢB 期、rTxNxM1(M1:腹膜、系膜、左侧胸膜)Ⅳ期、ECOG 2 分入院。入院后给予化疗,后发生肠梗阻。通过此病例分析探讨以下两个方面:① 患者再发肠梗阻的主要原因。② 患者发生肠梗阻后给予的营养支持是否合理。

【病史介绍】

患者 67 岁,男性,2013 年因直肠癌手术治疗,术后化疗 6 次。2018 年 8 月 20 日行贲门癌根治术。10 月 16 日予氟尿嘧啶(738 mg)d1-5+顺铂(29 mg)d1-5,化疗后发生腹泻 1 周(Ⅰ度)。之后分别于 2018 年 11 月 28 日、2018 年 12 月 19 日、2019 年 1 月 9 日、2019 年 2 月 12 日予多西他赛 120 mg d1 每 3 周 1 次+顺铂 40 mg d1-3 每 3 周 1 次。化疗前予地塞米松磷酸钠、异丙嗪抗过敏,帕洛诺司琼止吐。2018 年 12 月 19 日化疗后出现白细胞偏低。近 1 个月来患者自觉胃纳差,反酸不适,胃镜及病理活检提示吻合口复发。因贲门浸润溃疡型中-低分化腺癌术后化疗后 pT3N3M0 ⅢB 期、rTxNxM1(M1:腹膜、系膜、左侧胸膜)Ⅳ期、ECOG 2 分于 2019 年 5 月 24 日入院。身高 166 cm,体重 49 kg,BMI 17.8 kg/m²。患者神清气平,全身乏力,胃纳差,心率 80 次/min,血压 118/78 mmHg。

【临床经过】

予泮托拉唑钠 40 mg+生理盐水 100 ml 每日 2 次静脉滴注(5 月 24 日—6 月 19 日),脂肪乳(10%)氨基酸(15%)葡萄糖(20%)(克林维)1 000 ml 每日 1 次静脉滴注(5 月 24 日—5 月 31 日),克林维 1 000 ml+10%氯化钾 10 ml 每日 1 次静脉滴注(5 月 31 日—6 月 19 日),**醋酸甲地孕酮分散片 80 mg 每日 1 次口服(5 月 24 日—5 月 31 日)**,阿普唑仑 0.8 mg 每晚 1 次口服(5 月 24 日—5 月 31 日、6 月 3 日—6 月 19 日)。

5 月 25 日，CRP 92.5 mg/L(0～10 mg/L)，白细胞计数 3.96×10⁹/L[(3.5～9.5)× 10⁹/L]，中性粒细胞百分率 75.1%(40%～75%)，血红蛋白 90 g/L(130～175 g/L)，血小板计数 318×10⁹/L[(125～350)×10⁹/L]。D-二聚体 1.74 mg/L(0～0.55 mg/L)，大便隐血阳性。降钙素原 0.136 ng/ml(0.047～0.5 ng/ml 提示低风险脓毒血症)。**白蛋白 33 g/L(40～55 g/L)，前白蛋白 87 mg/L(220～400 mg/L)。**

5 月 28 日，患者自觉腹胀，全身乏力及进食后反酸好转。予人血白蛋白 10 g 每日 1 次静脉滴注(5 月 28 日、5 月 29 日、6 月 3 日、6 月 4 日)。

5 月 29 日，患者腹腔积液腹胀明显，予置管穿刺引流术。**予铝碳酸镁咀嚼片 1 g 每日 3 次口服。**

5 月 30 日，患者近 3 日未解便。予乳果糖溶液 90 ml 口服。

5 月 31 日，CRP 108.7 mg/L(0～10 mg/L)，白细胞计数 4.89×10⁹/L[(3.5～9.5)× 10⁹/L]，中性粒细胞百分率 80.3%(40%～75%)，血红蛋白 100 g/L(130～175 g/L)，血小板计数 309×10⁹/L[(125～350)×10⁹/L]。D-二聚体 2.41 mg/L(0～0.55 mg/L)。患者自觉全身乏力，腹胀加重，近 4 日未解便。腹部立位＋卧位片见肠管积气，气液平面影，**提示肠梗阻。予胃肠减压(5 月 31 日—6 月 3 日)**，予 5% 葡萄糖生理氯化钠溶液 500 ml＋维生素 B₆ 0.2 g＋维生素 C 2 g＋10% 氯化钾 15 ml＋生物合成人胰岛素 8 IU 每日 1 次静脉滴注(5 月 31 日—6 月 19 日)，乳酸钠林格注射液 500 ml 每日 1 次静脉滴注(5 月 31 日—6 月 3 日)。

6 月 1 日，尿素 8.7 mmol/L(3.6～9.5 mmol/L)，肌酐 100 μmol/L(57～111 μmol/L)，eGFR(肌酐-CysC)55 ml/min(80～120 ml/min)。

6 月 3 日，患者腹胀好转，已多次解大便，自备少量流质饮食(6 月 3 日—6 月 7 日)。

6 月 5 日，**行腹腔热灌注化疗(奥沙利铂 100 mg＋氟尿嘧啶 2 g＋5% 葡萄糖溶液 1 500 ml，42℃，腹腔内灌注留腹)。**予利多卡因 200 mg 局麻，呋塞米 20 mg 静脉注射。

6 月 6 日，D-二聚体 3.95 mg/L(0～0.55 mg/L)，钠 127 mmol/L(137～147 mmol/L)，尿素 8.0 mmol/L(3.6～9.5 mmol/L)，肌酐 113 μmol/L(57～111 μmol/L)，eGFR(肌酐-CysC)48 ml/min(80～120 ml/min)。予塞来昔布 0.2 g 口服，呋塞米 40 mg 静脉注射，生理盐水 500 ml 静脉滴注。

6 月 7 日，患者肛门排气减少，腹胀加重。予禁食(6 月 7 日—6 月 19 日)，胃肠减压(6 月 7 日—6 月 19 日)。乳果糖 30 ml 灌肠，呋塞米 20 mg 静脉注射，**吗啡 10 mg 肌内注射。**

6 月 10 日，患者肛门仍未排气，考虑小肠梗阻，予胃肠减压后不缓解。**予 DSA 下肠梗阻导管置入术。予呋塞米 20 mg 静脉注射、吗啡 10 mg 肌内注射(6 月 10 日—6 月 12 日)。**

6 月 11 日，D-二聚体 6.06 mg/L(0～0.55 mg/L)。

6 月 13 日，予呋塞米 20 mg 每日 1 次静脉注射(6 月 13 日—6 月 18 日)，芬太尼透皮贴剂 4.2 mg 每 72 h 1 次外用(6 月 13 日、6 月 19 日)。

6 月 17 日,D-二聚体 7.39 mg /L(0～0.55 mg /L),**白蛋白 26 g/L**(40～55 g /L),CRP 154.6 mg /L(0～10 mg /L),白细胞计数 4.88×10⁹/L[(3.5～9.5)×10⁹/L],中性粒细胞百分率 77.7%(40%～75%),血红蛋白 82 g /L(130～175 g /L),血小板计数 262×10⁹/L[(125～350)×10⁹/L]。

6 月 19 日,患者小肠管未有消化液引流出,前一晚自行拔出小肠减压管,目前腹胀较前好转。予出院。

【病例用药分析】

一、患者再发肠梗阻的主要原因

6 月 10 日,患者再发小肠梗阻,予胃肠减压后不缓解,予 DSA 下肠梗阻导管置入术。其主要原因如下。

(1)6 月 5 日行奥沙利铂 100 mg＋氟尿嘧啶 2 g 腹腔热灌注化疗,在提高化疗疗效的同时,常见毒副反应主要有便秘,并发症包括肠麻痹、粘连性肠梗阻等。腹腔热灌注化疗禁忌证是各种原因所致腹腔内广泛粘连、肠梗阻患者、恶病质患者[1]。在化疗患者中,便秘的发生率较高,WHO 已将便秘归属于"神经毒性"一类,实际上是肠梗阻不同阶段的表现。腹腔热灌注化疗(HIPEC)可使化疗药在腹腔腹膜局部达到极高浓度,在提高化疗疗效的同时,可进一步加重便秘、增加肠梗阻发生风险[1]。患者 5 月 31 日已经发生了肠梗阻,予胃肠减压(5 月 31 日—6 月 3 日)后好转。6 月 5 日行腹腔热灌注化疗值得商榷。

(2)予利多卡因 200 mg 局麻,利多卡因有引发麻痹性肠梗阻的报道[2]。6 月 7 日予吗啡 10 mg 肌内注射,可抑制肠蠕动,引发便秘,引发或加重肠梗阻(见东北制药集团沈阳第一制药有限公司药品说明书)。

(3)予阿普唑仑 0.8 mg 每晚 1 次口服(5 月 24 日—5 月 31 日、6 月 3 日—6 月 19 日),可因引发便秘而加重肠梗阻(见河南天方药业股份有限公司药品说明书)。

(4)患者 BMI 17.8 kg /m²,白蛋白 33 g /L(<35 g /L),前白蛋白 87 mg /L(<250 mg /L),食欲差,乏力。可诊断为恶病质,而腹腔热灌注化疗禁忌证包括恶病质。

二、患者发生肠梗阻后给予的营养支持是否合理

根据 NRS 2002 营养风险筛查表,患者 BMI 17.8 kg /m²<18.5 kg /m²(3 分)＋晚期恶性肿瘤(1 分)＋1 周内进食量减少 25%～50%(1 分)＝5 分>3 分,应予营养支持[3]。至少予 125.5 kJ/(kg·d)热量,应在 6 276 kJ 以上。实际上予脂肪乳(10%)氨基酸(15%)葡萄糖(20%)(克林维)1 000 ml 每日 1 次静脉滴注(5 月 24 日—6 月 19 日),予 5%葡萄糖生理氯化钠溶液 500 ml 每日 1 次静脉滴注(5 月 31 日—6 月 19 日)。1 000 ml 克林维相当于 2 510.4 kJ 热量,包含:脂肪乳注射液(10%)200 ml,20 g 脂肪,等于 753 kJ 热量;复方氨基酸(5.5%,15AA)注射液 400 ml,22 g 氨基酸,等于 368.1 kJ 热量;葡萄糖

注射液(20％)400 ml,80 g 葡萄糖,等于 1 338.8 kJ 热量(见比利时 BAXTER S.A.药品说明书)。5％葡萄糖生理氯化钠溶液 500 ml 含 25 g 葡萄糖,等于 418.4 kJ 热量。因此患者共从肠外摄入 2 928.8 kJ 热量。在患者因肠梗阻禁食期间,这些热量是不能满足患者需求的。

【病例总结】

腹腔热灌注化疗禁忌证是各种原因所致腹腔内广泛粘连、肠梗阻患者、恶病质患者;类似患者可考虑阿帕替尼(但肠梗阻患者禁忌)、单药 PD‐1 单抗等治疗;NRS 2002 营养风险筛查 5 分＞3 分,应予足够的营养支持。

未遵守上述用药注意事项,可能与患者病情恶化有相关性。

参考文献

［1］ 腹腔热灌注化疗技术临床应用专家协作组.腹腔热灌注化疗技术临床应用专家共识(2016 版)［J］.中华胃肠外科杂志,2016,19(2)：121‐125.
［2］ 梁永亮.药源性肠梗阻［J］.中国肛肠病杂志,2011,31(11)：69‐70.
［3］ 中华医学会放射肿瘤治疗学分会.肿瘤放疗患者口服营养补充专家共识(2017)［J］.中华肿瘤放射学杂志,2017,26(11)：1239‐1247.

病例 *18*

肝动脉介入化疗后发生肝功能不全、肺部感染而抗菌药选择不适宜

【概述】

一例合并有乙肝、高血压病史的老年男性患者,因原发性肝癌术后复发、PS 3 分、结肠癌术后、高血压 2 级(高危组)入院。入院后因肺部感染给予抗感染等治疗,治疗效果不佳,患者最终死亡。通过此病例分析探讨以下两个方面:① 患者肺部抗感染治疗是否合理。② 患者氨基酸使用是否合理。

【病史介绍】

患者 77 岁,男性,有乙肝史 20 多年,高血压史 9 年多。2006 年因肝癌及乙状结肠癌行肝右叶肿瘤切除＋乙状结肠癌切除＋胆囊切除术,术后病理示乙状结肠中分化癌、肝细胞癌Ⅲ级。2016 年 8 月 3 日 MRI 提示肝内多发占位,考虑肝癌复发。2016 年 8 月 30日、2017 年 6 月 1 日、2018 年 7 月 9 日 3 次行 TACE(肝右动脉注入**吡柔比星 20～30 mg**、碘化油 6～8 ml)。因双下肢水肿 2 天伴乏力于 2018 年 8 月 7 日入院,临床诊断为原发性肝癌术后复发、PS 3 分、结肠癌术后、高血压 2 级(高危组)。身高 173 cm,体重 62 kg,体重指数 20.7 kg／m²。

【临床经过】

8 月 7 日,予人血白蛋白 10 g 每日 1 次静脉滴注(8 月 7 日—8 月 12 日,8 月 21 日—9 月 11 日)。

8 月 8 日,PT 15.6 s(11～13 s),白蛋白 28.3 g／L(35～50 g／L),**总胆红素 33.2 μmol／L**(≤24 μmol／L),**直接胆红素 17.7 μmol／L**(0～10 μmol／L),ALT 21 U／L(9～40 U／L),ALP 217 U／L(50～135 U／L)。CRP 24.9 mg／L(0～10 mg／L)。白细胞计数 3.61×10⁹／L[(3.69～9.16)×10⁹／L],中性粒细胞百分率 68.8%(50%～70%),血红蛋白 97 g／L(115～150 g／L),血小板计数 46×10⁹／L[(101～320)×10⁹／L]。eGFR(肌酐‑ CysC)

68 ml/min,肌酐 69 μmol/L(58~110 μmol/L),D-二聚体 5.6 mg/L(0~0.55 mg/L)。

8月9日,予重组人血小板生成素 15 000 U 每日 1 次皮下注射(8 月 9 日—8 月 20 日),重组人白细胞介素-11 3 mg 每日 1 次皮下注射(8 月 9 日—8 月 20 日)。

8月13日,患者咳嗽伴少许咳痰,痰液不易咳出,胃纳不佳。CT 示肺部慢性炎症,两侧胸腔积液,两肺多发结节考虑肺转移,**腹腔积液。心电图示房扑。**PT 16.8 s(11~13 s),白蛋白 28 g/L(35~50 g/L),**总胆红素 49.3 μmol/L(≤24 μmol/L),直接胆红素 26 μmol/L(0~10 μmol/L)**,ALT 14 U/L(9~40 U/L),ALP 155 U/L(50~135 U/L)。CRP 74 mg/L(0~10 mg/L)。白细胞计数 3.49×10⁹/L[(3.69~9.16)×10⁹/L],中性粒细胞百分率 71.3%(50%~70%),血红蛋白 92 g/L(115~150 g/L),血小板计数 50×10⁹/L[(101~320)×10⁹/L]。予盐酸溴己新 4 mg＋生理盐水 100 ml 每日 1 次静脉滴注(8 月 13 日—9 月 14 日),泮托拉唑钠 40 mg＋生理盐水 100 ml 每日 1 次静脉滴注(8 月 13 日—9 月 14 日),**莫西沙星 0.4 g＋生物合成人胰岛素 3 IU＋5% 葡萄糖溶液 250 ml 每日 1 次静脉滴注(8 月 13 日—8 月 27 日)**,多烯磷脂酰胆碱 930 mg＋生物合成人胰岛素 3 IU＋5% 葡萄糖溶液 250 ml 每日 1 次静脉滴注(8 月 13 日—9 月 14 日),**异甘草酸镁 200 mg＋生物合成人胰岛素 3 IU＋5% 葡萄糖溶液 250 ml 每日 1 次静脉滴注(8 月 13 日—9 月 14 日)**,氯化钾片 0.5 g 每日 3 次口服(8 月 13 日—9 月 14 日)。

8月16日,予普食(8 月 16 日—9 月 6 日),忌糖饮食(9 月 6 日—9 月 14 日)。

8月20日,尿素氮 8.1 mmol/L(3.6~9.5 mmol/L),肌酐 88 μmol/L(58~110 μmol/L),PT 18.8 s(11~13 s),白蛋白 22.3 g/L(35~50 g/L),**总胆红素 54.7 μmol/L(≤24 μmol/L),直接胆红素 34.4 μmol/L(0~10 μmol/L)**,ALT 13 U/L(9~40 U/L),ALP 170 U/L(50~135 U/L)。D-二聚体 31 mg/L(0~0.55 mg/L),CRP 74 mg/L(0~10 mg/L)。白细胞计数 3.49×10⁹/L[(3.69~9.16)×10⁹/L],中性粒细胞百分率 71.6%(50%~70%),血红蛋白 89 g/L(115~150 g/L),血小板计数 119×10⁹/L[(101~320)×10⁹/L]。予依诺肝素钠 4 000 IU 每日 1 次皮下注射(8 月 20 日—9 月 14 日)。

8月22日,予酪酸梭菌活菌片 2 片每日 3 次口服(8 月 22 日—9 月 14 日)。

8月25日,予呋塞米 20 mg 每日 1 次静脉注射(8 月 25 日—8 月 27 日)。

8月27日,患者仍有咳嗽咳痰,感胸闷气促伴腹胀。予 I 级护理(8 月 27 日—9 月 14 日),**停莫西沙星,予复方磷酸可待因 10 ml 每日 3 次口服(8 月 27 日—9 月 4 日)。**

8月28日,PT 17.7 s(11~13 s),白蛋白 26.5 g/L(35~50 g/L),**总胆红素 63.6 μmol/L(≤24 μmol/L),直接胆红素 45.7 μmol/L(0~10 μmol/L)**,ALT 24 U/L(9~40 U/L),ALP 170 U/L(50~135 U/L)。D-二聚体 15 mg/L(0~0.55 mg/L),CRP 74 mg/L(0~10 mg/L)。白细胞计数 3.66×10⁹/L[(3.69~9.16)×10⁹/L],中性粒细胞百分率 74.2%(50%~70%),血红蛋白 98 g/L(115~150 g/L),血小板计数 116×10⁹/L[(101~320)×10⁹/L]。**予氨基酸(18AA 洛安命)12.5 g 每日 1 次静脉滴注(8 月 28 日—**

9月14日)，托拉塞米10 mg每日1次静脉注射(8月28日—8月29日、9月3日—9月6日、9月9日)。

9月3日，患者面罩吸氧中，神清气促，精神萎靡，咳嗽咳痰，一般情况极差。予阿桔片1片每日3次口服(9月3日—9月4日)。

9月9日10:00，白细胞计数5.11×10^9/L[$(3.69 \sim 9.16) \times 10^9$/L]，中性粒细胞百分率82.4%(50%~70%)，CRP 43 mg/L(0~10 mg/L)，血红蛋白81 g/L(115~150 g/L)，**血小板计数 30×10^9/L[$(101 \sim 320) \times 10^9$/L]**。尿素氮9.4 mmol/L(3.6~9.5 mmol/L)，肌酐55 μmol/L(58~110 μmol/L)，PT 17.7 s(11~13 s)，**总胆红素 176 μmol/L(3~22 μmol/L)，结合胆红素 42 μmol/L(0~5 μmol/L)**，ALT 42 U/L(9~40 U/L)，ALP 281 U/L(50~135 U/L)，白蛋白27 g/L(35~50 g/L)。

19:40，患者突发胸闷不适，心电监护示血压127/80 mmHg，心率160次/min，房扑。

9月10日，予重组人血小板生成素15 000 U每日1次皮下注射(9月10日—9月14日)，重组人白细胞介素-11 3 mg每日1次皮下注射(9月10日—9月14日)。

9月12日，予美托洛尔12.5 mg每日1次口服(9月12日—9月14日)。

9月14日13:30，患者出现深昏迷，血压降至65/34 mmHg，经抢救无效，14:01死亡。

【病例用药分析】

一、患者肺部抗感染治疗是否合理

8月13日，考虑有肺部感染，予莫西沙星0.4 g+生物合成人胰岛素3 IU+5%葡萄糖溶液250 ml每日1次静脉滴注(8月13日—8月27日)。8月13日Child-Pugh分级[1]=总胆红素49.3 μmol/L(34.2~51.3 μmol/L)2分+白蛋白28 g/L(28~35 g/L)2分+PT延长<4 s(16.8 s)1分+腹水(中重度)3分+肝性脑病(无)1分=9分，属于B级，但已经非常接近C级。莫西沙星Child-Pugh分级C级患者禁用。MDR感染风险包括90天前的抗生素治疗史、住院5天以上、MDR分离率高、本次感染前90天内住院史、定期到医院血液透析、化疗、免疫缺陷、接受免疫抑制剂治疗[2]。迟发性、有MDR菌危险因素的HAP、VAP和HCAP患者，可能的病原体为铜绿假单胞菌、产超广谱β内酰胺酶(ESBL)的肺炎克雷伯菌、不动杆菌属等。可选择抗假单胞菌头孢菌素(头孢吡肟、头孢他啶)、碳青霉烯类，或β内酰胺类/β内酰胺酶抑制剂(哌拉西林/他唑巴坦)，可加用一种抗假单胞菌喹诺酮类(环丙沙星或左氧氟沙星)，或氨基糖苷类。怀疑MRSA加用利奈唑胺或万古霉素。疑为嗜肺军团菌加用大环内酯类或氟喹诺酮类[2]。因此该患者更适宜予哌拉西林/他唑巴坦±左氧氟沙星。

8月20日，Child-Pugh分级[1]=总胆红素54.7 μmol/L(>51.3 μmol/L)3分+白蛋白22.3 g/L(28 g/L)3分+PT延长4~6 s(18.8 s)2分+腹水(中重度)3分+肝性脑病(无)1分=12分，属于C级。莫西沙星Child-Pugh分级C级患者禁用。8月27日，患

者仍有咳嗽咳痰,停莫西沙星。此时患者感染很可能未被控制,但未予其他抗菌药。另外,予复方磷酸可待因 10 ml 每日 3 次口服(8 月 27 日—9 月 4 日)镇咳。每 1 ml 复方磷酸可待因含磷酸可待因 1 mg、盐酸麻黄碱 0.6 mg、愈创木酚磺酸钾 14 mg、盐酸曲普利啶 0.14 mg,规定有下呼吸道疾病的患者禁用,有严重高血压、冠状血管疾病的患者禁用,严重肝功能不全患者慎用(见珠海联邦制药股份有限公司药品说明书)。每日口服 30 ml 相当于摄入磷酸可待因 30 mg(每日常用量)、盐酸麻黄碱 18 mg(每天常用量的 1/3)。予复方磷酸可待因 10 ml 每日 3 次口服(8 月 27 日—9 月 4 日),可能因使痰更加咳不出而加重肺部感染。另外,可能加重心脏负荷(见珠海联邦制药股份有限公司药品说明书)。

9 月 3 日予阿桔片 1 片每日 2 次口服(9 月 3 日—9 月 4 日)。每片含阿片粉 30 mg、桔梗粉 90 mg、硫酸钾 180 mg。阿桔片有镇咳、祛痰作用,严重肝功能不全者禁用(见青海制药厂有限公司药品说明书)。患者存在严重肝功能不全,予阿桔片可能因阿片类在体内过量而引发呼吸抑制(见青海制药厂有限公司药品说明书)。

在可能存在肺部感染而未予抗菌药,且存在严重肝功能不全的情况下,予复方磷酸可待因 10 ml 每日 3 次口服(8 月 27 日—9 月 4 日)和阿桔片 1 片每日 2 次口服(9 月 3 日—9 月 4 日)镇咳,可能使感染加重且增加呼吸衰竭的风险。

二、患者氨基酸使用是否合理

8 月 28 日予氨基酸(18AA 洛安命)12.5 g 每日 1 次静脉滴注(8 月 28 日—9 月 14 日)。酪氨酸和苯丙氨酸可在脑内形成假性神经递质,使神经传导发生障碍;色氨酸可在脑内形成 5-羟色胺,为抑制性递质,均参与肝性脑病的发生[3]。支链氨基酸包括亮氨酸、异亮氨酸、缬氨酸,可竞争性抑制芳香族氨基酸进入大脑,减少假性神经递质的形成。鸟氨酸可促进尿素合成而降低血氨,门冬氨酸可增加谷氨酰胺合成酶活性,因促进谷氨酰胺合成而降低血氨。氨基酸(18AA 洛安命)1 000 ml 包含酪氨酸 0.25 g、苯丙氨酸 5.33 g、色氨酸 0.9 g,包含亮氨酸 4.9 g、异亮氨酸 3.52 g、缬氨酸 3.6 g、门冬氨酸 2.5 g,鸟氨酸为 0,因此规定严重肝功能不全或肝昏迷患者禁用(见广东利泰制药股份有限公司药品说明书)。复方氨基酸(20AA 丰诺安)1 000 ml 包含酪氨酸为 0、苯丙氨酸 1.6 g、色氨酸 1.5 g,包含亮氨酸 13.6 g、异亮氨酸 8.8 g、缬氨酸 10.6 g、门冬氨酸 2.5 g,鸟氨酸为 1.66 g,规定用于预防和治疗肝性脑病(见辰欣药业股份有限公司药品说明书)。

【病例总结】

莫西沙星 Child-Pugh 分级 C 级患者禁用;有 MDR 菌危险因素的院内获得性肺部感染,适宜予 β 内酰胺类/β 内酰胺酶抑制剂±左氧氟沙星;肺部感染未被控制,而在停用莫西沙星后未予其他抗菌药;复方磷酸可待因下呼吸道疾病患者禁用;阿桔片严重肝功能不全者禁用;氨基酸(18AA 洛安命)严重肝功能不全患者禁用。

未遵守上述用药注意事项,可能与患者肝功能损害加重有相关性。

参考文献

［1］ 陈孝平,汪建平.外科学:8 版[M].北京:人民卫生出版社,2013,437－443.

［2］ 曹彬,蔡柏蔷.美国胸科协会和美国感染协会对医院内获得性肺炎诊治指南的修订[J].中华内科杂志,2005,44(12):945－948.

［3］ 葛均波,徐永健.内科学:8 版[M].北京:人民卫生出版社,2014,434－438.

［4］ 中华医学会放射肿瘤治疗学分会.肿瘤放疗患者口服营养补充专家共识(2017)[J].中华肿瘤放射学杂志,2017,26(11):1239－1247.

与违反依托泊苷、顺铂、白蛋白紫杉醇禁忌证相关的Ⅳ度骨髓抑制、消化道出血后死亡

【概述】

一例有高血压病史的男性患者,因低分化神经内分泌癌(胆囊来源可能)伴肝转移cTxNxM1Ⅳ期、ECOG 1分入院。入院后予化疗,患者出现骨髓抑制及消化道出血等最终死亡。通过此病例分析探讨以下两个方面:① 患者抗感染治疗是否合理。② 患者出现Ⅳ度骨髓抑制的可能原因。

【病史介绍】

患者53岁,男性,有高血压史2年。2017年8月21日诊断为胆囊癌伴肝脏广泛转移、腹膜后多发淋巴结转移。2017年8月24日CT引导下经皮肝穿刺活检病理示神经内分泌癌。2017年8月29日—2018年1月3日行EP(顺铂+依托泊苷)方案6个疗程。2018年1月3日疗效评估为PR。2018年3月出现梗阻性黄疸,4月3日行PTCD术+ERCP术,术后胆红素恢复正常。4月11日PET/CT示胆囊内软组织影活性抑制,肝脏内转移灶数目明显减少,体积缩小,但转移灶仍较多。4月17日—7月5日予FOLFIRI+贝伐珠单抗化疗。7月19日入院后体温39.7℃,伴有胆红素升高。7月24日行ERCP术解除胆道梗阻,并予抗感染治疗后好转。8月10日、9月7日予贝伐珠单抗及PD-1治疗。8月27日行局部病灶放疗。因低分化神经内分泌癌(胆囊来源可能)伴肝转移cTxNxM1Ⅳ期、ECOG 1分于10月12日入院。身高172 cm,**体重62 kg**,体重指数20.95 kg/m²。

【临床经过】

白细胞计数5.62×10⁹/L[(3.5~9.5)×10⁹/L],CRP 93 mg/L(0~10 mg/L),血红蛋白79 g/L(130~175 g/L),血小板计数109×10⁹/L[(125~350)×10⁹/L]。总胆红素

20.9 μmol/L($\leqslant$24 μmol/L)，直接胆红素 14.4 μmol/L(0～10 μmol/L)，ALT 30 U/L
(9～50 U/L)。

10 月 12 日，**予头孢哌酮舒巴坦钠 3 g＋生理盐水 100 ml 每 12 h 1 次静脉滴注(10 月
12 日—10 月 18 日)，帕洛诺司琼 0.25 mg＋生理盐水 100 ml 每日 1 次静脉滴注(10 月 12
日—10 月 18 日)，卡培他滨早上 0.3 g、晚上 0.45 g 口服(10 月 12 日—10 月 25 日)。**

10 月 15 日，**予低分子肝素 5 250 IU 每日 1 次皮下注射(10 月 15 日—11 月 1 日)，**
10％氯化钠 10 ml 每日 3 次口服(10 月 15 日—10 月 31 日)，**替莫唑胺 300 mg 每日 1 次口
服(10 月 15 日—10 月 22 日)。**

10 月 18 日，白细胞计数 9.04×10⁹/L[(3.5～9.5)×10⁹/L]，中性粒细胞百分率
72.5％(40％～75％)，CRP 68 mg /L(0～10 mg /L)，血红蛋白 89 g /L(130～175 g /L)，
血小板计数 118×10⁹/L[(125～350)×10⁹/L]。予多烯磷脂酰胆碱 465 mg＋5％葡萄糖
溶液 250 ml 每日 1 次静脉滴注(10 月 18 日—11 月 15 日)，5％葡萄糖生理氯化钠溶液
500 ml＋10％氯化钠 20～30 ml 每日 1 次静脉滴注(10 月 18 日—11 月 3 日)。**停头孢哌
酮舒巴坦钠。**

10 月 22 日，肌酐 57 μmol/L(57～97 μmol/L)，ALT 63 U/L(9～50 U/L)，总胆红素
26.5 μmol/L($\leqslant$24 μmol/L)，直接胆红素 19.7 μmol/L(0～10 μmol/L)，白蛋白 39.4 g /L
(40～55 g /L)，**白细胞计数 16.25×10⁹/L[(3.5～9.5)×10⁹/L]，**中性粒细胞百分率 73.2％
(40％～75％)，CRP 75 mg /L(0～10 mg /L)。

10 月 23 日，**予左氧氟沙星氯化钠 0.5 g 每日 1 次静脉滴注(10 月 23 日—11 月 1 日)。**

10 月 25 日，无机磷 0.34 mmol/L(0.85～1.51 mmol/L)。**予人血白蛋白 10 g 每日 1
次静脉滴注(10 月 25 日—11 月 2 日、11 月 9 日—11 月 15 日)。**

10 月 26 日，**予贝伐珠单抗 0.3 g＋生理盐水 250 ml 静脉滴注，PD－1 抗体 1 200＋生
理盐水 250 ml 静脉滴注。**

10 月 29 日，白细胞计数 14.86×10⁹/L[(3.5～9.5)×10⁹/L]，中性粒细胞百分率
72.3％(40％～75％)，CRP 94 mg /L(0～10 mg /L)，血红蛋白 77 g /L(130～175 g /L)，
血小板计数 82×10⁹/L[(125～350)×10⁹/L]。总胆红素 37.8 μmol/L($\leqslant$24 μmol/L)，直
接胆红素 30.2 μmol/L(0～10 μmol/L)，降钙素原 0.357 ng /ml(0.047～0.5 ng /ml 提示
低风险脓毒血症)。

10 月 31 日，**予奥美拉唑钠 40 mg＋生理盐水 100 ml 每日 3 次静脉滴注(10 月 31
日—11 月 15 日)。**

11 月 1 日，白细胞计数 13.03×10⁹/L[(3.5～9.5)×10⁹/L]，中性粒细胞百分率
74.2％(40％～75％)，CRP 77 mg /L(0～10 mg /L)，血红蛋白 80 g /L(130～175 g /L)，
血小板计数 46×10⁹/L[(125～350)×10⁹/L]。总胆红素 66.6 μmol/L($\leqslant$24 μmol/L)，直
接胆红素 55.2 μmol/L(0～10 μmol/L)，**降钙素原 0.420 ng/ml**(0.047～0.5 ng /ml 提示低

风险脓毒血症）。予雷尼替丁 0.15 g 每日 3 次口服（11 月 1 日—11 月 7 日）。**停低分子肝素**，停左氧氟沙星。

11 月 2 日，患者化疗中反复出现呃逆，大便隐血实验阳性。**予甲泼尼龙琥珀酸钠 80 mg 每日 3 次静脉滴注（11 月 2 日—11 月 6 日）、40 mg 每日 3 次静脉滴注（11 月 6 日—11 月 8 日）**。予血浆 400 ml 每日 1 次静脉滴注（11 月 2 日—11 月 14 日），**地塞米松磷酸钠 5 mg 每日 1 次静脉注射（11 月 2 日—11 月 14 日）**。

11 月 3 日，ALT 182 U/L（21～72 U/L），血氨 77 μmol/L（9～30 μmol/L），总胆红素 101 μmol/L（≤24 μmol/L），直接胆红素 40 μmol/L（0～10 μmol/L）。**白细胞计数 21.22×10^9/L[（3.5～9.5）×10^9/L]，中性粒细胞百分率 80.2%（40%～75%），血小板计数 53×10^9/L[（125～350）×10^9/L]**。予 5% 葡萄糖溶液 500 ml＋门冬氨酸鸟氨酸 5 g 每日 1 次静脉滴注（11 月 3 日—11 月 15 日），19% 葡萄糖溶液 250 ml＋门冬氨酸钾镁 40 ml（11 月 3 日—11 月 6 日）。

11 月 5 日，**白细胞计数 18.33×10^9/L[（3.5～9.5）×10^9/L]，CRP 53 mg/L（0～10 mg/L），中性粒细胞百分率 87.5%（40%～75%），血小板计数 47×10^9/L[（125～350）×10^9/L]**。**予头孢哌酮舒巴坦钠 3 g＋生理盐水 100 ml 每 12 h 1 次静脉滴注（11 月 5 日—11 月 15 日）**。

11 月 6 日，患者多个化疗方案及靶向治疗失败，已经无标准治疗方案。ECOG 3 分，存在化疗禁忌证。因家属强烈要求，签署知情同意书，予标准剂量依托泊苷 60 mg/m^2，顺铂 60 mg/m^2，白蛋白紫杉醇 100 mg/m^2。患者体表面积 1.76 m^2。将顺铂及白蛋白紫杉醇按剂量 60% 计算，**予依托泊苷 0.1 g＋生理盐水 250 ml 静脉滴注，顺铂 30 mg＋生理盐水 250 ml 静脉滴注，白蛋白紫杉醇 100 mg＋生理盐水 100 ml 静脉滴注**。

11 月 7 日，ALT 182 U/L（21～72 U/L），血氨 77 μmol/L（9～30 μmol/L），总胆红素 261 μmol/L（≤24 μmol/L），直接胆红素 218 μmol/L（0～10 μmol/L）。血红蛋白 76 g/L（130～175 g/L），**血小板计数 36×10^9/L[（125～350）×10^9/L]**。予标准型肠内营养液 500 ml 每日 3 次口服（11 月 7 日—11 月 14 日），**重组人血小板生成素 15 000 U 每日 1 次皮下注射（11 月 7 日—11 月 15 日）**。予血小板 2 U 每日 1 次静脉注射（11 月 7 日、11 月 10 日—11 月 14 日）。

11 月 9 日，予 10% 葡萄糖溶液 500 ml＋10% 氯化钾 15 ml＋维生素 C 2 g＋维生素 B$_6$ 0.2 g 每日 1 次静脉滴注（11 月 9 日—11 月 15 日）。

11 月 10 日，白细胞计数 9.36×10^9/L[（3.5～9.5）×10^9/L]，中性粒细胞百分率 98.3%（40%～75%），血红蛋白 52 g/L（130～175 g/L），血小板计数 16×10^9/L[（125～350）×10^9/L]。予重组人促红细胞生成素 10 000 IU 每日 1 次皮下注射（11 月 10 日—11 月 14 日），蛇毒血凝酶 1 U 每日 1 次静脉注射（11 月 10 日—11 月 12 日）、1 U 每日 2 次静脉注射（11 月 12 日—11 月 15 日），氨甲苯酸 0.2 g＋酚磺乙胺 0.5 g＋生理盐水 500 ml 每

日 1 次静脉滴注(11 月 10 日—11 月 15 日)。予红细胞悬液 2 U 每日 1 次静脉注射(11 月 10 日—11 月 14 日)。

11 月 11 日,白细胞计数 3.22×10⁹/L[(3.5～9.5)×10⁹/L],中性粒细胞百分率 94.1%(40%～75%),血红蛋白 58 g/L(130～175 g/L),**血小板计数 12×10⁹/L[(125～350)×10⁹/L]**。予重组人粒细胞刺激因子 150 μg 每日 1 次皮下注射(11 月 11 日—11 月 15 日)。

11 月 12 日,**白细胞计数 0.61×10⁹/L[(3.5～9.5)×10⁹/L]**,中性粒细胞百分率 68%(40%～75%),血红蛋白 70 g/L(130～175 g/L),**血小板计数 7×10⁹/L[(125～350)×10⁹/L]**。ALT 234 U/L(21～72 U/L),总胆红素 427 μmol/L(≤24 μmol/L),直接胆红素 341 μmol/L(0～10 μmol/L),血氨 110 μmol/L(9～30 μmol/L)。

11 月 14 日 5:30,**患者呕血 5 次,每次约 5 ml,为鲜红色血块**。6:38,**白细胞计数 0.14×10⁹/L[(3.5～9.5)×10⁹/L]**,中性粒细胞百分率 5%(40%～75%),血红蛋白 64 g/L(130～175 g/L),**血小板计数 8×10⁹/L[(125～350)×10⁹/L]**。

11 月 15 日,停奥美拉唑钠。

11 月 16 日,患者一般情况差,乏力症状明显。予 8.5%复方氨基酸 250 ml 每日 1 次静脉滴注(11 月 16 日—11 月 18 日),5%葡萄糖生理氯化钠溶液 500 ml 每日 1 次静脉滴注(11 月 16 日—11 月 18 日),5%葡萄糖生理氯化钠溶液 250 ml 每日 1 次静脉滴注(11 月 16 日—11 月 18 日)。

11 月 18 日 15:20,患者心率、氧饱和度进行性下降,意识丧失,死亡。

【病例用药分析】

一、患者抗感染治疗是否合理

梗阻性黄疸在疾病的发展过程中,胆道菌群的改变可能导致患者发生化脓性胆管炎。良性梗阻性黄疸主要由胆管结石引起,恶性梗阻性黄疸主要由胰腺癌、胆管癌、胆囊癌等恶性肿瘤引起。胆总管下端开口于十二指肠大乳头,当患者发生梗阻性黄疸时,胆总管扩张,肝胰壶腹括约肌功能受损,小肠细菌逆行进入胆总管定植和繁殖,引起胆总管内肠道菌群紊乱。胆汁引流不畅、胆汁淤积,导致侵入胆道的细菌异常繁殖发生感染。随着胆道梗阻程度的加重,发生细菌感染风险进一步提高。当发生细菌感染时,人体白细胞水平会发生变化,白细胞水平越高,预示人体受感染程度越高。高龄、机体免疫力低下、胆汁引流不畅程度大、梗阻性黄疸时间长是发生感染的危险因素[1]。胆源性感染病原体通常为肠杆菌科、肠球菌、拟杆菌等。在细菌培养＋药敏结果出来之前,按经验用药应首选哌拉西林他唑巴坦钠、替卡西林克拉维酸、头孢哌酮舒巴坦钠、碳青霉烯类。备选方案为第三代头孢菌素＋克林霉素(或甲硝唑)、莫西沙星＋甲硝唑等。如感染可能危及生命,则可首选碳青霉烯类,并且应联合万古霉素以覆盖革兰阳性菌[2]。

患者 2018 年 10 月 12 日入院后血象正常,胆红素各项指标正常,但 CRP 93 mg /L,无明显证据表明存在感染。为不筛选出耐药菌,可在密切观察下暂时不予抗菌药。实际上予头孢哌酮舒巴坦钠 3 g+生理盐水 100 ml 每 12 h 1 次静脉滴注(10 月 12 日—10 月 18 日)。10 月 22 日,白细胞计数 16.25×10^9/L,CRP 75 mg /L,血象上升,总胆红素 26.5 μmol/L,直接胆红素 19.7 μmol/L,提示可能发生了感染,10 月 23 日予左氧氟沙星氯化钠 0.5 g 每日 1 次静脉滴注(10 月 23 日—11 月 1 日)是适宜的。11 月 1 日白细胞计数 13.03×10^9/L,CRP 77 mg /L,降钙素原 0.420 ng /ml,总胆红素 66.6 μmol/L,直接胆红素 55.2 μmol/L,血象偏高,黄疸加重,提示感染未被控制,却停用左氧氟沙星,可能使感染加重。11 月 3 日总胆红素 101 μmol/L、直接胆红素 40 μmol/L,黄疸进一步加重,11 月 5 日白细胞计数 18.33×10^9/L、血小板计数下降至 47×10^9/L,提示感染可能加重,再次予头孢哌酮舒巴坦钠 3 g+生理盐水 100 ml 每 12 h 1 次静脉滴注(11 月 5 日—11 月 15 日)是适宜的。

二、患者出现Ⅳ度骨髓抑制的可能原因

11 月 6 日予依托泊苷 0.1 g+生理盐水 250 ml 静脉滴注,顺铂 30 mg+生理盐水 250 ml 静脉滴注,白蛋白紫杉醇 100 mg+生理盐水 100 ml 静脉滴注。依托泊苷注射液有明显骨髓抑制作用,规定骨髓抑制、白细胞/血小板明显低下者禁用。另外,肝功能有严重障碍者禁用(见江苏恒瑞医药股份有限公司药品说明书)。顺铂骨髓机能减退、近期感染患者禁用(见齐鲁制药有限公司药品说明书)。白蛋白紫杉醇在给药前中性粒细胞数低于 1.5×10^9/L 或血小板数低于 100×10^9/L,不应继续给药(见 Celgene Corporation 药品说明书)。11 月 3 日患者黄疸进一步加重,ALT 上升,提示肝功能严重损害,11 月 5 日血象上升提示感染可能加重,血小板计数下降至 47×10^9/L,提示骨髓抑制。因此予依托泊苷、顺铂、白蛋白紫杉醇均违反了禁忌证。虽是家属强烈要求且签署了知情同意书,但在化疗前应控制感染,一方面可降低化疗产生的风险,另一方面有可能使胆红素下降。另外,应将血小板计数提升至≥100×10^9/L[3]。

患者化疗前血小板计数下降至 47×10^9/L、体能评分 3 分、既往接受过放疗、予顺铂,属于出血高风险,应予促血小板生成素(rhTPO)300 U/(kg·d)每日 1 次,连续应用 14 d。当化疗中伴发白细胞严重减少或出现贫血时,rhTPO 可分别与重组人粒细胞集落刺激因子(rhG-CSF)或重组人红细胞生成素(rhEPO)合并应用。使用过程中应定期检查血常规,一般应隔日 1 次,密切注意外周血小板变化,当血小板≥100×10^9/L 或至血小板较用药前升高 50×10^9/L,应及时停药。IL-11 治疗实体瘤化疗所致血小板减少症,对于不符合血小板输注指征的血小板减少患者,实体瘤患者应在血小板(25～75)×10^9/L 时应用 rhIL-11。推荐剂量为 25～50 μg /kg,皮下注射,每日 1 次,至少连用 7～10 d,至化疗抑制作用消失[3]。如果预计该患者出现 4 度血小板减少,应将 rhTPO 和 rhIL-11 联合使用[3]。

【病例总结】

在化疗前应控制感染，并且应将血小板计数提升至≥$100×10^9$/L；预计患者可出现 4 度血小板减少，可将 rhTPO 和 rhIL-11 联合使用。

未遵守上述用药注意事项，可能与患者病情恶化有相关性。

参考文献

［1］ 陆霁,蔡建珊,孙强,等.良恶性梗阻性黄疸患者胆道感染的危险因素分析［J］.上海医药,2018 年,39(13)：27 - 30.

［2］ 抗菌药物临床应用指导原则修订工作组.抗菌药物临床应用指导原则(2015 版)［M］.北京：人民卫生出版社,2015,100 - 101.

［3］ 中国抗癌协会临床肿瘤学协作专业委员会.肿瘤化疗所致血小板减少症诊疗中国专家共识(2014 版)［J］.中华肿瘤杂志,2014,36(11)：876 - 879.

与化疗相关的严重肝损伤、
尿路感染予莫西沙星不适宜

【概述】

一例老年女性患者因右半结肠癌术后 pT3N1bM0 ⅢB 期、rTxNxM1（肺、肝）Ⅳ 期、PS 1 分入院。患者因化疗致肝功能不全，入院治疗后肝损伤加重。通过此病例分析探讨患者肝损伤加重的可能原因。

【病史介绍】

患者 67 岁，女性，身高 162 cm，体重 57 kg，体重指数 21.7 kg／m²。2017 年 2 月 9 日因升结肠癌行腹腔镜下根治性右半结肠切除术＋复杂粘连松解术，术后病理示中分化浸润溃疡型管状腺癌，侵犯浆膜层，检出肠周淋巴结 16 枚，3 枚见癌转移。术后共行 Xelox 方案化疗 8 次。2017 年 9 月 20 日 CT 示两肺多发结节，考虑肺转移。遂于 2017 年 12 月 5 日、12 月 22 日、2018 年 1 月 4 日、1 月 18 日、2 月 2 日予伊立替康 280 mg＋氟尿嘧啶 3.5 g＋贝伐珠单抗 200 mg，**化疗结束后出现药物性肝损伤**，予保肝治疗后好转。2018 年 3 月 29 日、4 月 12 日、4 月 26 日、5 月 15 日行贝伐珠单抗联合 FOLFIRI 方案，具体为伊立替康 300 mg＋氟尿嘧啶 4.67 g＋亚叶酸钙 670 mg＋贝伐珠单抗 300 mg。7 月 13 日行深部热疗后出院。2018 年 9 月 26 日因右半结肠癌术后 pT3N1bM0 ⅢB 期、rTxNxM1（肺、肝）Ⅳ 期、PS 1 分入院。

【临床经过】

9 月 26 日，白蛋白 43.2 g／L（35～50 g／L），**总胆红素 44 μmol／L（≤15 μmol／L），直接胆红素 32 μmol／L（0～10 μmol／L）**，ALT 817 U／L（9～40 U／L），ALP 287 U／L（50～135 U／L），γ - GT 329 U／L（7～45 U／L），肌酐 58 μmol／L（58～110 μmol／L）。予多烯磷脂酰胆碱 930 mg＋5％葡萄糖溶液 250 ml 每日 1 次静脉滴注（9 月 26 日—10 月 22 日），异甘草酸镁 200 mg＋5％葡萄糖溶液 250 ml 每日 1 次静脉滴注（9 月 26 日—10 月 22

日),5%葡萄糖溶液 500 ml＋复方维生素(3)10 ml＋10%氯化钾 10 ml＋生物合成人胰岛素 8 IU 每日 1 次静脉滴注(9 月 26 日—9 月 29 日)。

9 月 27 日,予低分子肝素 4 250 IU 每日 1 次皮下注射(9 月 27 日—10 月 22 日)。

9 月 28 日,尿成渣定量白细胞＞900/μl,尿隐血 3＋,提示有尿路感染。**予莫西沙星 0.4 g＋5%葡萄糖溶液 250 ml 每日 1 次静脉滴注(9 月 28 日—9 月 30 日)。**

9 月 29 日,予奥美拉唑钠 40 mg＋生理盐水 100 ml 每日 1 次静脉滴注(9 月 29 日—10 月 3 日),奥美拉唑钠 40 mg＋生理盐水 100 ml 每 12 h 1 次静脉滴注(10 月 3 日—10 月 22 日),奥美拉唑肠溶胶囊 20 mg 每晚 1 次口服(9 月 29 日—10 月 6 日),**瑞巴派特 0.1 g 每日 3 次口服(9 月 29 日—10 月 3 日)。**

9 月 30 日,中段尿培养出大肠埃希菌,对左氧氟沙星耐药,对哌拉西林他唑巴坦、碳青霉烯类、氨基糖苷类敏感。白蛋白 37 g/L(35～50 g/L),**总胆红素 126 μmol/L (≤15 μmol/L),直接胆红素 117 μmol/L(0～10 μmol/L)**,ALT 402 U/L(9～40 U/L), ALP 353 U/L(50～135 U/L),γ-GT 486 U/L(7～45 U/L)。**停莫西沙星,予哌拉西林他唑巴坦钠 4.5 g＋生理盐水 100 ml 每 12 h 1 次静脉滴注(9 月 30 日—10 月 8 日)。**予人血白蛋白 10 g 每日 1 次静脉滴注(9 月 30 日—10 月 2 日),5%葡萄糖溶液 250 ml＋丁二磺酸腺苷蛋氨酸 1 000 mg 每日 1 次静脉滴注(9 月 30 日—10 月 22 日)。

10 月 2 日,予铝碳酸镁 1 g 每日 3 次口服(10 月 2 日—10 月 17 日)、1 g 每日 2 次口服(10 月 17 日—10 月 22 日)。白蛋白 36 g/L(35～50 g/L),**总胆红素 164 μmol/L (≤15 μmol/L),直接胆红素 101 μmol/L(0～10 μmol/L)**,ALT 307 U/L(9～40 U/L), ALP 374 U/L(50～135 U/L),γ-GT 508 U/L(7～45 U/L)。

10 月 4 日,白蛋白 36 g/L(35～50 g/L),**总胆红素 332 μmol/L(≤15 μmol/L),直接胆红素 211 μmol/L(0～10 μmol/L)**,ALT 161 U/L(9～40 U/L),ALP 521 U/L(50～135 U/L),γ-GT 519 U/L(7～45 U/L)。

10 月 7 日,白蛋白 36 g/L(35～50 g/L),**总胆红素 111 μmol/L(≤15 μmol/L),直接胆红素 135 μmol/L(0～10 μmol/L)**,ALT 219 U/L(9～40 U/L),ALP 458 U/L(50～135 U/L),γ-GT 531 U/L(7～45 U/L)。

10 月 10 日,予熊去氧胆酸 0.25 g 每日 2 次口服(10 月 10 日—10 月 22 日)。

10 月 12 日,各项检查排除了乙型肝炎、丙型肝炎、戊型肝炎、甲型肝炎。白蛋白 34 g/L(35～50 g/L),**总胆红素 318 μmol/L(≤15 μmol/L),直接胆红素 275 μmol/L(0～10 μmol/L)**,ALT 88 U/L(9～40 U/L),ALP 496 U/L(50～135 U/L),γ-GT 542 U/L (7～45 U/L)。

10 月 16 日,白蛋白 34 g/L(35～50 g/L),**总胆红素 155 μmol/L(≤15 μmol/L),直接胆红素 139 μmol/L(0～10 μmol/L)**,ALT 54 U/L(9～40 U/L),ALP 349 U/L(50～135 U/L),γ-GT 382 U/L(7～45 U/L)。

10 月 22 日，白蛋白 39 g/L（35～50 g/L），**总胆红素 86 μmol/L（≤15 μmol/L）**，**直接胆红素 79 μmol/L（0～10 μmol/L）**，ALT 26 U/L（9～40 U/L），ALP 227 U/L（50～135 U/L），γ-GT 161 U/L（7～45 U/L）。好转出院。

【病例用药分析】

患者肝损伤加重的可能原因

患者 2018 年 9 月 26 日入院，白蛋白 43.2 g/L（35～50 g/L），总胆红素 44 μmol/L（≤15 μmol/L），直接胆红素 32 μmol/L（0～10 μmol/L），ALT 817 U/L（9～40 U/L），ALP 287U/L（50～135 U/L），γ-GT 329 U/L（7～45 U/L）。从各项肝功能指标分析，ALT 817 U/L（7～40 U/L），大于正常上限 40 U/L 的 20 倍。R=（ALT 实测值/ALT ULN）/（ALP 实测值/ALP ULN）=9.6≥5。故属于肝细胞损伤型。血清 ALT 和（或）ALP 升高，患者总胆红素≥5×ULN，症状进一步加重，需要住院治疗，或延长住院时间。因此属于 3 级重度肝损伤[1]。

根据 RUCAM 因果关系评估量表[1]，予伊立替康 280 mg＋氟尿嘧啶 3.5 g＋贝伐珠单抗 200 mg 化疗结束后出现药物性肝损伤（2 分）＋停止化疗后肝功能损伤缓解（2 分）＋再次予伊立替康 300 mg＋氟尿嘧啶 4.67 g＋亚叶酸钙 670 mg＋贝伐珠单抗 300 mg 后再次出现肝损伤（2 分）＋年龄 67 岁≥55 岁（1 分）＋排除了各型肝炎（2 分）＋肝损伤已在产品中有介绍（2 分）=11 分＞8 分，属于极有可能。

9 月 28 日予莫西沙星 0.4 g 每日 1 次静脉滴注（9 月 28 日—9 月 30 日），9 月 29 日予奥美拉唑钠 40 mg 每日 1 次至每 12 h 1 次静脉滴注（9 月 29 日—10 月 22 日），瑞巴派特 0.1 g 每日 3 次口服（9 月 29 日—10 月 3 日）。9 月 30 日总胆红素 126 μmol/L（≤15 μmol/L），直接胆红素 117 μmol/L（0～10 μmol/L），ALT 402 U/L（9～40 U/L），ALP 353 U/L（50～135 U/L），γ-GT 486 U/L（7～45 U/L）。R=（ALT 实测值/ALT ULN）/（ALP 实测值/ALP ULN）=3.85（2～5），属于混合型肝损伤。

9 月 30 日停莫西沙星，10 月 3 日停瑞巴派特，之后胆红素等指标有一个先上升后逐步降低的过程。莫西沙星常见 γ 谷氨酰氨转肽酶增高，曾经报告莫西沙星可引起暴发性肝炎，并可能因此而导致肝衰竭甚至死亡，肝功能严重损伤（Child Pugh C 级）的患者和转氨酶升高大于 5 倍正常值上限的患者使用莫西沙星的临床数据，该药在这类患者中禁止使用（见南京优科制药有限公司药品说明书）；瑞巴派特引发肝功能障碍（0.1%以下）、黄疸（频度不明：有时出现伴随 GOT、GPT、γ-GPT、AL-P 上升等肝功能障碍）（见浙江大冢制药有限公司药品说明书）；奥美拉唑钠罕见脑病（见于先前有严重肝病患者），肝炎或黄疸型肝炎、肝脏衰竭（见阿斯利康制药有限公司药品说明书）。

根据 RUCAM 因果关系评估量表[1]，莫西沙星引发肝损伤评分=初次使用＜5 天发生肝损伤加重（1 分）＋停药 180 天内胆红素等指标下降≥50%（2 分）＋年龄 67 岁≥55

岁(1分)+伴随用药至发病时间相符合(-2分)+排除了各型肝炎(2分)+肝损伤已在产品中有介绍(2分)=6分,属于很有可能。

根据 RUCAM 因果关系评估量表[1],瑞巴派特引发肝损伤评分=初次使用<5天发生肝损伤加重(1分)+停药180天内胆红素等指标下降≥50%(2分)+年龄67岁≥55岁(1分)+伴随用药至发病时间相符合(-2分)+排除了各型肝炎(2分)+肝损伤已在产品中有介绍(2分)=6分,属于很有可能。

根据 RUCAM 因果关系评估量表[1],奥美拉唑钠引发肝损伤评分=初次使用<5天发生肝损伤加重(1分)+年龄67岁≥55岁(1分)+伴随用药至发病时间相符合(-2分)+排除了各型肝炎(2分)+肝损伤已在产品中有介绍(2分)=4分,属于有可能。

9月26日 ALT 817 U/L(9~40 U/L),9月28日因尿路感染予莫西沙星0.4 g每日1次静脉滴注(9月28日—9月30日),莫西沙星对转氨酶升高大于5倍正常值上限的患者禁止使用(见南京优科制药有限公司药品说明书),因此予莫西沙星违反了禁忌证。另外,莫西沙星在泌尿系统血药浓度相对较低,故没有泌尿系统感染的适应证(见南京优科制药有限公司药品说明书)。

【病例总结】

莫西沙星对转氨酶升高大于5倍正常值上限的患者禁止使用,没有泌尿系统感染的适应证。

未遵守上述用药注意事项,可能与患者肝损伤加重有相关性。

参考文献

[1] 中华医学会肝病学分会药物性肝病学组.药物性肝损伤诊治指南[J].中华肝脏病杂志,2015,23(11):810-820.

食管癌骨转移、高钙危象救治不当

【概述】

一例患有食管低分化鳞状细胞癌的患者,曾多次行放化疗。此次因腰部疼痛入院。患者入院后提示高钙血症,治疗后出现低血压休克等。通过此病例分析探讨以下两个方面:① 患者高钙血症没有得到纠正的主要原因。② 患者出现神志欠清、烦躁、低血压休克的主要原因。

【病史介绍】

患者 45 岁,男性,2018 年 6 月 11 日确诊为食管低分化鳞状细胞癌。6 月 25 日开始放疗 14 次,发现右侧颌骨下及颈部淋巴结新发转移,更改放疗计划后继续放疗累计 DT 58Gy/29F,右侧颈部淋巴结局部加量 DT 20Gy/5F,4Gy/F,同步予 2 周期雷替曲塞 5 mg d1＋奈达铂 40 mg d2－4 化疗,后口服阿帕替尼。8 月 30 日 CT 示食管肿块、锁骨上下淋巴结较前缩小,左侧腋窝淋巴结较前增大,多个椎体见低密度影考虑骨转移。因腰部疼痛 2 周于 2018 年 9 月 5 日 18:00 入院。身高 171 cm,**体重 50.6 kg**,BMI 17.3 kg/m^2,精神欠佳,心率 134 次/min,血压 95/73 mmHg。

【临床经过】

9 月 6 日 11:00,**予脂肪乳(10％)氨基酸(15％)葡萄糖(20％)(克林维)1 000 ml 每日 1 次静脉滴注(9 月 6 日—9 月 8 日)**。

13:00,患者体温 38.4℃。白蛋白 25 g/L(35～50 g/L),D－二聚体 7.81 mg/L(0～5 mg/L),BNP 2 083 ng/L(0～125 ng/L),肌红蛋白 547 ng/ml(28～72 ng/ml),肌钙蛋白－T 0.034 ng/ml(0～0.014 ng/ml),CRP 112 mg/L(0～10 mg/L),白细胞计数 35.0×10^9/L[(3.5～9.5)×10^9/L],中性粒细胞百分率 92.4％(50％～70％),血小板计数 74×10^9/L[(101～320)×10^9/L],甘油三酯 2.41 mmol/L(0～2.26 mmol/L),**钙 4.04 mmol/L(2.11～2.52 mmol/L)**,尿素 132 μmol/L(58～110 μmol/L),肌酐 155 μmol/L(58～110 μmol/L)。**降钙素原 2.32 ng/ml(＞2 ng/ml 提示高风险脓毒血症)**。

患者高血钙危象,予5%葡萄糖生理氯化钠溶液500 ml+10%氯化钾10 ml+维生素C 2 g+维生素B₆ 0.2 g静脉滴注。**予鲑鱼降钙素200 U+生理盐水500 ml静脉滴注时出现面色潮红,考虑药物反应予停用。**予人血白蛋白10 g静脉滴注,生理盐水100 ml静脉滴注,生理盐水1 000 ml+10%氯化钾20 ml静脉滴注,美罗培南2 g+生理盐水250 ml每12 h 1次静脉滴注。予5%葡萄糖溶液250 ml+异甘草酸镁200 mg每日1次静脉滴注(9月6日—9月8日)。

18:30,患者烦躁不安,心率138次/min,血压87/63 mmHg,体温38.4℃。予地塞米松磷酸钠2.5 mg静脉注射,物理降温。

21:00,转ICU。予鼻导管吸氧。21:45,血气分析示**钙2.34 mmol/L(2.11~2.52 mmol/L)**。22:15,患者烦躁,**予右美托咪定800 μg+生理盐水50 ml静脉推泵**,氢化可的松200 mg静脉推泵。22:35,**予乳酸钠林格注射液500 ml静脉滴注**。23:00,**心率68次/min,血压76/56 mmHg,予乳酸钠林格注射液500 ml静脉滴注**。23:55,**血压69/50 mmHg,予乳酸钠林格注射液500 ml+10%氯化钾10 ml静脉滴注**,多巴胺200 mg+生理盐水50 ml静脉推泵。

9月7日00:40,**予鲑鱼降钙素100 U+生理盐水100 ml静脉滴注**。1:50,予5%葡萄糖生理氯化钠溶液500 ml+10%氯化钾15 ml+生物合成人胰岛素6 IU静脉滴注。5:00,予托拉塞米10 mg静脉注射,多巴胺200 mg+生理盐水50 ml静脉滴注。6:00,血气分析示钙2.72 mmol/L(2.11~2.52 mmol/L)。

8:00,24 h补液量2 980 ml,尿量2 500 ml。

8:30,CRP 110 mg/L(0~10 mg/L),白细胞计数31.31×10⁹/L(3.5~9.5)×10⁹/L,中性粒细胞百分率95.1%(50%~70%),血小板计数59×10⁹/L(101~320)×10⁹/L,降钙素原3.14 ng/ml(＞2 ng/ml提示高风险脓毒血症)。**钙4.04 mmol/L(2.11~2.52 mmol/L)。床旁胸片示右下肺少许炎症。患者有自行补钙史。予乳酸钠林格注射液500 ml静脉滴注**。9:50,予生理盐水500 ml静脉滴注,多巴胺200 mg+生理盐水50 ml静脉滴注。

10:24,患者神志欠清,烦躁较前好转。予半流质饮食(9月7日—9月8日),兰索拉唑30 mg+生理盐水100 ml每12 h 1次静脉滴注(9月7日—9月8日),美罗培南1 g+生理盐水100 ml每8 h 1次静脉滴注(9月7日—9月8日),**鲑鱼降钙素100 U+生理盐水250 ml每日1次静脉滴注(9月7日—9月8日)**,盐酸纳美芬0.2 mg+生理盐水100 ml每日1次静脉滴注(9月7日—9月8日)。家属诉此次入院前自行补钙。

15:00,予多巴胺200 mg+生理盐水50 ml静脉滴注。16:00,心率83次/min,血压92/68 mmHg。22:30,予多巴胺200 mg+生理盐水50 ml静脉滴注,**右美托咪定800 μg+生理盐水50 ml静脉推泵,酒石酸布托诺啡12 mg+生理盐水50 ml静脉推泵**。

9月8日1:00—5:00,血压78~89/53~63 mmHg,心率88~109次/min。5:00,予

多巴胺 200 mg＋生理盐水 50 ml 静脉滴注。6:00—7:00,血压 68～86/48～58 mmHg,心率 93～110 次/min。8:00,24 h 入量 3 940 ml,出量 2 550 ml。

9:00,患者神志欠清,一般情况差,呼之能应,对答不切题。血压 77/38 mmHg,心率 173 次/min。**钙 3.94 mmol/L(2.11～2.52 mmol/L)。**考虑脓毒血症、感染性休克。

10:00,**予右美托咪定 800 μg＋生理盐水 50 ml 静脉推泵**,多巴胺 200 mg＋生理盐水 50 ml 静脉滴注。

14:15,心率 122 次/min,血压 75/47 mmHg,因家属要求自动出院。

【病例用药分析】

一、患者高钙血症没有得到纠正的主要原因

血钙浓度≥3.75 mmol/L 称为高钙危象,系内科急症,需紧急抢救。根据失水情况每日予 4 000～6 000 ml 生理盐水静脉滴注,在纠正失水的同时因多量钠从尿中排出而促使钙从尿中排出。予唑来膦酸、降钙素等静脉滴注降钙,呋塞米静脉注射促使尿钙排出,还可予血透或腹透[1]。

患者 9 月 6 日 13:00 钙 4.04 mmol/L,9 月 8 日 9:00 钙 3.94 mmol/L,高钙血症危象没有得到纠正的主要原因如下。

(1)高钙血症危象予鲑鱼降钙素每日每千克体重 5～10 IU 溶于 500 ml 生理盐水中静脉滴注至少 6 h 以上,或者每日剂量分 2～4 次缓慢静脉滴注(见 Novartis Pharma Schweiz AG,Switzerland 药品说明书)。患者体重 50.6 kg,因此每日至少予 250 IU 静脉滴注。实际上 9 月 6 日 13:00 予鲑鱼降钙素 200 U＋生理盐水 500 ml 静脉滴注时出现面色潮红,考虑药物反应予停用,9 月 7 日 00:40 予鲑鱼降钙素 100 U＋生理盐水 100 ml 静脉滴注,10:24 予鲑鱼降钙素 100 U＋生理盐水 250 ml 静脉滴注,9 月 8 日予鲑鱼降钙素 100 U＋生理盐水 250 ml 静脉滴注。显然相对于高钙血症危象,予鲑鱼降钙素的剂量不足。

(2)针对高钙血症危象的救治,根据失水情况每日应予 4 000～6 000 ml 生理盐水静脉滴注。实际上 9 月 6 日予生理盐水 2 200 ml 静脉滴注(5%葡萄糖生理氯化钠溶液 500 ml＋生理盐水 500 ml＋生理盐水 100 ml＋生理盐水 1 000 ml＋生理盐水 100 ml);9 月 7 日予生理盐水 2 250 ml 静脉滴注(生理盐水 100 ml＋5%葡萄糖生理氯化钠溶液 500 ml＋生理盐水 500 ml＋生理盐水 200 ml＋生理盐水 200 ml＋生理盐水 250 ml＋生理盐水 100 ml＋生理盐水 100 ml＋生理盐水 300 ml);9 月 8 日予生理盐水 1 000 ml 静脉滴注(生理盐水 150 ml＋生理盐水 200 ml＋生理盐水 300 ml＋生理盐水 250 ml＋生理盐水 100 ml)。每日予生理盐水的量不足。

(3)患者此次入院前自行补钙,且因食管低分化鳞状细胞癌骨转移可使大量骨质破坏,其释放出的钙超过肾和肠清除钙的能力;恶性肿瘤异源性 PTH 综合征可引发高血钙危象[1]。

（4）9 月 6 日 22:35 予乳酸钠林格注射液 500 ml 静脉滴注,23:00 予乳酸钠林格注射液 500 ml 静脉滴注,23:55 予乳酸钠林格注射液 500 ml,9 月 7 日 8:30 予乳酸钠林格注射液 500 ml 静脉滴注。乳酸钠林格注射液 2 000 ml 包含氯化钙 0.4 g,相当于 3.6 mmol 的钙离子(见浙江济民制药股份有限公司药品说明书)。以 5 L 血液计算,可以使血钙上升 0.72 mmol/L。

（5）予脂肪乳（10%）氨基酸（15%）葡萄糖（20%）（克林维）1 000 ml 每日 1 次静脉滴注（9 月 6 日—9 月 8 日）。1 000 ml 克林维包含钙离子 1.8 mmol(见百特医疗用品贸易有限公司药品说明书),以 5 L 血液计算,可以使血钙上升 0.36 mmol/L。

二、患者出现神志欠清、烦躁、低血压休克的主要原因

（1）高钙血症危象未得到纠正。高钙血症可引发钙化性肾功能不全、严重呕吐和多尿等,致脱水、嗜睡、幻觉妄想甚至昏迷、心动过速或心动过缓。高钙血症危象因病情迅速恶化十分凶险,如不及时抢救,可因心搏骤停、肾功能衰竭、循环衰竭、严重神经系统症状而致死[1]。

（2）患者体温上升,血象高,降钙素原 2.32 ng/ml,提示有脓毒血症感染性休克。

（3）9 月 6 日 22:15 因患者烦躁予右美托咪定 800 μg＋生理盐水 50 ml 静脉推泵,23:00 血压降至 76/56 mmHg,23:55 血压降至 69/50 mmHg,予多巴胺 200 mg＋生理盐水 50ml 静脉推泵。9 月 7 日 22:30 予多巴胺 200 mg＋生理盐水 50 ml 静脉滴注,右美托咪定 800 μg＋生理盐水 50 ml 静脉推泵,酒石酸布托诺啡 12 mg＋生理盐水 50 ml 静脉推泵。9 月 8 日 1:00—5:00 血压降至 78～89/53～63 mmHg,5:00 予多巴胺 200 mg＋生理盐水 50 ml 静脉滴注。6:00—7:00 血压降至 68～86/48～58 mmHg。右美托咪定注射液通过激动突触前膜 α₂ 受体,抑制去甲肾上腺素的释放,右美托咪定主要通过肾脏排泄,在肾功能损伤的患者中发生低血压的风险加大。同时给予右美托咪定和阿片类药物可能导致药物作用的增强(见四川国瑞药业有限责任公司药品说明书)。酒石酸布托啡诺主要代谢产物激动 κ-阿片肽受体,对 μ-受体则具激动和拮抗双重作用,可致呼吸抑制,如过量可以使用任何一种合成麻醉剂拮抗药如盐酸纳洛酮治疗(见江苏恒瑞医药股份有限公司药品说明书)。

【病例总结】

高钙血症危象如不及时抢救可致死,根据失水情况每天予 4 000～6 000 ml 生理盐水静脉滴注;予鲑鱼降钙素每日每千克体重 5～10 IU 溶于 500 ml 生理盐水中静脉滴注至少 6 h 以上,或每日剂量分次缓慢静脉滴注;乳酸钠林格注射液和脂肪乳（10%）氨基酸（15%）葡萄糖（20%）（克林维）均包含钙离子,故对高钙血症危象不适用。

未遵守上述用药注意事项,可能与患者病情恶化有相关性。

参考文献

[1] 葛均波,徐永健.内科学:8 版[M].北京:人民卫生出版社,2017,720‐723.

病例 *22*

晚期胃癌、肠梗阻发生脱水、急性肾功能衰竭、严重高钾血症后死亡

【概述】

一例胃癌晚期患者,因胃体低分化腺癌 cTxNxM1(胰腺、骨、胸壁、腹腔)Ⅳ期、PS 3 分、肠梗阻、腹腔积液入院。入院治疗后,患者发生高钾血症、肾功能衰竭等最终死亡。通过此病例分析探讨患者死亡的可能原因。

【病史介绍】

患者 46 岁,男性,身高 170 cm,体重 50 kg,体重指数 17.3 kg/m²。2018 年 1 月确诊为胃体低分化腺癌,后患者自服中药治疗。8 月 10 日行剖腹探查术,术后病理提示大网膜、腹膜结节,肝圆韧带见低分化腺癌组织浸润。予腹腔灌注化疗,后继续予替吉奥 40 mg 每日 2 次口服,连用 7 d,予阿帕替尼 500 mg 每日 1 次口服,10 d 后自行停药。9 月初出现肛门少许排气排便,伴呕吐胃内容物、伴双下肢水肿。因胃体低分化腺癌 cTxNxM1(胰腺、骨、胸壁、腹腔)Ⅳ期、PS 3 分、肠梗阻、腹腔积液于 9 月 12 日入院。神清气促,精神萎靡,双下肢中度水肿。

【临床经过】

予禁食(9 月 12 日—9 月 22 日),泮托拉唑钠 40 mg+生理盐水 100 ml 每日 1 次静脉滴注(9 月 12 日—9 月 22 日),多烯磷脂酰胆碱 930 mg+5％葡萄糖溶液 250 ml 每日 1 次静脉滴注(9 月 12 日—9 月 22 日),氨基酸(洛安命)12.5 g 每日 1 次静脉滴注(9 月 12 日—9 月 22 日),异甘草酸镁 200 mg+5％葡萄糖溶液 250 ml 每日 1 次静脉滴注(9 月 12 日—9 月 22 日),脂肪乳(10％)氨基酸(15％)葡萄糖(20％)(克林维)1 000 ml+10％氯化钾 20 ml+10％氯化钠 30 ml 每日 1 次静脉滴注(9 月 12 日—9 月 16 日)。

9 月 13 日,大便隐血阳性。血糖 7.12 mmol/L(4.11～6.05 mmol/L),尿葡萄糖 2+,尿蛋白 1+,尿比重 1.037(1.003～1.030),CRP 26.5 mg/L(0～10 mg/L)。白细胞计数

15.01×10⁹/L[(3.5～9.5)×10⁹/L]，中性粒细胞百分率 90.4%（40%～75%），血红蛋白 151 g/L（130～175 g/L），血小板计数 170×10⁹/L[（125～350）×10⁹/L]，总胆红素 96.5 μmol/L（≤24 μmol/L），直接胆红素 83.6 μmol/L（0～10 μmol/L），白蛋白 35.2 g/L（40～55 g/L），ALT 171 U/L（9～50 U/L），碱性磷酸酶 722 U/L（45～125 U/L），PT 14 s（11～13 s），D-二聚体 8.11 mg/L（0～0.55 mg/L），**钾 4.76 mmol/L（3.5～5.3 mmol/L）**，镁 1.08 mmol/L（0.75～1.02 mmol/L），**钠 150 mmol/L（137～147 mmol/L）**，**尿素氮 12.14 mmol/L（3.1～8.0 mmol/L）**，**肌酐 58 μmol/L（57～97 μmol/L）。予盐酸羟考酮缓释片 30 mg 每 12 h 1 次纳肛（9 月 13 日—9 月 16 日）。**

9 月 15 日，患者咳嗽咳痰，予盐酸溴己新 4 mg＋生理盐水 100 ml 每日 2 次静脉滴注（9 月 15 日—9 月 22 日）。

9 月 16 日 11:10，患者咳嗽咳痰，**腹部立位＋卧位片示肠内容物较多。**21:00，患者嗜睡，心率 122 次/min，血压 90/60 mmHg，可唤醒，对答不切题。22:18，**钾 6.4 mmol/L（3.5～5.1 mmol/L）**，**尿素氮 16.3 mmol/L（3.2～7.1 mmol/L）**，**肌酐 98 μmol/L（57～97 μmol/L）**。予 5% 葡萄糖溶液 500 ml＋生物合成人胰岛素 8 IU 静脉滴注，10% 葡萄糖酸钙 10 ml 静脉注射，5% 碳酸氢钠 125 ml 静脉滴注。头颅 CT 未见占位、未见颅内出血。

9 月 17 日，患者神志欠清、胡言乱语。输入量 2 325 ml，尿量 200 ml。CRP 97.5 mg/L（0～10 mg/L）。白细胞计数 13.17×10⁹/L[（3.5～9.5）×10⁹/L]，中性粒细胞百分率 90.1%（40%～75%），血小板计数 174×10⁹/L[（125～350）×10⁹/L]，**钾 6.63 mmol/L（3.5～5.3 mmol/L）**，镁 1.14 mmol/L（0.75～1.02 mmol/L），总胆红素 172.3 μmol/L（≤24 μmol/L），直接胆红素 164.3 μmol/L（0～10 μmol/L），白蛋白 24.9 g/L（40～55 g/L），丙氨酸氨基转移酶 307 U/L（9～50 U/L），碱性磷酸酶 1 331 U/L（45～125 U/L），PT 15.1 s（11～13 s），D-二聚体 14.55 mg/L（0～0.55 mg/L），**尿素氮 18.87 mmol/L（3.2～7.1 mmol/L）**，**肌酐 123 μmol/L（57～97 μmol/L）**。血氨 104 μmol/L（9～30 μmol/L），患者肝功能损害，血氨升高，考虑肝性脑病，予门冬氨酸鸟氨酸 10 g＋5% 葡萄糖溶液 500 ml 每日 1 次静脉滴注（9 月 17 日—9 月 22 日）。患者高钾血症，予 5% 葡萄糖溶液 500 ml 静脉滴注，10% 葡萄糖酸钙 10 ml 静脉注射，5% 碳酸氢钠 125 ml 静脉注射，呋塞米 20 mg 静脉注射。

9 月 18 日，输入量 2 175 ml，尿量 200 ml。钾 6.3 mmol/L（3.5～5.1 mmol/L），予 5% 葡萄糖溶液 500 ml 静脉滴注，10% 葡萄糖酸钙 10 ml 静脉注射，5% 碳酸氢钠 125 ml 静脉滴注。

9 月 19 日，输入量 2 275 ml，尿量 120 ml。9 月 20 日，输入量 1 200 ml，尿量 120 ml。9 月 21 日 12:30，患者血压降至 78/57 mmHg。

9 月 22 日 1:15 死亡。

【病例用药分析】

患者死亡的可能原因

患者因胃体低分化腺癌 cTxNxM1（胰腺、骨、胸壁、腹腔）Ⅳ期、PS 3 分、肠梗阻于 9 月 12 日入院。肠梗阻可导致吸收功能障碍，胃肠道分泌的液体不能被吸收返回全身循环系统而积存在肠腔内。且肠梗阻时肠壁继续有液体向肠腔内渗出，导致了体液在第三间隙的丢失。肠内容物淤积，细菌繁殖，因而产生大量毒素，可直接透过肠壁进入腹腔，致使肠内细菌易位引起腹腔内感染与脓毒症。肠梗阻如未得到及时适当的治疗，大量失水、失电解质可引起低血容量休克。另外，由于肠梗阻可引起肠黏膜屏障功能障碍，肠道内细菌、内毒素移位至门静脉和淋巴系统，继有腹腔内感染或全身性感染，也可因肠壁坏死、穿孔而有腹膜炎与感染性休克[1]。予盐酸羟考酮缓释片 30 mg 每 12 h 1 次纳肛（9 月 13 日—9 月 16 日），阿片受体激动剂可抑制肠蠕动而引发便秘、麻痹性肠梗阻，应及时予缓泻药预防便秘。盐酸羟考酮缓释片麻痹性肠梗阻患者禁用（见萌蒂制药有限公司药品说明书）。

患者体重指数 17.3 kg/m²。根据 NRS 2002 营养风险筛查表，胃体低分化腺癌 cTxNxM1（1 分）＋BMI 17.3 kg/m²（3 分）＝4 分＞3 分：患者有营养风险，需要营养支持，需结合临床制订营养治疗计划[2]。患者体重 50 kg，每日至少予 6 276 kJ 热量。实际上予**克林维 1 000 ml（2 594 kJ）**＋5％葡萄糖溶液 500 ml（418.4 kJ）＋12.5 g 氨基酸（209.2 kJ）＝3 221.6 kJ。热量补充不足可降低免疫力，增加死亡风险，引发容量不足。

9 月 13 日尿素氮 12.14 mmol/L，肌酐 58 μmol/L，尿素氮/肌酐比值＝0.209＞0.08，提示血容量存在不足[3]。尿比重 1.037（1.003～1.030）超过正常值上限，提示尿液浓缩低、低血容量及脱水。钠 150 mmol/L，可估算出缺水量（L）＝患者体重（kg）×0.6×（1－140/150）＝2 L（以 50 kg 体重计），加上生理需求量 1.5 L，共需入量为 3.5 L[3]。实际上长期医嘱中每日补液量为克林维 1 000 ml＋5％葡萄糖溶液 250 ml＋5％葡萄糖溶液 250 ml＋生理盐水 100 ml＋氨基酸 250 ml＝1 850 ml。补液量不足可加重容量不足。9 月 13 日白细胞计数 15.01×10⁹/L、中性粒细胞百分率 90.4％，结合肠梗阻，患者可能存在感染及细菌毒血症，加上容量不足加剧，可引发低血容量和感染性休克，并引发急性肾功能衰竭。9 月 16 日尿素氮上升至 16.3 mmol/L，肌酐上升至 98 μmol/L，提示急性肾功能损害，尿毒氮/肌酐＝0.166＞0.08，提示容量不足。9 月 17 日尿素氮进一步上升至 18.87 mmol/L，肌酐进一步上升至 123 μmol/L，并出现少尿和无尿。提示急性肾功能衰竭，尿毒氮/肌酐＝0.153＞0.08，提示容量不足。

9 月 16 日钾 6.4 mmol/L，出现高钾血症的主要原因如下。① 患者急性肾功能不全，排尿减少，使肾排钾减少[4]。② 胃体低分化腺癌 cTxNxM1（胰腺、骨、胸壁、腹腔）Ⅳ期加上感染可使组织破坏，释放出钾离子；患者代谢性酸中毒可促进钾转移到细胞外[4]。

③ 予克林维 1 000 ml＋10％氯化钾 20 ml＋10％氯化钠 30 ml 每日 1 次静脉滴注(9 月 12 日—9 月 16 日)。克林维 1 000 ml 含 24 mmol 钾离子,相当于 1.8 g 氯化钾(见百特医疗用品有限公司药品说明书),加上加入的 2 g 氯化钾,患者每日输入 3.8 g 氯化钾。患者每日生理需要氯化钾 5.7 g,在禁食的情况下输入 3.8 g 氯化钾是不足的,且患者发生了急性肾功能衰竭,就可引发严重高钾血症。尽管予 5％葡萄糖溶液 500 ml＋生物合成人胰岛素 8 IU 静脉滴注、10％葡萄糖酸钙 10 ml 静脉注射、5％碳酸氢钠 125 ml 静脉滴注,但 9 月 17 日钾 6.63 mmol/L,其主要原因是急性肾功能不全加重引发了肾衰无尿。

9 月 13 日白细胞计数 15.01×10⁹/L、中性粒细胞百分率 90.4％,结合患者肠梗阻,很可能存在细菌感染脓毒血症,可考虑予抗菌药。9 月 16 日 21:00 患者嗜睡,9 月 17 日神志欠清、胡言乱语,与患者发生肝功能衰竭、肝性脑病有关,还与严重高钾血症有关,另外还可能与感染细菌毒血症有关。

盐酸羟考酮缓释片可能加重肠梗阻,加上肠外营养摄入不足,再加上未予抗菌药控制感染细菌毒血症,可加重低血容量性及感染性休克,引发肾功能衰竭,导致高钾血症。各种因素相互影响互为因果,发生恶性循环,最终导致患者死亡。

【病例总结】

肠梗阻患者很可能存在容量不足,患者入院时高钠血症,应根据估算的缺水量和每天生理需要量补液;NRS 2002 营养风险筛查≥3 分,每日至少予 6 276 kJ 热量;肠梗阻患者肠内细菌易位可引起腹腔内感染与脓毒症,结合血象高可考虑予抗菌药;盐酸羟考酮缓释片麻痹性肠梗阻患者禁用。

未遵守上述用药注意事项,可能与患者病情恶化有相关性。

参考文献

［1］ 吴在德,吴肇汉.外科学:7 版[M].北京:人民卫生出版社,2010,452-454.
［2］ 中华医学会放射肿瘤治疗学分会.肿瘤放疗患者口服营养补充专家共识(2017)[J].中华肿瘤放射学杂志,2017,26(11):1239-1247.
［3］ 王礼振.临床输液学[M].北京:人民卫生出版社,1998,8-21,46-48,317-321.
［4］ 陈灏珠,钟南山,陆再英.内科学:8 版[M].北京:人民卫生出版社,2013,524-532,752-756,783-785.

病例 *23*

可能与违反贝伐珠单抗、伦伐替尼、紫杉醇禁忌证相关的肺栓塞及消化道出血

【概述】

一例胃癌术后患者，因胃癌（cT4aNxM0，PS 3 分，Lauren 分型：混合型）、肾功能不全、腹腔胸腔积液入院。入院后予患者化疗等治疗，患者发生肺栓塞及消化道出血等。通过此病例分析探讨以下两个方面：① 可能使患者栓塞进一步加重的药物因素。② 可能使患者出血进一步加重的药物因素。

【病史介绍】

患者 46 岁，女性，身高 155 cm，体重 40 kg，体重指数 16.7 kg/m^2。2018 年 2 月 27 日因胃癌行腹腔镜诊治术，浸及浆膜，胃小弯侧肝胃间隙见肿大淋巴结，病理示胃窦低分化腺癌。3 月 3 日开始行 DOS（多西他赛＋奥沙利铂＋替吉奥）化疗 2 次。4 月 26 日行 SOX（奥沙利铂＋替吉奥）化疗。4 月 28 日出现无尿，5 月 2 日行肾造瘘。5 月 16 日基因检测：KRAS、NRAS 野生型，MET 拷贝数增加，PD - L1 阴性。6 月 2 日开始口服克唑替尼。8 月 19 日患者发热、咳嗽、呕吐，8 月 20 日再次无尿。8 月 22 日住院治疗，CT 示腹腔多发结节，腹腔积液，腹膜后及双侧腹股沟多发肿大淋巴结。8 月 24 日行左右胸腔引流术。8 月 27 日 CT 示胸腹、盆腔大量积液，腹壁水肿。9 月 4 日予紫杉醇＋贝伐珠单抗腹腔化疗。9 月 18 日因胃癌（cT4aNxM0，PS 3 分，Lauren 分型：混合型）、肾功能不全、腹腔胸腔积液入院。

【临床经过】

患者心率 119 次/min，血压 112/70 mmHg，钠 125 mmol/L（137～147 mmol/L），白细胞计数 8.81×10^9/L〔（3.69～9.16）×10^9/L〕，中性粒细胞百分率 90.4%（50%～70%），CRP 26 mg/L（0～5 mg/L），血红蛋白 92 g/L（115～150 g/L），血小板计数 261×10^9/L〔（101～320）×10^9/L〕。尿素氮 7.0 mmol/L（2.6～7.5 mmol/L），肌酐 49 μmol/L（41～

73 μmol/L)。**血管彩超示双侧下肢深静脉血栓形成,右侧显著**,双侧小腿肌间隙静脉血流缓慢瘀滞。予低分子肝素 4 250 IU 每 12 h 1 次皮下注射(9 月 18 日—10 月 2 日),人血白蛋白 5 g 每日 2 次静脉滴注(9 月 18 日—10 月 2 日)。

9 月 19 日,尿蛋白 2+,尿白细胞 477/μl(0~23/μl),细菌计数 5 729/μl,**提示尿路感染**。予 5%葡萄糖生理氯化钠溶液 500 ml+维生素 C 2 g+维生素 B₆ 0.2 g+10%氯化钠 10 ml 每日 1 次静脉滴注(9 月 19 日—9 月 27 日),生理盐水 100 ml 每日 1 次静脉滴注(9 月 19 日—9 月 27 日),乳酸钠林格注射液 500 ml 每日 1 次静脉滴注(9 月 19 日—9 月 27 日),8.5%复方氨基酸(18AA-Ⅱ)250 ml 每日 1 次静脉滴注(9 月 19 日—10 月 2 日),**泮托拉唑钠 40 mg+生理盐水 100 ml 每日 2 次静脉滴注(9 月 19 日—9 月 27 日)**,呋塞米 20 mg 每日 1 次静脉注射(9 月 19 日—10 月 2 日)。予胸腔穿刺引流置管。

9 月 24 日,**予托拉塞米 10 mg 每日 1 次静脉注射(9 月 24 日—9 月 25 日)**。

9 月 25 日,镜检红细胞满视野,尿隐血 3+,镜检白细胞 35~40 个/HP。**大便隐血实验阳性**。白细胞计数 13.23×10⁹/L[(3.69~9.16)×10⁹/L],中性粒细胞百分率 90.7%(50%~70%),血红蛋白 104 g/L(115~150 g/L),CRP 30 mg/L(0~5 mg/L),血小板计数 125×10⁹/L[(101~320)×10⁹/L]。钾 3.07 mmol/L(3.5~5.1 mmol/L)。予肠内营养乳剂(瑞能)200 ml 每日 1 次口服(9 月 25 日—9 月 29 日)、400 ml 每日 1 次口服(9 月 29 日—10 月 2 日)。

9 月 26 日,**予氯化钾片 0.5 g 每日 3 次口服(9 月 26 日—10 月 2 日)**。予贝伐珠单抗 300 mg 胸腔灌注,地塞米松磷酸钠 20 mg+生理盐水 100 ml 每日 1 次静脉滴注(9 月 26 日—9 月 27 日)。

9 月 27 日,**予紫杉醇 30 mg 胸腔灌注化疗**。

9 月 29 日 10:00,白细胞计数 21.43×10⁹/L[(3.69~9.16)×10⁹/L],中性粒细胞百分率 94.6%(50%~70%),血红蛋白 104 g/L(115~150 g/L),CRP 20 mg/L(0~5 mg/L),血小板计数 59×10⁹/L[(101~320)×10⁹/L]。降钙素原 1.12 ng/ml(0.5~2 ng/ml 提示脓毒血症)。尿素氮 10.9 mmol/L(2.6~7.5 mmol/L),肌酐 52 μmol/L(41~73 μmol/L)。予重组人血小板生成素 15 000 U 每日 1 次皮下注射(9 月 29 日—10 月 2 日)。**予地塞米松磷酸钠 5 mg 静脉注射**,输注冰冻血浆 200 ml(9 月 29 日—9 月 30 日)。**患者自行购买 Keytruda 100 mg 静脉滴注免疫治疗**。18:35,患者主诉呼吸困难,血压 98/55 mmHg,心率 122 次/min。

9 月 30 日 5:00,患者突发意识丧失,氧饱和度 80%,血压 98/60 mmHg,心率 136 次/min,予面罩高流量吸氧。5:06,患者意识恢复。结合患者双下肢深静脉广泛栓塞,**考虑肺动脉栓塞可能**。

13:20,白细胞计数 23.22×10⁹/L[(3.69~9.16)×10⁹/L],中性粒细胞百分率 95.3%(50%~70%),血红蛋白 95 g/L(115~150 g/L),CRP 20 mg/L(0~5 mg/L),**血小板计**

数 $46×10^9/L[(101～320)×10^9/L]$。患者Ⅲ度血小板减少伴 D－二聚体较前降低,考虑慢性 DIC。**患者自行购买伦伐替尼 4 mg 口服**(未听从医师该药可能增加出血及栓塞风险的劝告)。

10 月 1 日,患者双下肢水肿,精神萎靡,ECOG 4 分,心率 134 次/min,呼吸 28 次/min,血压 102/86 mmHg。

10 月 2 日 8:20,患者便鲜红色液体 1 次,量约 300 ml,心率 146 次/min,呼吸 30 次/min,血压 110/67 mmHg。考虑慢性 DIC,凝血功能障碍致自发性出血可能。因家属要求出院。

【病例用药分析】

肺栓塞(PTE)的确诊检查包括 CT 肺动脉造影(CTPA)、核素肺通气/灌注(V/Q)显像、磁共振肺动脉造影、MRPA、肺动脉造影等。另外可通过 PTE 临床可能性简化 Wells 评分[1]:DVT 病史(1 分)＋晚期胃癌多处转移(1 分)＋心率≥100 次/min(1 分)＝3 分＞2 分,患者存在 PTE 的高度可能性。临床评估高度可能的患者,建议直接行确诊检查。对高度疑诊或确诊急性 PTE 的患者,应严密监测呼吸、心率、血压、心电图及血气的变化,并给予积极的呼吸与循环支持。患者 9 月 18 日入院后,9 月 25 日镜检红细胞满视野,尿隐血 3＋,大便隐血实验阳性。有泌尿道和消化道出血,因此患者也属于出血高危[1]。对于栓塞和出血风险均极高的患者,要掌握好二者之间的平衡是极其不易的。

一、可能使患者栓塞进一步加重的药物因素

(1)予 5％葡萄糖生理氯化钠溶液 500 ml＋维生素 C 2 g＋维生素 B_6 0.2 g＋10％氯化钠 10 ml 每日 1 次静脉滴注(9 月 19 日—9 月 27 日)。维生素 C 参与胶原蛋白的合成,可降低毛细血管的通透性,加速血液的凝固,刺激凝血功能。每日予维生素 C 1～4 g,可引起深静脉血栓形成,血管内凝血,可干扰抗凝药的抗凝效果(见上海禾丰制药有限公司药品说明书)。

(2)予呋塞米 20 mg 每日 1 次静脉注射(9 月 19 日—10 月 2 日),托拉塞米 10 mg 每日 1 次静脉注射(9 月 24 日—9 月 25 日)。降低抗凝药物和抗纤溶药物的作用,主要是利尿后血容量下降,致血中凝血因子浓度升高,以及使肝血液供应改善、肝脏合成凝血因子增多有关(见上海复星朝晖药业有限公司药品说明书)。

(3)9 月 26 日予地塞米松磷酸钠 20 mg＋生理盐水 100 ml 每日 1 次静脉滴注(9 月 26 日—9 月 27 日),9 月 29 日予地塞米松磷酸钠 5 mg 静脉注射。糖皮质激素可导致血黏度上升,增加栓塞风险,规定血栓症患者不宜使用[见上海现代哈森(商丘)药业有限公司药品说明书]。

(4)9 月 18 日尿素氮 7.0 mmol/L,肌酐 49 μmol/L,尿素氮/肌酐比值＝0.143＞0.08,提示血容量不足[2]。9 月 29 日尿素氮 10.9 mmol/L,肌酐 52 μmol/L,尿素氮/肌酐

比值＝0.210＞0.08,提示血容量不足进一步加剧[2]。这与患者胃纳极差、引流、低蛋白血症、使用强效利尿剂、呼吸急促等因素有关。低血容量可增加血黏度而使栓塞进一步加重。

(5)根据 NRS 2002 营养风险筛查评估,患者体重指数 $16.7 \text{ kg/m}^2 < 18.5 \text{ kg/m}^2$(3分)＋胃癌(1分)＝4 分＞3 分;患者有营养风险,需要营养支持,应结合临床制订营养治疗计划。患者体重 40 kg,每日需热量至少 5 020.8 kJ,应予肠内营养乳剂(瑞能)1 000 ml,实际上仅予 200～400 ml,一方面可因营养支持不足而降低免疫力,增加感染发生风险甚至加重感染,并降低对化疗的耐受力,另一方面可导致容量不足。

(6)9 月 26 日予贝伐珠单抗 300 mg 胸腔灌注。贝伐珠单抗可选择性地与人血管内皮生长因子结合并阻断其生物活性,可增加包括肺栓塞在内的静脉血栓栓塞性事件的风险(见上海罗氏制药有限公司药品说明书)。在临床试验中观察到在接受贝伐珠单抗联合化疗的患者中,包括脑血管意外、短暂性脑缺血发作(TIA)和心肌梗死(MI)在内的动脉血栓栓塞的发生率高于那些只接受化疗的患者。有动脉血栓栓塞史或者年龄＞65 岁的接受贝伐珠单抗与化疗联合治疗的患者,在贝伐珠单抗治疗过程中发生动脉血栓栓塞的风险增高。在采用贝伐珠单抗对此类患者进行治疗时应该慎重。对于已经发生了动脉血栓栓塞的患者,应该永久性地停用贝伐珠单抗。发生了威胁生命的(4 级)肺栓塞的患者,应该停用贝伐珠单抗(见上海罗氏制药有限公司药品说明书)。患者入院后虽然未确诊发生了肺栓塞,但简化 Wells 评分提示患者存在 PTE 的高度可能性。故通常应先治疗双下肢深静脉栓塞及肺栓塞,待病情好转后再予贝伐珠单抗。

(7)9 月 30 日患者自行购买并口服伦伐替尼 4 mg,伦伐替尼属于 VEGFR 抑制剂,可增加栓塞风险。

二、可能使患者出血进一步加重的药物因素

(1)予低分子肝素 4 250 IU 每 12 h 1 次皮下注射(9 月 18 日—10 月 2 日)。患者体重 40 kg,治疗深静脉血栓形成应予 100 IU/kg 每日 2 次皮下注射,即 4 000 IU 每 12 h 1 次皮下注射(见杭州九源基因工程有限公司药品说明书)。实际剂量偏大。

(2)9 月 26 日予地塞米松磷酸钠 20 mg＋生理盐水 100 ml 每日 1 次静脉滴注(9 月 26 日—9 月 27 日),9 月 29 日予地塞米松磷酸钠 5 mg 静脉注射。糖皮质激素有胃肠道刺激作用,引发消化性溃疡或穿孔,胃与十二指肠溃疡患者一般不宜使用[见上海现代哈森(商丘)药业有限公司药品说明书]。

(3)予氯化钾片 0.5 g 每日 3 次口服(9 月 26 日—10 月 2 日)。氯化钾片口服可有胃肠道刺激症状,如恶心、呕吐、咽部不适、食管刺激、腹痛、腹泻,甚至消化性溃疡及出血。在空腹、剂量较大及原有胃肠道疾病者更易发生(见天津力生制药股份有限公司药品说明书)。

(4)9 月 27 日停用了泮托拉唑钠。

（5）9月19日，尿白细胞 477/μl（0～23/μl），细菌计数 5 729/μl，提示有尿路感染。9月25日白细胞计数 13.23×10^9/L、中性粒细胞百分率 90.7%、CRP 30 mg /L，提示感染加重。9月27日予紫杉醇 30 mg 胸腔灌注化疗，可能加重了感染。9月29日白细胞计数 21.43×10^9/L，降钙素原 1.12 ng /ml，加上紫杉醇的骨髓抑制作用，9月30日血小板计数降至 46×10^9/L，可增加出血风险。

（6）9月26日予贝伐珠单抗 300 mg 胸腔灌注，9月30日患者自行购买并口服伦伐替尼 4 mg。VEGFR 抑制剂可增加出血风险（见上海罗氏制药有限公司药品说明书）。

【病例总结】

对于栓塞和出血风险均极高的患者，尽可能不要打破平衡；每日予维生素 C 1～4 g，可引起和加重深静脉血栓形成；呋塞米及托拉塞米致血中凝血因子浓度升高；对胃纳极差、引流、低蛋白血症、使用强效利尿剂、呼吸急促的患者，应防止发生低血容量；NRS 2002 营养风险筛查评估高风险患者，应予足够的营养支持；通常应控制双下肢深静脉栓塞及肺栓塞后再予贝伐珠单抗等 VEGFR 抑制剂；治疗深静脉血栓形成应予 100 IU/kg 每日 2 次皮下注射；消化道出血风险高的患者不应停用质子泵抑制剂；在予紫杉醇前建议先控制感染。

未遵守上述用药注意事项，可能与患者病情恶化有相关性。

参考文献

［1］ 中华医学会呼吸病学分会肺栓塞与肺血管病学组、中国医师协会呼吸医师分会肺栓塞与肺血管病工作委员会、全国肺栓塞与肺血管病防治协作组.肺血栓栓塞症诊治与预防指南［J］.中华医学杂志,2018,98(14)：1060-1087.

［2］ 王礼振.临床输液学［M］.北京：人民卫生出版社,1998,8-21,46-48,317-321.

化疗后发生颈部淋巴结炎而抗菌药选择不当

【概述】

一例颈部淋巴结转移性鳞癌患者,因右颈部淋巴结转移性鳞癌(原发灶不明)、高血压Ⅰ级(高危组)、颈部淋巴结炎入院。入院后给予抗感染等治疗。通过此病例分析探讨患者发生颈部淋巴结炎其抗菌药物选择是否合理。

【病史介绍】

患者52岁,男性。2018年6月确诊为右侧颈部淋巴结转移性鳞癌,予雷替曲塞+紫杉醇化疗。7月7日行顺铂44 mg d1-3 静脉滴注每3周1次,化疗无明显骨髓抑制,但右颈部肿物较前明显增大,伴有局部红肿。8月6日—9月14日针对双侧颈部淋巴结引流区、上纵隔肿大淋巴结行IMRT治疗,放疗过程顺利。9月16日患者体温40℃,伴有畏寒、寒战,予抗感染及激素治疗后好转。因右颈部淋巴结转移性鳞癌(原发灶不明)、高血压Ⅰ级(高危组)、**颈部淋巴结炎**于9月25日11:10入院。

【临床经过】

患者身高168 cm,体重69 kg,BMI 24.4 kg/m²。体温正常,CRP 21.5 mg/L(0～10 mg/L),白细胞计数 3.54×10^9/L[$(3.5～9.5) \times 10^9$/L],中性粒细胞百分率81.4%(50%～70%),血小板计数 55×10^9/L[$(101～320) \times 10^9$/L],肌酐68 μmol/L(57～97 μmol/L)。降钙素原0.141 ng/ml(0.047～0.5 ng/ml提示低风险脓毒血症)。**予莫西沙星0.4 g+5%葡萄糖溶液250 ml每日1次静脉滴注(9月25日—10月8日)**,重组人血小板生成素15 000 U每日1次皮下注射(9月25日—9月29日),重组人白细胞介素-11 3 mg每日1次皮下注射(9月25日—10月8日),泮托拉唑钠40 mg+生理盐水100 ml每日1次静脉滴注(9月25日—11月1日),异甘草酸镁200 mg+5%葡萄糖溶液250 ml每日1次静脉滴注(9月25日—11月1日)。

9月26日,T_{max} 38℃。**予头孢唑肟钠2 g+生理盐水100 ml每日3次静脉滴注(9月**

26 日—9 月 29 日）。予吲哚美辛栓 50 mg 纳肛。

9 月 28 日，T_{max} 39.2℃，**予地塞米松磷酸钠 5 mg 静脉注射**。9 月 29 日，体温正常。

9 月 30 日，体温正常，**停头孢唑肟钠，予亚胺培南西司他丁钠 1 g＋生理盐水 100 ml 每 12 h 1 次静脉滴注（9 月 30 日—10 月 6 日）**。

10 月 5 日，T_{max} 38.8℃，咳嗽咳痰。10 月 6 日，T_{max} 38.4℃。

10 月 7 日，T_{max} 38.1℃。**停亚胺培南西司他丁钠，予头孢哌酮舒巴坦钠 3 g＋生理盐水 100 ml 每日 3 次静脉滴注（10 月 7 日—10 月 24 日）**。予 20％甘露醇 125 ml 每日 1 次静脉滴注（10 月 7 日—11 月 1 日）。

10 月 8 日，T_{max} 39.0℃，CRP 145.5 mg /L（0～10 mg /L），白细胞计数 4.2×10⁹/L [（3.5～9.5）×10⁹/L]，中性粒细胞百分率 76％（50％～70％），血红蛋白 91 g /L（130～175 g /L），血小板计数 129×10⁹/L[（101～320）×10⁹/L]。**停莫西沙星**。

10 月 9 日，T_{max} 38.8℃。予新癀片 1 片每日 3 次口服（10 月 9 日—10 月 18 日）、2 片每日 3 次口服（10 月 18 日—11 月 1 日）。10 月 10 日—10 月 11 日，T_{max} 37℃。

10 月 13 日，T_{max} 38.6℃，颈部淋巴结较前明显肿大伴疼痛不适，间断胸闷气促不适。**予地塞米松磷酸钠 5 mg 静脉注射**。

10 月 14 日—10 月 15 日，T_{max} 37℃。CRP 47.1 mg /L（0～10 mg /L），白细胞计数 8.49×10⁹/L[（3.5～9.5）×10⁹/L]，中性粒细胞百分率 86.2％（50％～70％），血红蛋白 101 g /L（130～175 g /L），血小板计数 195×10⁹/L[（101～320）×10⁹/L]。

10 月 17 日，T_{max} 39.4℃，降钙素原 0.408 ng /ml（0.047～0.5 ng /ml 提示低风险脓毒血症），CRP 204.4 mg /L（0～10 mg /L），白细胞计数 12.1×10⁹/L[（3.5～9.5）×10⁹/L]，中性粒细胞百分率 86.1％（50％～70％），血红蛋白 99 g /L（130～175 g /L），血小板计数 149×10⁹/L[（101～320）×10⁹/L]。10 月 17 日，内毒素<5 pg /ml（<10 pg /ml）。

10 月 21 日，T_{max} 39.1℃，精神萎靡。**呼吸内科会诊维持原方案**。10 月 23 日，T_{max} 38.6℃。CT 示右下肺炎，右侧胸腔积液。**10 月 24 日，停头孢哌酮舒巴坦钠**。

10 月 26 日，T_{max} 39.0℃，降钙素原 0.489 ng /ml（0.047～0.5 ng /ml 提示低风险脓毒血症），内毒素<5 pg /ml（<10 pg /ml）。D-二聚体 16.24 mg /L（0～0.55 mg /L），纤维蛋白原 5.31 g /L（1.8～3.5 g /L），APTT 36.8 s（25～31.3 s），PT 14.5 s（11～13 s）。CRP>240 mg/L（0～10 mg /L），白细胞计数 8.07×10⁹/L[（3.5～9.5）×10⁹/L]，中性粒细胞百分率 87.6％（50％～70％），血红蛋白 88 g /L（130～175 g /L），**血小板计数 28×10⁹/L[（101～320）×10⁹/L]**。予重组人血小板生成素 15 000 U 每日 1 次皮下注射（10 月 26 日—11 月 1 日），重组人白细胞介素- 11 3 mg 每日 1 次皮下注射（10 月 26 日—11 月 1 日）。

10 月 27 日，T_{max} 38.6℃。**血小板计数 19×10⁹/L[（101～320）×10⁹/L]**。予氨基酸（洛安命）12.5 g 每日 1 次静脉滴注（10 月 27 日—11 月 1 日）。

10 月 28 日，T_{max} 38.4℃，CRP＞240 mg／L（0～10 mg／L），白细胞计数 5.17×10⁹/L [（3.5～9.5）×10⁹/L]，中性粒细胞百分率 89.1%（50%～70%），血红蛋白 76 g／L（130～175 g／L），血小板计数 24×10⁹/L[（101～320）×10⁹/L]。予地塞米松磷酸钠 2.5 mg 静脉注射。10 月 29 日，T_{max} 36.4℃。

10 月 30 日，T_{max} 37.5℃。血小板计数 29×10⁹/L[（101～320）×10⁹/L]。予地塞米松磷酸钠 2.5 mg 静脉注射。予 5%葡萄糖生理氯化钠溶液 500 ml＋维生素 C 2 g＋维生素 B₆ 0.2 g＋10%氯化钾 10 ml 每日 1 次静脉滴注（10 月 30 日—11 月 1 日）。

11 月 1 日，T_{max} 38.6℃。予地塞米松磷酸钠 5 mg 静脉注射。11 月 2 日，自动出院。

【病例用药分析】

患者发生颈部淋巴结炎其抗菌药选择是否合理

患者所患颈部淋巴结炎，病原体通常为链球菌、金黄色葡萄球菌，首选青霉素、苯唑西林、第一/第二代头孢菌素。如果是耐甲氧西林金黄色葡萄球菌（MRSA），应予万古霉素、利奈唑胺等[1]。

实际上 9 月 25 日入院后予莫西沙星 0.4 g＋5%葡萄糖溶液 250 ml 每日 1 次静脉滴注（9 月 25 日—10 月 8 日），对各种链球菌如肺炎链球菌、化脓性链球菌敏感，对甲氧西林敏感葡萄球菌、表皮葡萄球菌等敏感，但对耐甲氧西林葡萄球菌不敏感（见拜耳医药保健有限公司药品说明书）。根据笔者所在东方医院南院 2018 年细菌耐药性检测结果，莫西沙星对金黄色葡萄球菌耐药率为 35.6%，对耐甲氧西林金黄色葡萄球菌耐药率达 76%，对凝固酶阴性葡萄球菌耐药率达 45%，对耐甲氧西林凝固酶阴性葡萄球菌耐药率达 70%。

9 月 26 日予联合头孢唑肟钠 2 g＋生理盐水 100 ml 每日 3 次静脉滴注（9 月 26 日—9 月 29 日），对金黄色葡萄球菌和表皮葡萄球菌效果较第一、第二代头孢菌素差，对耐甲氧西林金黄色葡萄球菌和肠球菌属耐药（见海口市制药厂有限公司药品说明书）。根据笔者所在东方医院南院 2018 年细菌耐药性检测结果，头孢唑肟钠对 ESBL 阴性大肠埃希菌敏感率 99%，对 ESBL 阳性大肠埃希菌基本耐药，对肺炎克雷伯菌耐药率达 66%，对铜绿假单胞菌基本耐药。

9 月 30 日停头孢唑肟钠，改用亚胺培南西司他丁钠 1 g＋生理盐水 100 ml 每 12 h 1 次静脉滴注（9 月 30 日—10 月 6 日）。亚胺培南西司他丁钠抗菌谱广泛，对各种链球菌敏感，对甲氧西林敏感葡萄球菌、表皮葡萄球菌等敏感，但对耐甲氧西林葡萄球菌不敏感（见杭州默沙东制药有限公司药品说明书）。根据笔者所在东方医院南院 2018 年细菌耐药性检测结果，对 ESBL 阳性大肠埃希菌敏感率 100%，对铜绿假单胞菌耐药率达 33%，对肺炎克雷伯菌耐药率为 45%，对不动杆菌耐药率为 80%，对泛耐药肺炎克雷伯菌耐药率为 94%。患者肾功能正常，体重近 70 kg，按规定由不太敏感的病原菌引起的严重或危及生命的感染,亚胺培南每日至少可用至 3 g(见杭州默沙东制药有限公司药品说明书),也就是亚胺培南西司他丁钠 2 g 每 8 h 1 次静脉滴注。实际上予亚胺培南西司他丁钠 1 g 每 12 h 1 次静脉滴注,剂量太小达不到抗感染疗效。

　　10 月 7 日停亚胺培南西司他丁钠,予头孢哌酮舒巴坦钠 3 g＋生理盐水 100 ml 每日 3 次静脉滴注(10 月 7 日—10 月 24 日)。头孢哌酮舒巴坦钠属于第三代头孢菌素,与头孢唑肟相似,对金黄色葡萄球菌和表皮葡萄球菌效果较第一、第二代头孢菌素差,对耐甲氧西林金黄色葡萄球菌和肠球菌属耐药(见辉瑞制药有限公司药品说明书)。根据笔者所在东方医院南院 2018 年细菌耐药性检测结果,头孢哌酮舒巴坦钠对 ESBL 阳性大肠埃希菌敏感率为 94％,对不动杆菌耐药率为 57％,对铜绿假单胞菌耐药率为 15％,对肺炎克雷伯菌耐药率为 42％,对泛耐药肺炎克雷伯菌耐药率达 99％。

【病例总结】

　　患者属于晚期恶性肿瘤化疗放疗基础上发生的颈部淋巴结炎,免疫力低下,多次住院,致病菌以耐甲氧西林金黄色葡萄球菌(MRSA)可能性较大,也不排除泛耐药肺炎克雷伯菌和鲍曼不动杆菌的可能性。如不控制感染可危及生命,应及时予适宜的抗菌药控制感染。

　　未及时予万古霉素或利奈唑胺,可能与患者病情恶化有相关性。

参考文献

[1]　中华人民共和国卫生部医政司,卫生部合理用药专家委员会.国家抗微生物治疗指南[M].北京:人民卫生出版社,2014,40‐42.

晚期恶性肿瘤无指征予头孢曲松
静脉滴注后筛选出粪肠球菌并尿路感染

【概述】

一例老年女性患者,因左肺癌 PS 3 分,食管下恶性肿瘤伴淋巴结转移可能 PS 3 分,双侧颈部、右侧腋窝、右侧胸腔积液,尿路上皮癌术后,高血压病 3 级(极高危组),心功能Ⅲ级入院。入院治疗后患者出现低钾、低镁、血压控制不佳等。通过此病例分析探讨以下几个方面:① 10 月 31 日钾 2.44 mmol/L,发生低钾血症的原因。② 10 月 31 日镁0.57 mmol/L,发生低镁血症的原因。③ 患者血压控制不佳的可能原因。④ 患者抗菌药物的使用是否合理。

【病史介绍】

患者 86 岁,女性,有高血压史 20 多年。2013 年 11 月诊断为周围型肺癌可能,未予治疗。2017 年 1 月 6 日膀胱镜下行膀胱癌切除术,术后病理示高级别非浸润性尿路上皮癌,1 月 10 日发现双侧小腿肌间静脉血栓形成。因进食后呕吐近 1 个月于 2018 年 10 月15 日入院,临床诊断为左肺癌 PS 3 分,食管下恶性肿瘤伴淋巴结转移可能 PS 3 分,双侧颈部、右侧腋窝、右侧胸腔积液,尿路上皮癌术后,高血压病 3 级(极高危组),心功能Ⅲ级。

【临床经过】

予 5% 葡萄糖生理氯化钠溶液 500 ml＋维生素 C 2 g＋维生素 B$_6$ 0.2 g＋生物合成人胰岛素 6 IU 每日 1 次静脉滴注(10 月 15 日—10 月 25 日),泮托拉唑钠 40 mg＋生理盐水100 ml 每日 2 次静脉滴注(10 月 15 日—11 月 15 日),8.5% 复方氨基酸 250 ml 每日 1 次静脉滴注(10 月 15 日—11 月 15 日),乳酸钠林格注射液 500 ml 每日 1 次静脉滴注(10 月15 日—10 月 24 日)。

10 月 16 日,D - 二聚体 10.01 mg /L(0～0.55 mg /L),钾 4.0 mmol/L(3.5～5.1 mmol/L),尿素 15.8 mmol/L(2.5～6.1 mmol/L),肌酐 67 μmol/L(46～92 μmol/L),

白细胞计数 $6.50 \times 10^9/L[(3.69 \sim 9.16) \times 10^9/L]$，中性粒细胞百分率 78.3%(50%～70%)，血红蛋白 122 g /L(115～150 g /L)，血小板计数 $183 \times 10^9/L[(101 \sim 320) \times 10^9/L]$，无感染证据，**外院曾使用抗菌药，家属要求继续使用**，加上行颈部淋巴结穿刺活检，**予头孢曲松钠 1 g＋生理盐水 250 ml 每日 1 次静脉滴注(10 月 16 日—11 月 3 日)，头孢曲松钠 2 g＋生理盐水 250 ml 每日 1 次静脉滴注(11 月 7 日—11 月 15 日)**。

10 月 17 日，患者胸闷气促，血压 159/68 mmHg，心率 76 次/min。**予呋塞米 10 mg 每日 1 次静脉注射**，甲泼尼龙琥珀酸钠 40 mg 静脉注射。

10 月 18 日 10:00，予人血白蛋白 10 g 每日 1 次静脉滴注(10 月 18 日—11 月 5 日)、10 g 每日 1 次静脉滴注(11 月 5 日—11 月 15 日)，**托拉塞米 5～10 mg 每日 1 次静脉注射(10 月 18 日—10 月 28 日)**。

12:30，患者血压 186/80 mmHg，心率 85 次/min。因呕吐不能口服降压药，**予硝苯地平片 10 mg 舌下含服**。

10 月 19 日 8:00，患者血压 180/88 mmHg，心率 81 次/min。**予硝苯地平片 10 mg 舌下含服**。

10:00，予地塞米松磷酸钠 5 mg 每日 1 次静脉注射(10 月 19 日—10 月 22 日)，血浆 400 ml 每日 1 次静脉滴注(10 月 19 日—10 月 22 日)。

10 月 20 日，钾 3.5 mmol/L(3.5～5.1 mmol/L)，钠 139 mmol/L(137～145 mmol/L)。尿素 10.6 mmol/L(2.5～6.1 mmol/L)，肌酐 61 μmol/L(46～92 μmol/L)，**D－二聚体 18.34 mg/L(0～0.55 mg/L)**。因穿刺部位渗血，全院大会诊，考虑针道出血，肿瘤组织血供丰富，予局部使用凝血酶冻干粉、纤维蛋白黏合剂。

10 月 22 日，胸水有核细胞 $870 \times 10^6/L$，淋巴细胞 52%，中性粒细胞 44%。

10 月 24 日，颈部肿块穿刺活检为腺癌，考虑肺来源。

10 月 25 日，**5% 葡萄糖生理氯化钠溶液 500 ml＋维生素 C 2 g＋维生素 B_6 0.2 g＋甲氧氯普胺 10 mg＋生物合成人胰岛素 6 IU 每日 1 次静脉滴注(10 月 25 日—10 月 31 日)**。

10 月 29 日，间断呕吐物带血丝，**予非洛地平缓释片 5 mg 每日 1 次口服(10 月 31 日—11 月 5 日)**。

10 月 31 日 8:30，患者头晕后呕吐，不排除颅内病变，血压 165/91 mmHg。**予托拉塞米 10 mg 静脉注射，20% 甘露醇 125 ml 静脉滴注，地塞米松磷酸钠 5 mg 静脉注射**。输红细胞悬液 1 U。

10:00，血红蛋白 102 g /L(115～150 g /L)，血小板计数 $191 \times 10^9/L[(125 \sim 350) \times 10^9/L]$，**钾 2.44 mmol/L(3.5～5.3 mmol/L)**，镁 0.57 mmol/L(0.75～1.02 mmol/L)。尿素 7.99 mmol/L(2.5～6.1 mmol/L)，肌酐 53 μmol/L(46～92 μmol/L)。予 5% 葡萄糖生理氯化钠溶液 500 ml＋维生素 C 2 g＋维生素 B_6 0.2 g＋**10% 氯化钾 15 ml ＋甲氧氯普胺 10 mg 每日 1 次静脉滴注(10 月 31 日—11 月 15 日)，5% 葡萄糖生理氯化钠溶液**

500 ml＋维生素 C 2 g＋维生素 B₆ 0.2 g＋**10％氯化钾 15 ml 每日 1 次静脉滴注**(10 月 31 日—11 月 15 日)。

11 月 1 日,患者头晕后呕吐,痰中带血。予 20％甘露醇 125 ml 每日 2 次静脉滴注 (11 月 1 日—11 月 11 日)、125 ml 每 8 h 1 次静脉滴注(11 月 11 日—11 月 15 日),**蛇毒血 凝酶 1 U 每日 1 次静脉注射(11 月 1 日—11 月 15 日)。**

11 月 3 日,**尿细菌计数 4 310／μl,尿白细胞 244 μl／(0～23／μl),尿红细胞 1 084／μl** (0～18／μl)。D-二聚体 4.69 mg／L(0～0.55 mg／L)。

11 月 4 日 7:00—10:00,血压 169～174/76～82 mmHg,心率 88～95 次/min。予硝 苯地平片 5 mg 舌下含服。19:00,血压 174/84 mmHg,心率 86 次/min,予硝苯地平片 10 mg 舌下含服。

11 月 5 日,予硝苯地平片 10 mg 每日 3 次口服(11 月 5 日—11 月 15 日)。**予那武利 尤单抗 160 mg＋生理盐水 100 ml 静脉滴注。**

11 月 6 日,尿蛋白 4＋,**尿红细胞 1 109／μl(0～18／μl),白细胞 191／μl(0～23／μl)。中 段尿(11 月 3 日送检)培养出粪肠球菌,**对万古霉素、利奈唑胺、替加环素、四环素、米诺环 素、左氧氟沙星、环丙沙星、磷霉素、氨苄西林、呋喃妥因敏感。

11 月 7 日 8:00,血压 176/85 mmHg,心率 98 次/min,予硝苯地平片 10 mg 舌下 含服。

11 月 9 日,予 5％葡萄糖溶液 100 ml＋二羟丙茶碱 0.25 g 每日 2 次静脉滴注(11 月 9 日—11 月 15 日)。

11 月 15 日 14:00,患者血压 166/87 mmHg,心率 105 次/min,左肺偶及哮鸣音,予 出院。

【病例用药分析】

一、10 月 31 日钾 2.44 mmol/L,发生低钾血症的原因

(1)患者每日生理性需要摄入氯化钾约 5.7 g,在摄入食物没有胃纳不佳并且肾功能 正常的情况下,不额外补充氯化钾通常不会引发低钾血症或高钾血症。患者因呕吐而禁 食,故需要额外从静脉补充氯化钾,但从 10 月 15 日入院至 10 月 31 日发生低钾血症为 止,除了予乳酸钠林格注射液 500 ml 每日 1 次静脉滴注(10 月 15 日—10 月 24 日)中包 含的 0.15 g 氯化钾外,未补充任何钾离子。加上呕吐,更增加了低钾血症的发生风险。

(2)患者心功能Ⅲ级、肌酐正常,在心力衰竭而肾功能正常的情况下,螺内酯∶呋塞 米＝2∶1 对血钾影响最小,因此螺内酯 40 mg 每日 1 次口服联合呋塞米 20 mg 每日 1 次 口服通常不会引发高钾血症[2]。患者因呕吐不能口服螺内酯,10 月 17 日予呋塞米 10 mg 每日 1 次静脉注射,10 月 18 日予托拉塞米 5～10 mg 每日 1 次静脉注射(10 月 18 日—10 月 28 日),10 月 31 日予托拉塞米 10 mg 静脉注射,可促进钾从肾脏排出。

（3）10 月 17 日予甲泼尼龙琥珀酸钠 40 mg 静脉注射，10 月 19 日予地塞米松磷酸钠 5 mg 每日 1 次静脉注射（10 月 19 日—10 月 22 日），10 月 31 日予 20% 甘露醇 125 ml 静脉滴注、地塞米松磷酸钠 5 mg 静脉注射。糖皮质激素可引发低钾血症（见石药集团欧意药业有限公司药品说明书）。甘露醇的渗透性利尿作用可降低血钾（见石家庄四药有限公司药品说明书）。

二、10 月 31 日镁 0.57 mmol/L，发生低镁血症的原因

（1）人体平均每日需摄入镁 300 mg，在摄入食物没有胃纳不佳并且肾功能正常的情况下，不额外补充镁通常不会引发低镁血症或高镁血症。患者因呕吐而禁食，故需要额外从静脉补充镁里子，但从 10 月 15 日入院至 10 月 31 日发生低镁血症为止，未补充任何镁离子。加上呕吐，更增加了低镁血症的发生风险。

（2）10 月 17 日予呋塞米 10 mg 静脉注射，10 月 18 日予托拉塞米 5～10 mg 每日 1 次静脉注射（10 月 18 日—10 月 28 日），10 月 31 日予托拉塞米 10 mg 静脉注射，可促进镁离子从肾脏排出（见江苏悦兴药业有限公司药品说明书）。此外，10 月 31 日予 20% 甘露醇 125 ml 静脉滴注，甘露醇的渗透性利尿作用可降低血镁（见石家庄四药有限公司药品说明书）。

三、患者血压控制不佳的可能原因

患者高血压，因呕吐不能口服降压药，故血压控制不佳。10 月 18 日 12:30 患者血压 186/80 mmHg，予硝苯地平片 10 mg 舌下含服；10 月 19 日 8:00 患者血压 180/88 mmHg，予硝苯地平片 10 mg 舌下含服；11 月 4 日 7:00—10:00 血压 169～174/76～82 mmHg，予硝苯地平片 5 mg 舌下含服；19:00 血压 174/84 mmHg，予硝苯地平片 10 mg 舌下含服。硝苯地平片为短效二氢吡啶类钙拮抗剂，舌下含服 2～3 min 起效，20 min 达高峰。硝苯地平片降压速度、幅度及持续时间无法预测，血压骤降是导致严重不良反应的最主要原因。另外硝苯地平扩张周围血管引起窃血现象和反射性心动过速也是造成严重不良反应的原因。高血压急症患者舌下含服硝苯地平 10～20 mg，其严重不良反应（心肌缺血、心绞痛、心肌梗死、脑梗死、严重低血压、休克、高血压等）发生率为 61%[3]。舌下含服硝苯地平导致严重不良反应时有报道，尽管美国医学杂志在 1996 年就呼吁医师放弃使用舌下含服或口服硝苯地平来治疗高血压急症，但不少医师仍习惯沿用此方法[3]。药品说明书记载，硝苯地平片致心肌梗死和充血性心力衰竭的发生率为 4%，肺水肿发生率达 2%，心律失常和传导阻滞的发生率各小于 0.5%（见上海华氏制药有限公司天平制药厂药品说明书）。高血压急症推荐舌下含服卡托普利 25 mg，若 30 min 内血压下降不明显，可再含服 25 mg。具有以下优势：① 5 min 起效，15～30 min 降压明显。② 降压平稳，血压逐渐下降，基本维持稳定水平，不会出现血压骤降或休克，符合高血压急症救治中血压下降控制在 25%～30%、维持血压在 160/100 mmHg 为宜的治疗原则。③ 由于它同时扩张静脉，对伴有心功能不全者更适宜。④ 不良反应小，不会随血压下降而反射性引起心动过速和皮肤潮红。

四、患者抗菌药物的使用是否合理

患者从 10 月 15 日入院至 11 月 15 日出院,血象等始终正常,没有明确的感染症状和体征。10 月 16 日外院曾使用抗菌药,家属要求继续使用,加上行颈部淋巴结穿刺活检,予头孢曲松钠 1 g+生理盐水 250 ml 每日 1 次静脉滴注(10 月 16 日—11 月 3 日)、头孢曲松钠 2 g+生理盐水 250 ml 每日 1 次静脉滴注(11 月 7 日—11 月 15 日)。患者抗菌药的适应证不强,长时间予头孢曲松钠可能筛选出耐药菌感染。11 月 3 日尿细菌计数 4 310/μl,尿白细胞 244/μl(0~23/μl),发生了尿路感染。11 月 6 日尿红细胞 1 109/μl (0~18/μl),尿白细胞 191/μl(0~23/μl)。中段尿(11 月 3 日送检)培养出粪肠球菌,对万古霉素、利奈唑胺、替加环素、四环素、米诺环素、左氧氟沙星、环丙沙星、磷霉素、氨苄西林、呋喃妥因敏感。头孢曲松钠对肠球菌、耐甲氧西林葡萄球菌和多数脆弱拟杆菌耐药,对大肠杆菌、肺炎杆菌、吲哚阳性变形杆菌、流感杆菌、沙雷杆菌、脑膜炎球菌、淋球菌有强大作用;肺炎球菌、链球菌及金黄色葡萄球菌对本品中度敏感;对铜绿假单胞菌有一定作用(见罗氏制药有限公司药品说明书)。

【病例总结】

在心力衰竭而肾功能正常的情况下,螺内酯∶呋塞米=2∶1 对血钾影响最小,未予螺内酯而单独予呋塞米、托拉塞米,加上呕吐,可引发低钾低镁血症;高血压急症推荐舌下含服卡托普利,不推荐硝苯地平;适应证不强而长时间予头孢曲松钠可筛选出耐药革兰阳性球菌。

未遵守上述用药注意事项,可能与患者病情加重有相关性。

参考文献

[1] 王礼振.临床输液学[M].北京:人民卫生出版社,1998,54-56,67-72.
[2] 代铁成,赵月.不同剂量利尿剂联合应用对心衰患者血钾的影响[J].心血管康复医学杂志,2010,19(6):636-638.
[3] 林梅瑟,朱文宗,张炳才,等.舌下含服硝苯地平治疗高血压致严重不良反应的观察[J].中华高血压杂志,2006,14(10):833-834.
[4] 陈志,蒲云.院前急救中卡托普利含服治疗高血压急症的降压效果分析[J].医学理论与实践,2015,28(9):1187-1189.

病例 **26**

可能与违反经导管动脉灌注化疗
禁忌证相关的感染加重及房扑发作

【概述】

一例肺腺癌患者,因肺原发性支气管肺癌(右肺上叶周围型腺癌)cT4N2M0 ⅢB 期、ECOG‑PS 2 分、肺部感染、上腔静脉综合征入院。入院后行经皮支气管动脉造影术+化疗栓塞术并予化疗。通过此病例分析探讨患者感染加重及房扑发作的原因。

【病史介绍】

患者 53 岁,男性,2018 年 7 月 24 日确诊为肺腺癌。7 月 25 日、8 月 16 日、9 月 8 日 3 次予培美曲塞 0.8 g 静脉滴注+奈达铂 150 mg 静脉滴注化疗,吉西他滨 1.4 g d1,奈达铂 150 mg d8 静脉滴注。9 月 25 日 CT 示右肺上叶及右上肺门肿块影,右肺上叶支气管截断伴右肺散在转移结节,炎症改变,部分肺不张。10 月初开始,患者自觉咳嗽、憋喘、痰中带血加重,不能平卧,10 月 31 日 15:30 因肺原发性支气管肺癌(右肺上叶周围型腺癌)cT4N2M0 ⅢB 期、ECOG‑PS 2 分、**肺部感染**、上腔静脉综合征入院。身高 160 cm,体重 55 kg,体重指数 21.5 kg/m^2。

【临床经过】

11 月 1 日 10:00,患者咳嗽咳痰,**少量咯血**,胸闷不适,半卧位。**白细胞计数 28.73×10^9/L(3.5~9.5×10^9/L),中性粒细胞百分率 90.2%(40%~75%),CRP 73 mg/L(0~10 mg/L),血红蛋白 96 g/L(130~175 g/L),血小板计数 235×10^9/L[(125~350)×10^9/L]。心电图示窦性心动过速、T 波改变(Ⅱ、aVF 低平、Ⅲ 倒置)。尿素氮 7.83 mmol/L(3.1~8.0 mmol/L),肌酐 38 μmol/L(57~97 μmol/L)。BNP 1 251 ng/L(0~125 ng/L)。白蛋白 24.3 g/L(40~55 g/L)。PT 14 s(9.4~12.5 s),**D‑二聚体 20.57 mg/L(0~0.55 mg/L)**。予甲泼尼龙琥珀酸钠 160~200 mg 每日 1 次静脉注射(11 月 1 日—11 月 6 日),托拉塞米 20~40 mg 每日 1 次静脉注射(11 月 1 日—11 月 5 日),地

塞米松片 8 mg 每日 2 次口服(11 月 1 日—11 月 3 日),泮托拉唑钠 40 mg+生理盐水 100 ml 每日 1 次静脉滴注(11 月 1 日—11 月 6 日),乳酸钠林格注射液 500 ml 每日 1 次静脉滴注(11 月 1 日—11 月 5 日),**左氧氟沙星 0.2 g+生理盐水 250 ml 每 12 h 1 次静脉滴注(11 月 1 日—11 月 3 日)**,酚磺乙胺 500 mg+氨甲苯酸 0.3 g+5%葡萄糖溶液 250 ml 每日 1 次静脉滴注(11 月 1 日—11 月 5 日),蛇毒血凝酶 1 U 每日 1 次静脉注射(11 月 1 日—11 月 6 日)。

15:00,予经皮支气管动脉造影术+化疗栓塞术。予多西他赛 75 mg /m² d1+顺铂 75 mg /m² d1。患者体表面积 1.6 m²,因动脉局部灌注毒副反应大,故实际减量为多西他赛 60 mg d1、顺铂 60 mg d1。在右第四肋间动脉内注入多西他赛 20 mg、顺铂 20 mg,之后再用 500～700 μm 微球栓塞右第四肋间动脉。予顺铂 40 mg 静脉推泵,多西他赛 40 mg 静脉推泵。

11 月 2 日,患者胸闷不适,半卧位,一般情况差。予沙利度胺 50 mg 每日 2 次口服(11 月 2 日—11 月 6 日),**亚胺培南西司他丁钠 1 g+生理盐水 100 ml 每 12 h 1 次静脉滴注(11 月 2 日—11 月 6 日)**。

11 月 3 日 9:00,患者**房扑**,予普罗帕酮 100 mg 每日 3 次口服(11 月 3 日—11 月 6 日)。

11 月 4 日,患者房扑心室率 97 次/min,气急精神差,半卧位,右肺可闻及少许湿啰音。予胺碘酮 1 350 mg 静脉滴注。

11 月 5 日,患者一般情况差,房扑心室率 141 次/min,予胺碘酮 600 mg 静脉滴注。痰培养出白假丝酵母菌。PT 13.6 s(9.4～12.5 s),D-二聚体 11.9 mg /L(0～0.55 mg /L)。白蛋白 33 g /L(40～55 g /L),CRP 78 mg /L(0～10 mg /L),血红蛋白 102 g /L(130～175g /L),**白细胞计数 33.50×10⁹/L**[(3.5～9.5)×10⁹/L],中性粒细胞百分率 92.6%(40%～75%),血小板计数 130×10⁹/L[(125～350)×10⁹/L]。尿素氮 10.3 mmol/L(3.1～8.0 mmol/L),肌酐 57 μmol/L(57～97 μmol/L)。

11 月 6 日 3:00—7:00,患者房扑心室率 126～151 次/min。10:00,患者咯血明显好转,**房扑心室率 152 次/min**。予出院,医嘱:化疗后如出现发热、恶心、呕吐、腹泻等,及时就诊;每周复查血常规;每 2 周复查肝肾功能、电解质、凝血功能指标;自备平喘、抗感染、止血等药。

【病例用药分析】

患者感染加重及房扑发作的可能原因

2018 年 9 月 25 日 CT 示右肺上叶支气管截断伴右肺散在转移结节,炎症改变,部分肺不张。入院后 11 月 1 日 10:00,白细胞计数 28.73×10⁹/L,中性粒细胞百分率 90.2%,CRP 73 mg /L,提示有肺部感染。考虑到患者晚期肺癌、上腔静脉综合征需要救治,当天予经皮支气管动脉造影术＋化疗栓塞术,动脉内注入多西他赛 20 mg、顺铂 20 mg,并予顺铂 40 mg 静脉推泵、多西他赛 40 mg 静脉推泵。经导管动脉灌注化疗(TAI)未控制的严重感染患者禁忌[1];顺铂近期感染患者禁忌(见齐鲁制药有限公司药品说明书)。多西他赛联合顺铂,感染和感染性疾病发生率≥10％,为非常常见的不良反应(见江苏恒瑞医药股份有限公司药品说明书)。11 月 5 日白细胞计数 33.50×10⁹/L、中性粒细胞百分率 92.6％,固然与甲泼尼龙琥珀酸钠 160～200 mg 每日 1 次静脉注射(11 月 1 日—11 月 6 日)、地塞米松片 8 mg 每日 2 次口服(11 月 1 日—11 月 3 日)有关,然而感染未被控制甚至加重的可能性也不除外。

11 月 3 日患者发生房扑,与肺部感染有关,也不排除患者存在缺血性心脏病、肺心病等。另外与化疗也有相关性。多西他赛联合顺铂,心律失常的发生率在 1％～10％,为常见不良反应(见江苏恒瑞医药股份有限公司药品说明书)。

按规定,社区获得性肺炎抗菌药疗程一般为 7～10 d,有基础疾病、年老者为 7～14 d。院内获得性肺炎抗菌药疗程一般为至少 10～14 d,金黄色葡萄球菌感染根据情况延长疗程。肺脓肿、吸入性肺炎抗菌药疗程至少 1～2 个月。有 MDR 菌感染风险的患者推荐至少连续 14 d 的疗程[2]。这是以抗菌药有效为前提的,如果无效或疗效不明显,则疗程可能会被拖得更长[2]。11 月 2 日予亚胺培南西司他丁钠 1 g＋生理盐水 100 ml 每 12 h 1 次静脉滴注(11 月 2 日—11 月 6 日),至患者出院时仅使用了 5 d,疗程不足,加上 11 月 5 日血象仍很高、感染仍重,因此 11 月 6 日予出院值得商榷。

根据非手术患者 VTE 风险评估表(Padua 评分表)[3]:患者原发性支气管肺癌(右肺上叶周围型腺癌)cT4N2M0 ⅢB 期(3 分)＋予糖皮质激素(1 分)＋肺部感染(1 分)＝5 分,总分＞4 分为 VTE 高危患者。根据内科住院患者出血危险因素评估[3]:男性(1 分)＋原发性支气管肺癌(右肺上叶周围型腺癌)cT4N2M0 ⅢB 期(1 分)＋咯血(1 分)＝3 分,属于出血高危患者。11 月 3 日患者发生房扑,可进一步增加栓塞风险[4],但同时存在较大出血风险或出血并发症。在房扑转复前予出院值得商榷。

【病例总结】

经导管动脉灌注化疗(TAI)未控制的严重感染患者禁忌,顺铂近期感染患者禁忌,通常应先控制感染后再行 TAI;患者晚期肺癌加上腔静脉综合征,经过权衡利弊后如需 TAI 救治,应处理好其毒副反应。

未遵守上述用药注意事项,可能与患者病情恶化有相关性。

参考文献

[1] 中国抗癌协会肿瘤介入专家委员会.经导管动脉灌注化疗药物应用原则.中国肿瘤介入专家共识[J].介入放射学杂志,2017,26(11):963-970.

［2］ 刘琳,张湘燕.加拿大成人医院获得性肺炎和呼吸机相关肺炎临床诊治指南要点和解读［J］.临床内科杂志,2016,33(1)：21－22.

［3］ 中华医学会呼吸病学分会肺栓塞与肺血管病学组,中国医师协会呼吸医师分会肺栓塞与肺血管病工作委员会,全国肺栓塞与肺血管病防治协作组.肺血栓栓塞症诊治与预防指南［J］.中华医学杂志,2018,98(14)：1060－1087.

［4］ 马长生.心房颤动抗凝治疗的新观点和新指南［J］.中国循环杂志.2011,26(5)：3－5.

违反禁忌证予顺铂腹腔灌注化疗导致的肾功能衰竭

【概述】

一例结肠癌术后患者,因降结肠中低分化腺癌术后 rT3N0M1b(肝、肺)ⅣB 期、ECOG 1 分、高血压 3 级(极高危组)、腹腔积液、肝功能不全、低蛋白血症入院。入院后行腹腔灌注化疗,患者发生肾功能衰竭最终死亡。通过此病例分析探讨以下两个方面:① 患者发生肾功能衰竭的可能原因。② 患者发生高钾血症并加重的主要原因。

【病史介绍】

患者 57 岁,男性,身高 173 cm,体重 86.5 kg,体重指数 28.9 kg/m²。2018 年 3 月 29 日因降结肠癌肝转移行 L-Dixon 术,术后病理示中低分化腺癌。5 月 21 日—7 月 3 日行 FOLFOX 方案 4 个疗程。因发现肝转移灶增多以及左侧肾上腺转移,于 8 月 13 日—9 月 24 日调整为 FOLFIRI+西妥昔单抗 4 个疗程。9 月 24 日 MRI 示肝转移灶进展,10 月 8 日肝穿刺示腺癌,考虑肠道来源。11 月 5 日参加金妥昔单抗Ⅰa 期临床研究。11 月 30 日因疾病加重出组。因降结肠中低分化腺癌术后 rT3N0M1b(肝、肺)ⅣB 期、ECOG 1 分、高血压 3 级(极高危组)、腹腔积液、肝功能不全、低蛋白血症于 11 月 30 日入院。

【临床经过】

11 月 29 日,白细胞计数 $12.72 \times 10^9/L[(3.5 \sim 9.5) \times 10^9/L]$,中性粒细胞百分率 76.6%(40%~75%),血红蛋白 135 g/L(130~175 g/L),血小板计数 $261 \times 10^9/L[(125 \sim 350) \times 10^9/L]$,总胆红素 16.7 μmol/L(≤24 μmol/L),直接胆红素 11.8 μmol/L(0~10 μmol/L),白蛋白 34.3 g/L(40~55 g/L),ALT 56 U/L(9~50 U/L),AST 186 U/L(15~40 U/L),碱性磷酸酶 530 U/L(45~125 U/L),低密度脂蛋白胆固醇 3.98 mmol/L(≤3.34 mmol/L),总胆固醇 5.41 mmol/L(0~5.2 mmol/L),**尿酸** 560 μmol/L(203~417 μmol/L),尿素氮 4.93 mmol/L(3.1~8.0 mmol/L),肌酐 82 μmol/L

(57～97 μmol/L)。PT 11.5 s(11～13 s),D-二聚体 2.58 mg/L(0～0.55 mg/L)。患者腹胀,B超示大量腹水,双下肢Ⅱ度水肿。予腹腔穿刺引流(11月30日—12月10日)。

12月1日,心率110次/min,血压122/85 mmHg。予5%葡萄糖生理氯化钠溶液500 ml+维生素 C 2 g+B₆ 0.2 g+10%氯化钾15 ml每日1次静脉滴注(12月1日—12月8日),乳酸钠林格注射液500 ml每日1次静脉滴注(12月1日—12月5日),人血白蛋白10 g+生理盐水100 ml每日1次静脉滴注(12月1日—12月12日),**呋塞米20 mg每日1次静脉注射(12月1日—12月6日)、20 mg每日2次静脉注射(12月6日—12月7日)**。腹腔引流900 ml,**尿量1200 ml**。

12月2日,心率106次/min,血压129/87 mmHg。腹腔引流800 ml,**尿量1000 ml**。

12月3日,心率111次/min,血压131/98 mmHg,予地塞米松磷酸钠5 mg每日1次静脉注射(12月3日—12月4日),盐酸异丙嗪25 mg每日1次肌内注射(12月3日—12月4日),帕洛诺司琼0.25 mg+生理盐水100 ml每日1次静脉滴注(12月3日—12月4日),生理盐水500 ml每日1次静脉滴注(12月3日—12月4日)。腹腔引流500 ml,**尿量1200 ml**。

12月4日,心率110次/min,血压123/86 mmHg。患者体表面积2.08 m²,**予顺铂60 mg+生理盐水250 ml、氟尿嘧啶2 g+生理盐水250 ml腹腔灌注**。予5%葡萄糖溶液250 ml+多烯磷脂酰胆碱465 mg每日1次静脉滴注(12月4日—12月12日)。腹腔引流300 ml,**尿量1500 ml**。

12月5日,腹腔引流900 ml,**尿量1000 ml**。

12月6日,患者胸闷,心率108次/min,心悸和腹胀较前加重,双下肢Ⅱ度水肿。钾5.16 mmol/L(3.5～5.3 mmol/L),**尿酸767 μmol/L(203～417 μmol/L)**,尿素氮12.2 mmol/L(3.1～8.0 mmol/L),肌酐124 μmol/L(57～97 μmol/L)。予5%葡萄糖溶液250 ml+异甘草酸镁200 mg每日1次静脉滴注(12月6日—12月10日),酒石酸唑吡坦10 mg每晚1次口服(12月6日—12月7日),**螺内酯20 mg每日3次口服(12月6日—12月11日)**,门冬氨酸钾镁20 ml每日1次口服(12月6日—12月8日)。腹腔引流600 ml,尿量2960 ml。

12月7日,患者心率125次/min,血压112/88 mmHg。嘱每日饮水量至少1000 ml(12月7日—12月14日),予碳酸氢钠片1 g每日3次口服(12月7日—12月14日),乳酸钠林格注射液500 ml每日1次静脉滴注(12月7日—12月8日),泮托拉唑钠40 mg+生理盐水100 ml每日1次静脉滴注(12月7日—12月12日)。托拉塞米30 mg静脉推泵。腹腔引流400 ml,尿量3000 ml。

12月8日,心率122次/min,血压115/84 mmHg,皮肤干燥。总胆红素39.0 μmol/L(≤24 μmol/L),直接胆红素34.0 μmol/L(0～10 μmol/L),白蛋白34.8 g/L(40～55 g/L),ALT 293 U/L(9～50 U/L),血氨51 μmol/L(9～30 μmol/L),CRP 79 mg/L

（0～10 mg /L），氧分压 65 mmHg（80～100 mmHg），乳酸 6.2 mmol/L（0.3～1.5 mmol/L），降钙素原 0.719 ng /ml（0.5～2 ng /ml 提示脓毒血症），白细胞计数 18.01×10^9/L[（3.5～9.5）×10^9/L]，中性粒细胞百分率 85.9%（40%～75%），血红蛋白 141 g /L（130～175 g /L），血小板计数 219×10^9/L[（125～350）×10^9/L]。**尿酸 1 087 μmol /L（203～417 μmol /L）**，尿素氮 16.2 mmol/L（3.1～8.0 mmol/L），肌酐 140 μmol/L（57～97 μmol/L）。**钾 5.4 mmol/L（3.5～5.3 mmol/L）。予亚胺培南西司他丁钠 0.5 g＋生理盐水 100 ml 每 12 h 1 次静脉滴注（12 月 8 日—12 月 14 日）**，5% 葡萄糖生理氯化钠溶液 500 ml＋维生素 C 2 g＋生物合成人胰岛素 3 IU 每日 1 次静脉滴注（12 月 8 日—12 月 11 日），生理盐水 500 ml 每日 1 次静脉滴注（12 月 8 日—12 月 10 日）。腹腔引流 350 ml，尿量 1 200 ml。予托拉塞米 40 mg 静脉推泵，聚磺苯乙烯钠散 30 g 口服。停门冬氨酸钾镁，**未停用螺内酯。**

12 月 9 日，患者氧饱和度 93%，诉呃逆，双下肢水肿较前加重，为 Ⅲ 度水肿。血压 109/76 mmHg，心率 116 次/min。腹腔引流 300 ml，尿量 1 300 ml。

12 月 10 日，予生理盐水 500 ml 每日 1 次静脉滴注（12 月 10 日—12 月 12 日）。托拉塞米 60 mg 静脉推泵。腹腔引流 100 ml，尿量 1 500 ml。

12 月 11 日，患者诉呃逆加重，腹胀及双下肢水肿明显，精神差，ECOG 4 分。总胆红素 101.8 μmol/L（≤24 μmol/L），直接胆红素 93.8 μmol/L（0～10 μmol/L），白蛋白 29 g /L（40～55g /L），ALT 283 U/L（9～50 U/L），CRP 130 mg /L（0～10 mg /L），白细胞计数 19.97×10^9/L[（3.5～9.5）×10^9/L]，中性粒细胞百分率 86.1%（40%～75%），血红蛋白 127 g /L（130～175 g /L），血小板计数 145×10^9/L[（125～350）×10^9/L]。**尿酸 1 204 μmol /L（203～417 μmol /L）**，尿素氮 25.5 mmol/L（3.1～8.0 mmol/L），肌酐 219 μmol/L（57～97 μmol/L）。**钾 6.0 mmol/L（3.5～5.3 mmol/L）。**予半流质饮食（12 月 11 日—12 月 14 日），5% 葡萄糖溶液 500 ml＋生物合成人胰岛素 6 IU 每日 1 次静脉滴注（12 月 11 日—12 月 12 日）。腹腔引流 150 ml，尿量 950 ml。**停螺内酯。**

12 月 12 日，腹腔引流 100 ml，尿量 500 ml。患者腹泻次数增加。因家属要求停用除抗菌药外的所有补液。

12 月 13 日，尿量 270 ml。12 月 14 日 7:20，患者翻身后出现呼吸减慢，呼之不应，点头样呼吸，心率 76 次/min，血压 95/70 mmHg，氧饱和度 68%。经抢救无效，8:41 死亡。

【病例用药分析】

一、患者发生肾功能衰竭的可能原因

顺铂因具有肾毒性，可减少肾脏对尿酸的排泄，引发高尿酸血症，出现腿部肿胀和关节痛。顺铂对失水过多、痛风、高尿酸血症、近期感染的患者禁忌。为减少肾毒性，在予顺铂前予 500～1 000 ml 生理盐水或 5% 葡萄糖生理氯化钠溶液，给药后再予 1 000～

2 000 ml 液体,保证每日液体总量达 3 000 ml。水化前后可以配合使用甘露醇及呋塞米,以保证每日尿量 2 000～3 000 ml(见齐鲁制药有限公司药品说明书)。11 月 29 日尿酸 560 μmol/L(203～417 μmol/L),存在高尿酸血症,因此 12 月 4 日予顺铂 60 mg＋生理盐水 250 ml 腹腔灌注违反了禁忌证。B 超示大量腹水,双下肢 Ⅱ 度水肿,大量液体流向组织间隙,加上腹腔引流,可能引发血容量相对不足。患者窦性心动过速,血压不高,提示可能存在容量相对不足。12 月 2 日静脉输入液体 1 100 ml,12 月 3 日静脉输入 1 700 ml,12 月 4 日静脉输入 2 450 ml,12 月 5 日静脉输入 1 350 ml,12 月 6 日静脉输入 1 100 ml。如果患者经口摄入水分不足,则可能引发低血容量,加重肾功能损害。另外,患者因腹腔引流可能使尿量减少,更应注意补充容量。12 月 2 日腹腔引流 800 ml,尿量 1 000 ml。12 月 3 日腹腔引流 500 ml,尿量 1 200 ml。12 月 4 日腹腔引流 300 ml,尿量 1 500 ml。12 月 5 日腹腔引流 900 ml,尿量 1 000 ml。每日尿量均少于 2 000 ml。

氟尿嘧啶静脉滴注 1 日 300～500 mg/m², 连用 3～5 d,静脉滴注时间不少于 6～8 h,也可用静脉泵维持给药 24 h。腹腔内注射按体表面积 1 次 500～600 mg/m²,每周 1 次,2～4 次为 1 个疗程。肝、肾功能不全者应减少剂量。氟尿嘧啶禁用于衰弱患者。腹腔缓释化疗局部区域给药,实际上就是吸收位给药,没有肝脏的首过效应,因此吸收较快、药物浓度较高,消除半衰期相对长。氟尿嘧啶静脉滴注主要经肝脏代谢,其消除半衰期为 20 h。因此予氟尿嘧啶 2 g/d 腹腔灌注,剂量可能偏大(见上海旭东海普药业有限公司药品说明书)。

顺铂因肾毒性而造成高尿酸血症,12 月 4 日予顺铂 60 mg＋生理盐水 250 ml、氟尿嘧啶 2 g＋生理盐水 250 ml 腹腔灌注化疗后,12 月 6 日尿酸 767 μmol/L(203～417 μmol/L)、肌酐 124 μmol/L(57～97 μmol/L),12 月 8 日尿酸 1 087 μmol/L(203～417 μmol/L)、肌酐 140 μmol/L(57～97 μmol/L),12 月 11 日尿酸 1 204 μmol/L(203～417 μmol/L)、肌酐 219 μmol/L(57～97 μmol/L)。尿酸进行性升高可造成肾功能损害,而肾功能损害反过来又会升高血尿酸,造成恶性循环。另外,患者因腹腔灌注化疗而造成严重感染及细菌毒血症,加上容量不足,可引发低血容量和感染性休克,并引发急性肾功能衰竭。12 月 6 日尿素氮 12.2 mmol/L,肌酐 124 μmol/L,尿素氮/肌酐＝0.098＞0.08,提示容量不足。12 月 8 日尿素氮 16.2 mmol/L,肌酐 140 μmol/L,尿素氮/肌酐＝0.116＞0.08,比值上升,提示容量不足加剧。

二、患者发生高钾血症并加重的主要原因

12 月 8 日血钾 5.4 mmol/L,停门冬氨酸钾镁,但未停用螺内酯,予托拉塞米 40 mg 静脉推泵,聚磺苯乙烯钠散 30 g 口服。12 月 11 日血钾进一步上升至 6.0 mmol/L,停螺内酯。发生高钾血症并加重的主要原因如下。

(1)患者急性肾功能不全,排尿减少,使肾排钾减少[2]。

(2)降结肠中低分化腺癌术后 rT3N0M1b(肝、肺)ⅣB 期加上感染可使组织破坏,释放出钾离子;患者代谢性酸中毒可促进钾转移到细胞外[2]。

（3）12 月 8 日血钾 5.4 mmol/L 停门冬氨酸钾镁,但未停用螺内酯。

【病例总结】

顺铂痛风、高尿酸血症患者禁忌;为减少肾毒性,在予顺铂化疗期间保证每日液体总量达 3 000 ml,水化前后可以配合使用甘露醇及呋塞米,以保证每日尿量 2 000～3 000 ml;氟尿嘧啶腹腔内注射按体表面积 1 次 500～600 mg /m²,每周 1 次,2～4 次为 1 个疗程。

未遵守上述用药注意事项,可能与患者病情恶化有相关性。

参考文献

［1］　王礼振.临床输液学［M］.北京:人民卫生出版社,1998,46－56,67－72,317－321.

［2］　陈灏珠,钟南山,陆再英.内科学:8 版［M］.北京:人民卫生出版社,2013,524－532,752－756,783－785.

病例 *28*

可能与用药相关的急性心肌梗死及
上消化道出血

【概述】

一例老年女性肺癌患者,因右肺上叶低分化癌 cT3N3M0-Ⅲ期、ECOG 2 分入院。入院后给予化疗等治疗,后发生急性心肌梗死、心力衰竭、呼吸衰竭等最终死亡。通过此病例分析探讨以下两个方面:① 2 月 9 日患者发生急性心肌梗死的主要原因。② 患者上消化道出血加重的可能原因。

【病史介绍】

患者 82 岁,女性,2018 年 3 月**因心血管疾病住院**,完善检查提示右肺门占位性病变。进一步完善胸部 CT 提示右肺中叶占位,右肺门及纵隔淋巴结增大,左侧甲状腺结节。4 月 19 日行右锁骨上淋巴结及右肺穿刺,病理倾向腺癌。6 月 5 日起行放疗共 20f×200cGYy/f,病程中 CT 检查提示肺部感染,予积极抗感染、化痰、平喘治疗。2018 年 12 月肿瘤评估提示肺部病灶较前进展,2019 年 1 月 7 日因右肺上叶低分化癌 cT3N3M0-Ⅲ期、ECOG 2 分收治入院。身高 155 cm,体重 40 kg,**体重指数 16.7 kg/m²**。

【临床经过】

予**奥希替尼 80 mg 每日 1 次口服(1 月 7 日—1 月 10 日)**,重组人血管内皮素抑制剂 210 mg 持续静脉滴注 72 h(1 月 7 日—1 月 10 日)。嗜酸性粒细胞计数 $0.94×10^9$/L $[(0.02\sim0.52)×10^9$/L]$。

1 月 9 日,患者诉乏力,稍气促,无明显咳嗽咳痰,心率 78 次/min,律齐,双下肢无水肿。

1 月 10 日 9:49,患者胸闷气促,呼吸内科会诊,患者既往有气喘病史,使用沙美特罗丙酸氟替卡松及沙丁胺醇气雾剂治疗。此次活动后气喘明显,伴胸闷,有咳嗽咳痰,无发热。予甲泼尼龙琥珀酸钠 40 mg 静脉注射。

1月13日,患者神清气平,一般情况可,符合出院标准,1月14日出院。

1月25日因右肺上叶低分化癌 cT3N3M0－Ⅲ期、ECOG 2分、肺部感染再次入院。身高155 cm,体重35 kg,**体重指数14.6 kg/m²。**心电图示窦性心动过速、房性早搏部分连发,**S－T段异常(Ⅱ、Ⅲ、aVF、V4、V5、V6水平压低0.5 mm),**心超示 EF 49%。CRP 6.9 mg/L(0～10 mg/L),白细胞计数7.54×10⁹/L[(3.5～9.5)×10⁹/L],血红蛋白138 g/L(115～150 g/L),血细胞比容42.6%(35%～45%),血小板计数169×10⁹/L[(125～350)×10⁹/L]。降钙素原0.05 ng/ml(0.047～0.5 ng/ml 提示低风险脓毒血症)。**予奥美拉唑钠40 mg＋生理盐水100 ml 每日1次静脉滴注(1月25日—2月21日),**氨溴索60 mg 每日2次静脉滴注(1月25日—2月2日),溴己新40 mg＋生理盐水100 ml 每日1次静脉滴注(1月25日—2月2日),多烯磷脂酰胆碱930 mg＋5%葡萄糖溶液250 ml 每日1次静脉滴注(1月25日—2月2日),醋酸甲地孕酮80 mg 每日2次口服(1月25日—3月2日),**塞来昔布0.2 g 每日2次口服(1月25日—3月2日),**5%葡萄糖溶液250 ml＋复方维生素(3)10 ml 每日1次静脉滴注(1月25日—2月21日),**低分子肝素4 250 IU 每日1次皮下注射(1月25日—3月2日),**比阿培南0.3 g＋生理盐水100 ml 每12 h 1次静脉滴注(1月25日—3月2日),人血白蛋白10 g 每日2次静脉滴注(1月25日—2月15日)、10 g 每日1次静脉滴注(2月15日—3月21日)。

1月28日,予复方异丙托溴铵2.5 ml＋布地奈德混悬液1 mg 每日2次雾化吸入(1月28日—3月2日),万古霉素1 g＋生理盐水100 ml 每日2次静脉滴注(1月28日—3月2日)。

1月31日,患者仍有咳嗽咳痰,稍气促,痰多不易咳出。予芬太尼透皮贴剂8.4 mg 外用每72 h 1次(1月31日—2月9日)。

2月2日,痰培养出白假丝酵母菌,予氟康唑氯化钠200 mg 每日1次静脉滴注(2月2日—2月9日),卡泊芬净50 mg＋生理盐水250 ml 每日1次静脉滴注(2月9日—3月2日)。

2月3日,BNP 2 496 ng/L(<450 ng/L),肌钙蛋白0.059 ng/ml(0～0.014 ng/ml),肌红蛋白34.7 ng/ml(25～58 ng/ml),肌酸激酶同工酶1.17 ng/ml(0.3～4.88 ng/ml)。CT 示右肺中叶占位,纵隔及右肺门多发肿大淋巴结,右肺多发结节。两侧胸腔积液,部分肺组织受压膨胀不全,两肺散在炎症,主动脉及部分冠脉动脉硬化,右侧第5肋病理性骨折。**予肠内营养粉剂 TP(安素)800 g。**

2月9日22:10,患者诉胸闷伴呼吸困难。22:24,心电图示房扑(2:1),S－T段抬高(V2、V3、V4水平或上斜抬高1.5～2.5 mm)。予甲泼尼龙琥珀酸钠40 mg 静脉注射,胺碘酮150 mg 静脉注射。

2月10日10:30,患者气急明显,意识欠清,双肺闻及散在湿啰音。心电图示窦性心律,S－T段抬高较前明显缓解(V2、V3、V4水平抬高0.5～1.0 mm)。15:12,患者突发呼之不应,血气分析示 pH 7.064。BNP＞35 000 ng/L(＜450 ng/L),肌钙蛋白 0.064 ng/ml(0～0.014 ng/ml),肌红蛋白 233.1 ng/ml(25～58 ng/ml),肌酸激酶同工酶 5.37 ng/ml(0.3～4.88 ng/ml)。**钾 6.3 mmol/L(3.5～5.1 mmol/L)**。尿素 10.2 mmol/L(3.1～8.8 mmol/L),肌酐 84 μmol/L(41～81 μmol/L),**血红蛋白 124 g/L (115～150 g/L)**,血细胞比容 39.4%(35%～45%)。予甲泼尼龙琥珀酸钠 200 mg 静脉注射,去甲肾上腺素升压,面罩吸氧。心内科会诊**诊断为急性心肌梗死**、心力衰竭、呼吸衰竭。

2月11日14:50,心电图示房扑(2：1),T 波改变(Ⅰ、aVL、V4、V5、V6 双向)。予甲泼尼龙琥珀酸钠 160 mg 静脉注射。

2月12日,患者神志尚清,气促明显,痰多不易咳出,氧饱和度 90%。予呋塞米 20 mg 每日1次口服(2月12日—2月25日)。予甲泼尼龙琥珀酸钠 80 mg 静脉注射。

2月13日,**予甲泼尼龙琥珀酸钠 240 mg 静脉注射**。

2月14日,CRP 1.8 mg/L(0～10 mg/L),白细胞计数 2.73×10⁹/L(3.5～9.5)× 10⁹/L,中性粒细胞百分率 88.9%(40%～75%),**血红蛋白 119 g/L(115～150 g/L)**,血细胞比容 36.5%(35%～45%),血小板计数 113×10⁹/L[(125～350)×10⁹/L]。予胺碘酮 0.2 g 每日1次口服(2月14日—3月2日)。**予甲泼尼龙琥珀酸钠 80 mg 静脉注射**。

2月15日,予螺内酯 20 mg 每日3次口服(2月15日—3月2日)。予甲泼尼龙琥珀酸钠 280 mg 静脉注射。2月16日,**予甲泼尼龙琥珀酸钠 120 mg 静脉注射**。

2月19日12:20,**大便隐血实验(胶体金法)阳性**。

2月20日,患者血压 152/78 mmHg,心率 116 次/min。予氨氯地平 5 mg 每日1次口服(2月20日—2月25日)。

2月21日,CRP 14.0 mg/L(0～10 mg/L),白细胞计数 8.32×10⁹/L[(3.5～9.5)× 10⁹/L],中性粒细胞百分率 90.8%(40%～75%),**血红蛋白 112 g/L(115～150 g/L)**,血细胞比容 34.2%(35%～45%),血小板计数 71×10⁹/L[(125～350)×10⁹/L]。降钙素原 0.167 ng/ml(0.047～0.5 ng/ml 提示低风险脓毒血症),钾 2.9 mmol/L(3.50～ 5.30 mmol/L)。eGFR(肌酐-CysC)35 ml/min(80～120 ml/min),尿素 12.2 mmol/L (3.1～8.8 mmol/L),肌酐 79 μmol/L(41～81 μmol/L)。**停奥美拉唑钠**。

3月1日23:30,患者血压下降至 60/40 mmHg,家属要求放弃抢救。

3月2日00:20,患者心电图呈一直线,宣告临床死亡。

【病例用药分析】

一、2月9日患者发生急性心肌梗死的主要原因

心肌梗死的基本病因是交感神经兴奋性增加,血压、心率增高,左心室负荷明显加重;出血、休克等致心排血量骤降,冠状动脉灌流量锐减;血黏稠度增高等因素导致在冠状动

脉粥样硬化的基础上斑块破裂出血及血栓形成[1]。2月9日患者发生急性心肌梗死的主要原因如下。

（1）2018年3月患者因心血管疾病住院，2019年1月25日再次入院后心电图示 S-T 段异常（Ⅱ、Ⅲ、aVF、V4、V5、V6 水平压低 0.5 mm），心超示 EF 49%。提示有冠心病疾病基础，其冠状动脉已经存在粥样硬化。应予阿司匹林、血管紧张素转换酶抑制剂（ACEI）、β受体阻滞剂、他汀类稳定斑块药，实际上未给予[1]。

（2）患者肺部感染，可增加交感神经兴奋性，加快心率，增加心脏负荷[2]。

（3）予塞来昔布 0.2 g 每日 2 次口服（1月25日—3月2日）。可能引起严重心血管血栓性不良事件、心肌梗死和卒中的风险增加，其风险可能是致命的。所有的 NSAID，包括 COX-2 选择性或非选择性药物，可能有相似的风险。有心血管疾病或心血管疾病危险因素的患者其风险更大。在两项大规模的、对照的临床试验中使用其他 COX-2 选择性 NSAID 治疗 CABG 手术后前 10～14 d 的疼痛，发现心肌梗死和卒中的发生率增加。主要是塞来昔布可引发水钠潴留，增加心脏负荷（见辉瑞制药有限公司药品说明书）。

（4）根据 Pauda 评分，患者深静脉血栓形成风险属于高危：右肺上叶低分化癌 cT3N3M0-Ⅲ期（3分）＋82岁（1分）＋肺部感染（1分）＋卧床＞72 h（3分）＝8分＞4分[3]。

（5）予醋酸甲地孕酮 80 mg 每日 2 次口服（1月25日—3月2日）。正常人血液中存在许多天然凝血抑制因子，其中最重要的是 ATⅢ，对凝血酶和因子Ⅹa抑制作用最强，因而其在抗血栓形成中起重要的保护作用。当血浆中 ATⅢ 浓度降至正常值的 70% 时，血栓形成的危险性增加。有研究表明醋酸甲地孕酮类在用药期间，能使 ATⅢ 活性和含量呈下降趋势（见上海信谊天平药业有限公司药品说明书）。

（6）患者胃纳极差，加上呼吸急促，可能引发血容量不足而增加血黏度，加重心脏负荷。1月25日患者再次入院后身高 155 cm，体重 35 kg，体重指数仅 14.6 kg/m^2。根据 NRS 2002 营养风险筛查表，肺癌（1分）＋BMI 14.6 kg/m^2（3分）＋1个月内体重下降＞5%（3分）＋年龄82岁（1分）＝8分＞3分。患者有营养风险，需要营养支持，应结合临床制订营养治疗计划[4]。实际上未予肠内和肠外营养，可增加死亡风险[4]。

二、患者上消化道出血加重的可能原因

根据 2015 版应激性溃疡防治专家建议，常见应激源及危险因素如下[5]：① 严重颅脑、颈脊髓外伤（又称 Cushing 溃疡）；② 严重烧伤，烧伤面积＞30%（又称 Curling 溃疡）；③ 严重创伤、多发伤；④ 各种困难、复杂的手术；⑤ 脓毒症；⑥ 多脏器功能障碍综合征（MODS）；⑦ 休克，心、肺、脑复苏后；⑧ 严重心理应激，如精神创伤、过度紧张等；⑨ 心脑血管意外等。在上述应激源存在的情况下，以下危险因素会增加 SU 并发出血的风险：① 机械通气超过 48 h；② 凝血机制障碍；③ 原有消化道溃疡或出血病史；④ 大剂量使用糖皮质激素或合并使用非甾体抗炎药；⑤ 急性肾功能衰竭；⑥ 急性肝功能衰竭；⑦ 急性呼吸窘迫综合征(ARDS);⑧ 器官移植等。

具备 1 个应激源＋1 个危险因素,应予奥美拉唑钠 40 mg 每日 1 次,或泮托拉唑钠 40 mg 每日 1 次,或兰索拉唑 30 mg 每日 1 次,或埃索美拉唑 40 mg 每日 1 次[5]。具备应激源同时具备多个(2 个及以上)高危因素的高风险人群,应静脉给予奥美拉唑 40 mg 每 12 h 1 次,或泮托拉唑 40 mg 每 12 h 1 次,或兰索拉唑 30 mg 每 12 h 1 次,或埃索美拉唑 40 mg 每 12 h 1 次。并依据药物经济学原则选择药物[5]。

患者 1 月 25 日入院后予奥美拉唑钠 40 mg＋生理盐水 100 ml 每日 1 次静脉注射(1月 25 日—2 月 21 日),2 月 19 日大便隐血实验(胶体金法)阳性,但 2 月 21 日停用了奥美拉唑钠。此时存在应激源:急性心肌梗死(1 个应激源)＋休克、心肺脑复苏后(1 个应激源)＋予低分子肝素 4 250 IU 每日 1 次皮下注射(1 月 25 日—3 月 2 日)(凝血机制障碍 1个危险因素)＋大剂量使用糖皮质激素(1 个危险因素)＋予塞来昔布 0.2 g 每日 2 次口服(1 月 25 日—3 月 2 日)(1 个危险因素)。具有 2 个应激源＋3 个危险因素,应予 PPI 每日 2 次。实际上停用了奥美拉唑钠,可能使上消化道出血加重。

【病例总结】

冠心病患者应予阿司匹林、血管紧张素转换酶抑制剂(ACEI)、β 受体阻滞剂、他汀类稳定斑块药;塞来昔布可能引起严重心血管血栓性不良事件;NRS 2002 营养风险筛查＞3分需制订营养治疗计划;具备应激源同时有多个(2 个及以上)高危因素的高风险人群,应给予奥美拉唑 40 mg 每 12 h 1 次,或泮托拉唑 40 mg 每 12 h 1 次,或兰索拉唑 30 mg 每 12 h 1 次,或埃索美拉唑 40 mg 每 12 h 1 次。

未遵守上述用药注意事项,可能与患者病情恶化有相关性。

参考文献

［1］ 叶任高,陆再英.内科学:6 版[M].北京:人民卫生出版社,2005,283－284.

［2］ 金惠铭,王建枝.病理生理学:6 版[M].北京:人民卫生出版社,2004,214－216.

［3］ 中华医学会呼吸病学分会肺栓塞与肺血管病学组,中国医师协会呼吸医师分会肺栓塞与肺血管病工作委员会,全国肺栓塞与肺血管病防治协作组.肺血栓栓塞症诊治与预防指南[J].中华医学杂志,2018,98(14):1060－1087.

［4］ 中华医学会放射肿瘤治疗学分会.肿瘤放疗患者口服营养补充专家共识(2017)[J].中华肿瘤放射学杂志,2017,26(11):1239－1247.

［5］ 应激性溃疡防治专家组.应激性溃疡防治专家建议(2015 版)[J].中华医学杂志,2015,95(20):1555－1557.

可能与药物因素相关的
肠梗阻及Ⅳ度血小板减少

【概述】

一例胃癌患者,因胃印戒细胞癌 HER-2 阴性、cTxN3M1(腹腔、骨)Ⅳ期、PS 2 分入院。入院后予化疗等治疗,后患者发生肠梗阻及血小板减少。通过此病例分析探讨以下两个方面:① 患者入院后发生肠梗阻的主要原因。② 患者发生Ⅳ度血小板减少的主要原因。

【病史介绍】

患者 50 岁,女性,身高 162 cm,体重 53 kg,BMI=20.2 kg/m²,体表面积 1.51 m²。2018 年 11 月 26 日因呕血、黑便予止血、输血等治疗,11 月 28 日出现黑便并发生失血性休克,内镜提示胃体下部占位伴出血,11 月 30 日行胃动脉栓塞术。12 月 4 日病理示胃印戒细胞癌。12 月 10 日 PET/CT 提示全身多区域转移,腹膜广泛种植。12 月 18 日开始行 XELOX 方案化疗:奥沙利铂 215 mg 每日 1 次静脉滴注＋卡培他滨 1.5 g 每日 2 次口服 d1-14。患者腹胀、**大便欠佳,胃纳欠佳**。因胃印戒细胞癌 HER-2 阴性、cTxN3M1(腹腔、骨)Ⅳ期、PS 2 分于 2019 年 1 月 14 日入院。

【临床经过】

1 月 15 日,D-二聚体 33.0 mg/L(0～0.55 mg/L),镜检白细胞 35～40 个/HP。碱性磷酸酶 556 U/L(50～135 U/L),白细胞计数 9.34×10⁹/L[(3.5～9.5)×10⁹/L],中性粒细胞百分率 75.7%(40%～75%),血红蛋白 100 g/L(115～150 g/L),血小板计数 119×10⁹/L[(125～350)×10⁹/L]。**予奥沙利铂 130 mg/m²＋卡培他滨 1 000 mg 每日 3 次,每3 周 1 次,根据体表面积予卡培他滨 1.5 g 每日 1 次口服(1 月 15 日—2 月 2 日)**。予 5%氨基酸 12.5 g 每日 1 次静脉滴注(1 月 15 日—2 月 20 日),奥美拉唑钠 40 mg＋生理盐水100 ml 每日 2 次静脉滴注(1 月 15 日—2 月 20 日),多烯磷脂酰胆碱 930 mg＋5%葡萄糖

溶液 250 ml 每日 1 次静脉滴注(1 月 15 日—2 月 20 日),5%葡萄糖溶液 250 ml＋生物合成人胰岛素 4 IU 每日 1 次静脉滴注(1 月 15 日—2 月 20 日)。

1 月 16 日,**予奥沙利铂 200 mg＋5% 葡萄糖溶液 250 ml 静脉滴注。予低分子肝素 4 250 IU 每日 1 次皮下注射(1 月 16 日—1 月 18 日)。**予中心静脉置管。

1 月 17 日,予脂肪乳(10%)氨基酸(15%)葡萄糖(20%)(克林维)1 000 ml＋10%氯化钾 20 ml＋复方维生素(3)10 ml 每日 1 次静脉滴注(1 月 17 日—2 月 20 日)。

1 月 18 日,**因穿刺点有渗血,停低分子肝素,**予依托必利 50 mg 每日 2 次口服(1 月 18日—1 月 21 日)。

1 月 21 日,**因便秘加重**予乳果糖 30 ml 每日 3 次口服(1 月 21 日—1 月 22 日)。

1 月 22 日,尿素 2.95 mmol/L(2.6～7.5 mmol/L),肌酐 29 μmol/L(41～73 μmol/L),D-二聚体 29.9 mg/L(0～0.55 mg/L),**镜检白细胞 35～40 个/HP。血红蛋白 81 g/L**(115～150 g/L)。予因卡膦酸二钠 10 mg＋生理盐水 500 ml 每日 1 次静脉滴注(1 月 22日—1 月 23 日)。**予芬太尼透皮贴剂 12.6～21 mg 每 72 h 1 次**(1 月 22 日、1 月 29 日、2 月16 日)。

1 月 23 日,予蔗糖铁 100 mg＋生理盐水 100 ml 隔日 1 次静脉滴注(1 月 23 日—2 月13 日)。

1 月 24 日,因腹泻予蒙脱石散剂 18 g 口服。2 月 2 日,患者胃纳欠佳,诉夜间睡眠差,**予阿普唑仑 0.4 mg 每晚 1 次口服(2 月 2 日—2 月 20 日)。**

2 月 10 日,患者仍感腰背部酸胀不适。PT 13.3 s(11～13 s),APTT 32.6 s(25～31.3 s),纤维蛋白原 2.01 g/L(1.8～3.5 g/L),**D-二聚体 24.6 mg/L(0～0.55 mg/L),尿常规示 428/μl,尿蛋白 1＋,**白细胞计数 8.27×10⁹/L[(3.5～9.5)×10⁹/L],中性粒细胞百分率 73.0%(40%～75%),血红蛋白 74 g/L(115～150 g/L),**血小板计数 50×10⁹/L**[(125～350)×10⁹/L]。CT 示两肺下叶炎症,盆腔积液,盆腔恶性肿瘤。**予左氧氟沙星 0.2 g＋生理盐水 250 ml 每日 2 次静脉滴注(2 月 10 日—2 月 20 日)。**

2 月 11 日,D-二聚体 40.1 mg/L(0～0.55 mg/L),CRP 102 mg/L(0～10 mg/L),白细胞计数 10.18×10⁹/L[(3.5～9.5)×10⁹/L],中性粒细胞百分率 79.0%(40%～75%),血红蛋白 71 g/L(115～150 g/L),**血小板计数 37×10⁹/L[(125～350)×10⁹/L]。予重组人血小板生成素 15 000 U 每日 1 次皮下注射(2 月 11 日—2 月 20 日)。**予输注血小板 1 U、血浆 200 ml、红细胞悬液 2 U、地塞米松磷酸钠 5 mg(2 月 11 日、2 月 13 日、2 月 17 日—3 月 1 日、3 月 3 日、3 月 7 日、3 月 11 日)。

2 月 12 日,**重新予低分子肝素 4 250 IU 每日 2 次皮下注射(2 月 12 日—2 月 13 日)、4 250 IU 每日 1 次皮下注射(2 月 13 日—2 月 22 日、2 月 25 日—3 月 1 日)。**

2 月 13 日,患者咳嗽,**偶有恶性呕吐,大便不通畅,**胃纳睡眠欠佳。白细胞计数 13.14×10⁹/L[(3.5～9.5)×10⁹/L],中性粒细胞百分率 85.9%(40%～75%),血红蛋白

63 g/L(115～150 g/L),**血小板计数 44×10⁹/L[(125～350)×10⁹/L]。**

2 月 14 日,予山莨菪碱 20 mg 肌内注射(2 月 14 日、2 月 17 日、2 月 28 日)。

2 月 15 日,患者恶心呕吐,腹胀明显伴腹痛,大便不畅。尿蛋白 2+,尿比重 1.030,镜检白细胞 3～6 个/HP,**血小板计数 21×10⁹/L[(125～350)×10⁹/L]。**

2 月 18 日,患者恶心呕吐,自诉肛门无排气。**予吗啡 10 mg 肌内注射(2 月 18 日—2 月 19 日)。**

2 月 19 日,予呋塞米 20 mg 静脉注射(2 月 19 日—2 月 20 日),人血白蛋白 10 g 每日 1 次静脉滴注(2 月 19 日—3 月 12 日)。**予芬太尼透皮贴剂 25.2 mg 每 72 h 1 次**(2 月 19 日—2 月 20 日)。

2 月 20 日,患者恶心呕吐,腹胀明显,**未解大便,**肛门无排气。予禁食(2 月 20 日—3 月 13 日),**异丙嗪 25 mg 每日 1 次肌内注射(2 月 20 日—3 月 3 日、3 月 7 日—3 月 12 日),**予泮托拉唑钠 40 mg+生理盐水 100 ml 每日 2 次静脉滴注(2 月 20 日—3 月 13 日)。**考虑慢性 DIC。停左氧氟沙星。**

2 月 21 日,**予胃肠减压接负压吸引记量(2 月 21 日—3 月 13 日),**腹腔引流置管。予 5%葡萄糖生理氯化钠溶液 500 ml+50%葡萄糖溶液 20 ml+10%氯化钾 40 ml+10%氯化钠 30 ml 每日 1 次静脉滴注(2 月 21 日—3 月 13 日),10%葡萄糖溶液 500 ml 每日 1 次静脉滴注(2 月 21 日—3 月 13 日),5%葡萄糖溶液 500 ml+维生素 C 3 g+复方维生素(3)5 ml+维生素 B₆ 0.5 g+生物合成人胰岛素 15 IU 每日 1 次静脉滴注(2 月 21 日—3 月 13 日),8.5%复方氨基酸 500 ml 每日 1 次静脉滴注(2 月 21 日—3 月 13 日)。**血小板计数 146×10⁹/L[(125～350)×10⁹/L],患者自行服用中药汤剂,停重组人血小板生成素。**

2 月 22 日,白细胞计数 15.29×10⁹/L[(3.5～9.5)×10⁹/L],血红蛋白 71 g/L(115～150 g/L),**血小板计数 99×10⁹/L[(125～350)×10⁹/L]。**

2 月 25 日,D-二聚体 39.3 mg/L(0～0.55 mg/L),纤维蛋白原 1.43 g/L(1.8～3.5 g/L),白细胞计数 13.97×10⁹/L[(3.5～9.5)×10⁹/L],血红蛋白 69 g/L(115～150 g/L),**血小板计数 64×10⁹/L[(125～350)×10⁹/L]。予重组人白细胞介素-11 3 mg 每日 1 次皮下注射(2 月 25 日—2 月 26 日)。**

2 月 27 日,D-二聚体 56.2 mg/L(0～0.55 mg/L),PT 15.3 s(11～13 s),白细胞计数 13.21×10⁹/L[(3.5～9.5)×10⁹/L],血红蛋白 74 g/L(115～150 g/L),**血小板计数 58×10⁹/L[(125～350)×10⁹/L]。**总胆红素 47.7 μmol/L(<15 μmol/L)。**予重组人血小板生成素 15 000 U 每日 1 次皮下注射(2 月 27 日—3 月 13 日),**重组人促红素 5 000 IU 每周 3 次(2 月 27 日—3 月 13 日)。

2 月 28 日,予头孢曲松钠 2 g+生理盐水 100 ml 每日 1 次静脉滴注(2 月 28 日—3 月 13 日)。

3 月 1 日,**呕吐物隐血阳性。**心率 103 次/min,血压 117/84 mmHg。

　　3月3日,予羟考酮缓释片40 mg每12 h 1次纳肛(3月3日—3月8日)、80 mg每12 h 1次纳肛(3月8日—3月13日)。

　　3月4日,予5%葡萄糖溶液250 ml+多烯磷脂酰胆碱465 mg每日1次静脉滴注(3月4日—3月13日)。

　　3月7日,CRP 142 mg/L(0~10 mg/L),**血小板计数7×10⁹/L[(125~350)×10⁹/L]**。

$$血小板计数 7 \times 10^9/L[(125 \sim 350) \times 10^9/L]$$

　　3月8日,予呋塞米20 mg每日1次静脉注射(3月8日—3月13日)。

　　3月11日,D-二聚体28.1 mg/L(0~0.55 mg/L),PT 15.4 s(11~12.4 s),纤维蛋白原1.76 g/L(1.8~3.5 g/L),降钙素原0.146 ng/ml(0.047~0.5 ng/ml提示低风险脓毒血症),白细胞计数10.61×10⁹/L[(3.5~9.5)×10⁹/L],血红蛋白65 g/L(115~150 g/L),**血小板计数11×10⁹/L[(125~350)×10⁹/L]**。镁0.54 mmol/L(0.75~1.02 mmol/L),尿素6.3 mmol/L(2.6~7.5 mmol/L),肌酐24 μmol/L(41~73 μmol/L)。

3月12日予出院。

【病例用药分析】

一、患者入院后发生肠梗阻的主要原因

　　(1)患者胃印戒细胞癌cTxN3M1(腹腔、骨)Ⅳ期,予卡培他滨1.5 g每日2次口服(1月15日—2月2日),1月16日予奥沙利铂200 mg+5%葡萄糖溶液250 ml静脉滴注,但化疗无效使原发疾病进一步进展。加上奥沙利铂本身可能引发便秘、肠梗阻(见江苏恒瑞医药股份有限公司药品说明书);卡培他滨也可能引发便秘(见罗氏制药有限公司药品说明书)。

　　(2)患者因严重疾病长期卧床引起肠蠕动减少,可能逐渐出现便秘、肠梗阻。

　　(3)1月14日入院时已有大便不畅,1月21日因便秘加重予乳果糖,1月22日予芬太尼透皮贴剂12.6~21 mg每72 h 1次(1月22日、1月29日、2月16日),尤其是2月18日患者恶心呕吐肛门无排气,提示已发生肠梗阻的情况下2月19日—2月20日连续2 d予芬太尼透皮贴剂25.2 mg每72 h 1次,可能导致过量。芬太尼透皮贴剂为阿片受体激动剂,具有降低肠蠕动的作用[2],应密切监视其肠蠕动的降低,对于可能出现麻痹性肠梗阻的患者,不宜服用。服药期一旦发生或怀疑发生麻痹性肠梗阻时,应立即停药[见萌蒂(中国)制药有限公司药品说明书]。

　　(4)2月18日患者恶心呕吐,肛门无排气,可能已发生肠梗阻,在此情况下予吗啡10 mg肌内注射(2月18日—2月19日)。吗啡为纯阿片受体激动剂,其主要治疗作用为镇痛。因有抑制肠蠕动作用[2],故常见不良反应为便秘,有引发肠梗阻的报道,麻痹性肠梗阻、急腹症、胃排空延迟患者禁用[见萌蒂(中国)制药有限公司药品说明书]。

　　(5)2月2日予阿普唑仑0.4 mg每晚1次口服(2月2日—2月20日),可能引发便

秘(见河南天方药业股份有限公司药品说明书)。

(6) 予山莨菪碱 20 mg 肌内注射(2 月 14 日、2 月 17 日、2 月 28 日)。山莨菪碱为 M 胆碱受体阻断药,具有对平滑肌的解痉作用和阻断神经和神经肌肉接头的作用,对肠平滑肌的向肌性解痉作用则较阿托品强,可抑制肠蠕动。规定麻痹性肠梗阻患者禁用(见国药集团容生制药有限公司药品说明书)。

(7) 予异丙嗪 25 mg 每日 1 次肌内注射(2 月 20 日—3 月 3 日,3 月 7 日—3 月 12 日)。异丙嗪为 H_1 受体阻滞剂,可抑制肠蠕动(见武汉滨湖双鹤药业有限责任公司药品说明书)。

二、患者发生Ⅳ度血小板减少的主要原因

(1) 1 月 15 日予卡培他滨 1.5 g 每日 2 次口服(1 月 15 日—2 月 2 日),1 月 16 日予奥沙利铂 200 mg＋5％葡萄糖溶液 250 ml 静脉滴注。卡培他滨联合奥沙利铂化疗发生血小板减少非常常见,一般最低点发生在治疗后 3 周左右(见罗氏制药有限公司药品说明书)。2 月 2 日停卡培他滨,2 月 10 日血小板计数 $50×10^9/L$,2 月 11 日血小板计数 $37×10^9/L$,正是 3 周左右。予重组人血小板生成素 15 000 U 每日 1 次皮下注射(2 月 11 日—2 月 20 日),2 月 15 日血小板计数 $21×10^9/L$。2 月 21 日血小板计数上升至 $146×10^9/L$,停重组人血小板生成素。

(2) 2 月 18 日之后患者发生了肠梗阻,可导致吸收功能发生障碍,胃肠道分泌的液体不能被吸收返回全身循环系统而积存在肠腔内。同时肠梗阻时,肠壁继续有液体向肠腔内渗出,导致体液在第三间隙的丢失。肠内容物淤积,细菌繁殖,因而产生大量毒素,可直接透过肠壁进入腹腔,致使肠内细菌易位引起腹腔内感染与脓毒症。肠梗阻如未得到及时适当的治疗,大量失水、失电解质可引起低血容量休克。另外由于肠梗阻引起了肠黏膜屏障功能障碍,肠道内细菌、内毒素易位至门静脉和淋巴系统,继有腹腔内感染或全身性感染,也可因肠壁坏死、穿孔而有腹膜炎与感染性休克[2]。可损伤血管内皮而启动内源性凝血系统,加上晚期恶性肿瘤,可造成组织损伤,释放组织因子入血,激活外源性凝血系统,从而引发 DIC[3]。DIC 可导致血小板下降。2 月 27 日血小板计数 $58×10^9/L$,重新予重组人血小板生成素 15 000 U 每日 1 次皮下注射(2 月 27 日—3 月 13 日),3 月 11 日血小板计数降至 $11×10^9/L$。

(3) 患者肠梗阻,血象、CRP 高,应及时予抗菌药。对肠源性感染,病原体通常为肠杆菌科、肠球菌、拟杆菌等。在细菌培养＋药敏结果出来之前,按经验用药应首选哌拉西林他唑巴坦钠、替卡西林克拉维酸、碳青霉烯类。备选方案为第三代头孢菌素＋克林霉素(或甲硝唑)、莫西沙星＋甲硝唑等。如感染可能危及生命,则应首选碳青霉烯类,并且应加用万古霉素以覆盖革兰阳性菌[4]。实际上 2 月 10 日开始予左氧氟沙星 0.2 g＋生理盐水 250 ml 每日 2 次静脉滴注(2 月 10 日—2 月 20 日),2 月 20 日在发生肠梗阻的情况下停用左氧氟沙星。2 月 22 日白细胞计数 $15.29×10^9/L$,2 月 25 日白细胞计数 13.97×

10^9/L,2 月 27 日白细胞计数 13.21×10^9/L。2 月 28 日才予头孢曲松钠 2 g＋生理盐水 100 ml 每日 1 次静脉滴注(2 月 28 日—3 月 13 日)。3 月 7 日 CRP 142 mg /L,3 月 11 日白细胞计数 10.61×10^9/L,但未调整抗菌药。致使感染得不到有效控制而引发 DIC、血小板计数下降。

【病例总结】

在患者已经发生便秘的情况下,予芬太尼透皮贴剂、吗啡、阿普唑仑、山莨菪碱、异丙嗪应慎重,应常规予通便药改善便秘;芬太尼透皮贴剂、吗啡、山莨菪碱麻痹性肠梗阻患者禁用;肠梗阻患者血象高,应及时予抗菌药,按经验用药应首选 β 内酰胺酶/β 内酰胺酶抑制剂如哌拉西林他唑巴坦钠,如效果不佳应及时调整。

未遵守上述用药注意事项,可能与患者病情恶化有相关性。

参考文献

［1］ 梁永亮.药源性肠梗阻［J］.中国肛肠病杂志,2011,31(11)：69 - 70.
［2］ 吴在德,吴肇汉.外科学：7 版［M］.北京：人民卫生出版社,2010,452 - 454.
［3］ 葛均波,徐永健.内科学：8 版［M］.北京：人民卫生出版社,2013,166 - 176,236 - 255,369 - 374, 661 - 669.
［4］ 《抗菌药物临床应用指导原则》修订工作组.抗菌药物临床应用指导原则 2015 版［M］.北京：人民卫生出版社,2015,100 - 101.

转移性肺癌咯血者予各种止血药加上
脱水导致的急性冠脉综合征(ACS)分析

【概述】

一例右颊部癌术后患者,因右颊鳞状细胞癌术后放疗后Ⅳ期 cTxNxM1(M:肺、骨)入院。入院治疗后患者发生急性冠脉综合征。通过此病例分析探讨患者发生急性冠脉综合征的可能原因。

【病史介绍】

患者 63 岁,女性,身高 155 cm,体重 46.6 kg,体重指数 19.4 kg/m^2。2017 年 10 月行"右颊部癌扩大切除术+邻近瓣修补及修复术",术后病理示鳞状细胞癌Ⅰ级。因淋巴结转移 2018 年 3 月行"扩大性右肩胛舌骨上淋巴结清扫术"。2018 年 4 月行放疗。2019 年 1 月 PET/CT 示纵隔及双侧肺门多发淋巴结转移,并累及左侧支气管致左肺下叶不张,左肺中央型肺癌不排除,两肺炎症,右侧顶骨及第 5、第 9 胸椎转移。2019 年 1 月 29 日—3 月 16 日行卡铂 450 mg+卡培他滨 1 g 每日 2 次口服化疗 3 个疗程(d1－14)。2019 年 2 月 11 日—3 月 15 日行唑来磷酸及帕博利珠单抗各治疗 2 次。2019 年 3 月 22 日因右颊鳞状细胞癌术后放疗后Ⅳ期 cTxNxM1(M:肺、骨)收入院。

【临床经过】

患者干咳,精神差,白细胞计数 6.51×10^9/L[(3.69～9.16)×10^9/L],中性粒细胞百分率 72.1%(50%～70%),CRP 80 mg/L(0～5 mg/L),血红蛋白 107 g/L(115～150 g/L),**血细胞比容 31.2%**(35%～45%),血小板计数 248×10^9/L[(101～320)×10^9/L]。**予西妥昔单抗 500 mg+生理盐水 150 ml 静脉滴注**,异丙嗪 25 mg 肌内注射。

3 月 24 日,白细胞计数 5.41×10^9/L[(3.69～9.16)×10^9/L],中性粒细胞百分率 77%(50%～70%),CRP 96 mg/L(0～5 mg/L),血红蛋白 111 g/L(115～150 g/L),**血细胞比容 31.6%**(35%～45%),血小板计数 395×10^9/L[(101～320)×10^9/L]。予蛇毒血凝

酶 1 U 每日 1 次静脉注射(3 月 24 日—3 月 28 日),**酚磺乙胺 1 000 mg＋生理盐水 250 ml 每日 1 次静脉滴注**(3 月 24 日—3 月 28 日),**维生素 K₁ 10 mg＋生理盐水 100 ml 每日 1 次静脉滴注**(3 月 24 日—3 月 28 日)。

3 月 25 日,患者仍有干咳,**精神差**,双肺闻及少量湿啰音。钾 3.05 mmol/L(3.5～5.1 mmol/L),钠 135 mmol/L(137～147 mmol/L),尿素 3.3 mmol/L(2.6～7.5 mmol/L),肌酐 39 μmol/L(41～73 μmol/L)。予 20％甘露醇 250 ml 每日 1 次静脉滴注(3 月 25 日—3 月 29 日),复方甘草合剂 15 ml 每日 3 次口服(3 月 25 日—3 月 29 日),复方可待因口服液 15 ml 每日 3 次口服(3 月 25 日—3 月 29 日),5％葡萄糖溶液 250 ml＋二羟丙茶碱 0.25 g 每日 1 次静脉滴注(3 月 25 日—3 月 29 日)

3 月 26 日,**患者咯血,每次约 20 ml**。予氯化钾片 0.25 g 每日 3 次口服(3 月 26 日—3 月 29 日),予头孢曲松钠 2 g＋生理盐水 250 ml 每日 1 次静脉滴注(3 月 26 日—3 月 29 日)。**予垂体后叶素 12 U＋生理盐水 500 ml 静脉滴注**。

3 月 28 日,**患者咯血,每次约 20 ml**。

3 月 29 日,**予西妥昔单抗 300 mg＋生理盐水 150 ml 静脉滴注**,异丙嗪 25 mg 肌内注射。

4 月 1 日,降钙素原 0.195 ng/ml(0.047～0.5 ng/ml),白细胞计数 2.17×10⁹/L[(3.69～9.16)×10⁹/L],中性粒细胞百分率 57％(50％～70％),CRP 58 mg/L(0～5 mg/L),**血红蛋白 120 g/L(115～150 g/L)**,**血细胞比容 35.7％(35％～45％)**,血小板计数 352×10⁹/L[(101～320)×10⁹/L]。予重组人粒细胞刺激因子 150 μg 每日 1 次皮下注射(4 月 1 日—4 月 4 日)。

4 月 2 日,患者仍有干咳,体温 38.4℃。**予美罗培南 0.5 g＋生理盐水 100 ml 每 8 h 1 次静脉滴注(4 月 2 日—4 月 6 日)、美罗培南 1 g＋生理盐水 100 ml 每 8 h 1 次静脉滴注(4 月 6 日—4 月 9 日)**。

4 月 3 日,患者体温 37.8℃,心率 120 次/min,血压 95/67 mmHg。钾 3.17 mmol/L(3.5～5.1 mmol/L),镁 0.71 mmol/L(0.75～1.02 mmol/L),**尿素 4.0 mmol/L(2.6～7.5 mmol/L),肌酐 38 μmol/L(41～73 μmol/L)。D-二聚体 13 mg/L(0～0.50 mg/L),PT 12.9 s(9.4～12.5 s)。予甲泼尼龙琥珀酸钠 20 mg＋生理盐水 100 ml 每日 2 次静脉注射(4 月 3 日—4 月 6 日)、甲泼尼龙琥珀酸钠 40 mg＋生理盐水 100 ml 每日 2 次静脉注射(4 月 6 日—4 月 8 日)**,泮托拉唑钠 40 mg＋生理盐水 100 ml 每日 1 次静脉滴注(4 月 3 日—4 月 8 日)、泮托拉唑钠 40 mg＋生理盐水 100 ml 每 12 h 1 次静脉滴注(4 月 8 日—4 月 9 日),5％葡萄糖生理氯化钠溶液 500 ml＋**维生素 C 2 g＋维生素 B₆ 0.2 g 每日 1 次静脉滴注**(4 月 3 日—4 月 6 日),5％葡萄糖生理氯化钠溶液 500 ml＋50％葡萄糖溶液 40 ml＋10％氯化钠 20 ml＋10％葡萄糖酸钙 10 ml 每日 1 次静脉滴注(4 月 4 日—4 月 6 日)。

4月4日,患者手抖未能控制,神经内科会诊建议予氯硝西泮 0.5 mg 口服。予人血白蛋白 10 g＋生理盐水 100 ml 每日 1 次静脉滴注(4 月 4 日—4 月 6 日),**低分子肝素 4 250 IU 每日 1 次皮下注射(4 月 4 日—4 月 6 日)、4 250 IU 每 12 h 1 次皮下注射(4 月 6 日—4 月 8 日)。**

4月5日,予标准肠内营养液 500 ml 每日 1 次口服(4 月 5 日—4 月 6 日)。**复方可待因口服液 15 ml 每日 3 次口服(4 月 5 日)。**

4月6日 8:00,胸闷加重伴少量痰中带血。10:00,氧饱和度降至 60%～70%,神清,右下肺闻及明显湿啰音,心率 130 次/min。**尿素 2.8 mmol/L(2.6～7.5 mmol/L),肌酐 27 μmol/L(41～73 μmol/L)。钾 2.4 mmol/L(3.5～5.1 mmol/L)**,予呼吸机辅助呼吸(4 月 6 日—4 月 9 日),氨溴索 30 mg 每 8 h 1 次静脉注射(4 月 6 日—4 月 9 日),泮托拉唑钠 40 mg＋生理盐水 100 ml 每日 1 次静脉滴注(4 月 6 日—4 月 8 日)。

14:00,床旁心超示 EF 35%,肌酸激酶同工酶、肌钙蛋白、肌红蛋白上升,BNP 4 646 ng/L(<450 ng/L)。心电图示窦性心动过速,V2 异常 Q 波,S-T 段异常(Ⅱ、Ⅲ、aVF 水平压低 0.5 mm,V2 上斜抬高 3.0 mm),T 波改变。**心内科会诊考虑心肌病可能性大,急性冠脉综合征不除外。**16:00,转 ICU。

4月7日,予肠内营养混悬液(百普力)500 ml 每日 1 次胃管内注入(4 月 7 日—4 月 9 日),重组人白细胞介素-11 3 mg 每日 1 次皮下注射(4 月 7 日—4 月 8 日),5% 葡萄糖溶液 100 ml＋血必净 5 支每日 2 次静脉滴注(4 月 7 日—4 月 9 日),还原型谷胱甘肽 1 g＋生理盐水 100 ml 每 12 h 1 次静脉滴注(4 月 7 日—4 月 9 日),美托洛尔 25 mg 每日 3 次口服(4 月 7 日—4 月 8 日)。

4月8日 9:45,血小板计数 10×10⁹/L[(101～320)×10⁹/L],予重组人血小板生成素 15 000 U 每日 1 次皮下注射(4 月 8 日—4 月 9 日)。10:09,患者自动出院。

【病例用药分析】

患者发生急性冠脉综合征的可能原因

根据非手术患者 VTE 风险评估表(Padua 评分表),患者 3 月 22 日入院时深静脉血栓形成风险极高危[1]:颊鳞状细胞癌术后放疗后Ⅳ期 cTxNxM1(M:肺、骨)(3 分)＋卧床>72 h(3 分)＋予糖皮质激素(1 分)＋急性感染(1 分)＝8 分>4 分。根据内科住院患者出血危险因素评估:患者咯血＋颊鳞状细胞癌术后放疗后Ⅳ期 cTxNxM1(M:肺、骨),也属于出血高危。对于 VTE 风险高,但是存在活动性出血或有出血风险的患者给予机械预防,包括间歇充气加压泵、分级加压弹力袜和足底静脉泵等[1],可不予低分子肝素抗血栓形成[1]。

治疗的原则是尽可能不要打破平衡,应保持容量平衡,不要因为低血容量增加栓塞的风险,不应予可能增加血栓形成风险的药物。而实际上打破了这个脆弱的平衡,这很可能与患者发生急性冠脉综合征有关。

（1）发生了低血容量。3月25日尿素3.3 mmol/L、肌酐39 μmol/L，尿素/肌酐比值=0.085＞0.08，提示血容量不足[2]；4月3日尿素4.0 mmol/L、肌酐38 μmol/L，尿素/肌酐比值=0.105＞0.08；4月6日尿素2.8 mmol/L、肌酐27 μmol/L，尿素/肌酐比值=0.104＞0.08，提示血容量不足进一步加重。另外，3月24日血细胞比容31.6%，在发生咯血的情况下4月1日血细胞比容上升至35.7%，提示存在脱水。体液缺失量＝体重（kg）×0.6×（1－正常Ht/脱水后Ht）＝46.6×0.6×（1－0.316/0.357）＝3.2 L[3]。脱水加剧可增加血黏度，致血中凝血因子浓度升高，减少重要脏器如心、脑、肾的血供。这与患者胃纳极差、引流、低蛋白血症、呼吸急促等因素有关。

（2）予5%葡萄糖生理氯化钠溶液500 ml＋维生素C 2 g＋维生素B$_6$ 0.2 g每日1次静脉滴注（4月3日—4月6日）。维生素C参与胶原蛋白的合成，可降低毛细血管的通透性，加速血液的凝固，刺激凝血功能。每日予维生素C 1～4 g，可引起深静脉血栓形成，血管内凝血，可干扰抗凝药的抗凝效果（见上海禾丰制药有限公司药品说明书）。

（3）予甲泼尼龙琥珀酸钠20 mg＋生理盐水100 ml每日2次静脉滴注（4月3日—4月6日）、甲泼尼龙琥珀酸钠40 mg＋生理盐水100 ml每日2次静脉滴注（4月6日—4月8日）。糖皮质激素可降低抗凝作用，形成栓塞性脉管炎、血栓；盐皮质激素样作用引起水钠潴留，使血压升高，左心室负荷加重；还有诱发速发型变态反应致冠状动脉痉挛（见Pfizer Manufacturing Belgium NV）。

（4）予复方可待因口服液15 ml每日3次口服（3月25日—3月29日）（4月5日）。1 ml复方可待因口服液包含麻黄碱0.6 mg，为α、β肾上腺受体激动药，即直接作用于肾上腺，也可促进去甲肾上腺素能神经释放去甲肾上腺素发挥拟交感神经药的作用，复方可待因冠心病患者禁用（见珠海联邦制药股份有限公司中山分公司药品说明书）。予10 ml每日3次口服相当于每天摄入18 mg麻黄碱。麻黄碱成人口服剂量每次15～30 mg，每日45～90 mg[3]，可见患者剂量已接近此剂量的40%。皮肤、肾脏、脾、肠胃等器官α受体占优势。骨骼肌、干、冠脉血管β$_2$受体数量占优势。麻黄碱可使下肢血管收缩，血流量进一步减少，易使组织缺血缺氧，造成血管内皮损伤，从而激活凝血系统，还可能导致静脉血流缓慢，以致血栓形成。可能引发或加重深静脉血栓，从而导致肺栓塞，另外可加重心脏负荷及心肌缺血[4]。

（5）因咯血被迫予维生素K$_1$ 10 mg＋生理盐水100 ml每日1次静脉滴注（3月24日—3月28日），可促进凝血因子的合成；予蛇毒血凝酶1 U每日1次静脉注射（3月24日—3月28日），可促进血液凝固；予酚磺乙胺1 000 mg＋生理盐水250 ml每日1次静脉滴注（3月24日—3月28日），可促进血小板聚集。三种药联用可增加栓塞风险。

（6）予垂体后叶素12 U＋生理盐水500 ml静脉注射（3月26日），有促进冠状动脉收缩的作用，规定冠心病患者禁用。

（7）4月2日患者体温上升至38.4℃,感染加重,尽管及时予美罗培南控制感染,但仍可能增加心脏负荷,增加ACS的发生风险。

（8）4月6日钾2.4 mmol/L,严重低钾血症可抑制心肌收缩力,诱发和加重心衰,还有抑制呼吸而引发呼吸衰竭,从而增加ACS的发生风险。严重低钾血症的原因包括胃纳极差而补钾不足。另外,可能与3月22日予西妥昔单抗500 mg＋生理盐水150 ml静脉滴注、3月29日予西妥昔单抗300 mg＋生理盐水150 ml静脉滴注有关。西妥昔单抗十分常见的不良反应是低镁血症、低钾血症。另外还有西妥昔单抗引发严重甚至危及生命的心血管事件,特别是合并使用有心脏毒性的药物如卡培他滨等(见默克雪兰诺有限公司药品说明书)。

【病例总结】

对于栓塞和出血风险均极高的患者,尽可能不要打破平衡;对胃纳极差、引流、低蛋白血症、使用强效利尿剂、呼吸急促的患者,应注意补充容量,防止发生低血容量;每日予维生素C 1~4 g,可引起和加重深静脉血栓形成;复方可待因、垂体后叶素冠心病患者禁用;对胃纳极差患者使用西妥昔单抗应注意防止低钾低镁血症。

未遵守上述用药注意事项,可能与患者病情恶化有相关性。

参考文献

［1］ 中华医学会呼吸病学分会肺栓塞与肺血管病学组,中国医师协会呼吸医师分会肺栓塞与肺血管病工作委员会,全国肺栓塞与肺血管病防治协作组.肺血栓栓塞症诊治与预防指南[J].中华医学杂志,2018,98(14):1060-1087.
［2］ 王礼振.临床输液学.[M].北京:人民卫生出版社,1998,8-21,46-48,317-321.
［3］ 杨世杰.药理学.[M].北京:人民卫生出版社,2001,194-195.
［4］ 吴在德.外科学:5版[M].北京:人民卫生出版社,2002,689-690.

病例 *31*

肝功能不全者予经导管动脉灌注化疗后出现多脏器衰竭

【概述】

一例胰腺癌病史患者,因胰腺恶性肿瘤 cTxNxM1(M1:肺、肝、骨、淋巴结转移)、PS 2 分、陈旧性心肌梗死、PCI 术后、心功能Ⅱ级(NYHA)、房颤、高血压 3 级(很高危组)、前列腺增生入院。入院后行经导管动脉灌注化疗后出现多脏器衰竭。通过此病例分析探讨以下几个方面:① 患者采用经导管动脉灌注化疗是否合理。② 患者肝功能不全进一步加重的可能原因。③ 患者发生急性肾功能损害的主要原因。④ 患者高钾血症始终未被纠正的主要原因。⑤ 患者发生糖尿病酮症酸中毒的可能原因。

【病史介绍】

患者 76 岁,男性,2018 年 12 月 7 日确诊为胰腺癌多发转移,12 月 13 日行胰腺病灶 HIFU 治疗,之后口服替吉奥(d1 - 14,每次 2 粒,每日 2 次)。2019 年 1 月 8 日因排尿困难查全腹部 CT,提示双肾多发囊肿,转移不除外。**腹腔少量积液**,肝多发转移瘤,胰腺尾部恶性肿瘤。近 1 周来,患者感小便不畅伴肉眼血尿,伴腰背部酸胀感症状。1 月 24 日 10:00 因胰腺恶性肿瘤 cTxNxM1(M1:肺、肝、骨、淋巴结转移)、PS 2 分、陈旧性心肌梗死、PCI 术后、心功能Ⅱ级(NYHA)、房颤、高血压 3 级(很高危组)、前列腺增生入院。**身高 170 cm**,**体重 70 kg**,体重指数 24.2 kg / m^2。

【临床经过】

CT 示腹腔少量积液。尿素 5.3 mmol/L(3.2～7.1mmol/L),肌酐 56 μmol/L(57～97 μmol/L),丙氨酸氨基转移酶 99 U/L(9～50 U/L),**总胆红素 51 μmol / L(3～22 μmol/L)**,白蛋白 29 g/L(40～55 g/L),直接胆红素 16 μmol/L(0～5 μmol/L),碱性磷酸酶 700 U/L(45～125 U/L),**葡萄糖 11.4 mmol/L**。CRP 99 mg / L(0～10 mg / L),白细

胞 $7.10\times10^9/L[(3.5\sim9.5)\times10^9/L]$,中性粒细胞百分率 $78.6\%(50\%\sim70\%)$,血小板计数 $186\times10^9/L[(125\sim350)\times10^9/L]$,血红蛋白 $141\ g/L(130\sim175\ g/L)$。心电图示房颤快室率、T 波改变(V5、V6 低平)。

17:30,**予地塞米松磷酸钠 5 mg 静脉注射**,多烯磷脂酰胆碱、异甘草酸镁保肝。

1 月 26 日,BNP 1 763 ng/L($<$ 450 ng/L),**空腹血糖 6.86 mmol/L(3.6 ~ 6.1 mmol/L)**,D-二聚体 20.85 mg/L($0\sim0.55$ mg/L)。

1 月 28 日,予塞来昔布 0.2 g 每日 2 次口服(1 月 28 日—2 月 3 日)。

1 月 29 日 9:40—10:20,行"经皮腹腔干动脉、肠系膜上动脉造影术+肝动脉化疗灌注栓塞术"。采用微导管超选择性分别插入左、右肝动脉,在该血管内**缓慢灌注吉西他滨 600 mg+超液化碘油 10 ml**,化疗栓塞后再次造影见肝内肿瘤血管基本被栓塞。

2 月 1 日,白蛋白 25.2 g/L(40~55 g/L),总胆红素 42.6 μmol/L(3~22 μmol/L),直接胆红素 40.6 μmol/L(0~10 μmol/L),尿素 14.34 mmol/L(3.2~7.1 mmol/L),**肌酐 116 μmol/L(57~97 μmol/L)**,BNP 3 463 ng/L($<$450 ng/L)。CRP 164 mg/L(0~10 mg/L),钾 5.10 mmol/L(3.5~5.1 mmol/L)。2 月 2 日**出院**。

2 月 4 日,患者出现胸闷气促伴头晕症状,伴稍咳嗽咳痰,双下肢凹陷性水肿,来院急诊,予鼻导管吸氧、呋塞米、**甲泼尼龙琥珀酸钠+二羟丙茶碱**、营养支持等治疗。2 月 8 日 23:00 再次入院,精神欠佳,左肺可闻及少量干湿啰音,房颤心室率 126 次/min。予左氧氟沙星氯化钠 0.5 g 每日 1 次静脉滴注(2 月 8 日—2 月 19 日),5%复方氨基酸 12.5 g 每日 1 次静脉滴注(2 月 8 日—2 月 10 日),5%葡萄糖生理氯化钠溶液 250 ml+维生素 C 2 g+维生素 B$_6$ 0.1 g+**10%氯化钾 7.5 ml 每日 1 次静脉滴注(2 月 8 日—2 月 9 日)**,复方异丙托溴铵 2.5 ml 每日 2 次雾化吸入(2 月 9 日—2 月 19 日),5%葡萄糖溶液 250 ml+异甘草酸镁 200 mg 每日 1 次静脉滴注(2 月 9 日—2 月 19 日),5%葡萄糖溶液 250 ml+多烯磷脂酰胆碱 930 mg 每日 1 次静脉滴注(2 月 9 日—2 月 19 日),**甲泼尼龙琥珀酸钠 40 mg+二羟丙茶碱 0.25 g+5%葡萄糖溶液 50 ml 每日 1 次静脉滴注(2 月 8 日—2 月 15 日)**,托拉塞米 20 mg 每日 1 次、20 mg 每日 2 次静脉注射(2 月 8 日—2 月 10 日),呋塞米 40~60 mg 每日 1 次静脉滴注(2 月 14 日—2 月 19 日)。

2 月 9 日 10:57,**钾 6.48 mmol/L(3.5~5.1 mmol/L)**。15:00,总胆红素 111 μmol/L(3~22 μmol/L),直接胆红素 100 μmol/L(0~10 μmol/L),白蛋白 28.5 g/L(40~55 g/L),丙氨酸氨基转移酶 134 U/L(9~50 U/L),碱性磷酸酶 632 U/L(45~125 U/L),血红蛋白 159 g/L(130~175 g/L),**葡萄糖 13.17 mmol/L**。钙 1.64 mmol/L(2.11~2.52 mmol/L),尿素 20.32 mmol/L(3.2~7.1 mmol/L),肌酐 124 μmol/L(57~97 μmol/L),白细胞 $14.01\times10^9/L[(3.5\sim9.5)\times10^9/L]$。尿白细胞 29.40/$\mu$l,尿红细胞 77.50/$\mu$l。

2 月 10 日,患者昨日尿量 2 000 ml,为橙红色液体。房颤心室率 115 次/min,仍有咳嗽咳痰症状,双下肢水肿较前稍消退。**予聚磺苯乙烯钠散 15 g 每日 2 次口服(2 月 10 日—2 月 14 日)**,氨溴索 30 mg+生理盐水 100 ml 每日 1 次静脉滴注(2 月 10 日—2 月 19 日),阿魏酸哌嗪片 100 mg 每日 3 次口服(2 月 10 日—2 月 19 日)。

2 月 11 日,血气分析示氧分压 66.8 mmHg,**钾 5.93 mmol/L(3.5~5.1 mmol/L)**,尿素 22.7 mmol/L(3.2~7.1 mmol/L),肌酐 160 μmol/L(57~97 μmol/L),白蛋白 28.2 g/L(40~55 g/L),丙氨酸氨基转移酶 154 U/L(9~50 U/L),总胆红素 111 μmol/L(3~22 μmol/L),直接胆红素 106 μmol/L(0~10 μmol/L)。白细胞 14.84×10⁹/L[(3.5~9.5)×10⁹/L],血小板计数 140×10⁹/L[(125~350)×10⁹/L],血红蛋白 145 g/L(130~175 g/L)。心电图示 T 波改变(V2、V3 倒置、V4 低平)。**予脂肪乳(10%)氨基酸(15%)葡萄糖(20%)(克林维)1 000 ml(2 月 11 日—2 月 19 日)**,人血白蛋白 10 g 每日 1 次静脉滴注(2 月 11 日—2 月 14 日)。

2 月 12 日,患者昨日入量 1 850 ml,出量约 1 800 ml,仍为橙红色液体。

2 月 13 日,予吗啡 10~30 mg 肌内注射(2 月 13 日—2 月 14 日)。

2 月 14 日 10:50,患者昨日入量 800 ml,出量约 1 700 ml,仍为橙红色液体。

16:00,BNP 1 259 ng/L(<450 ng/L),尿素 20.15 mmol/L(3.2~7.1 mmol/L),肌酐 120 μmol/L(57~97 μmol/L),丙氨酸氨基转移酶 98 U/L(9~50 U/L),白蛋白 31.7 g/L(40~55 g/L),CRP 53.9 mg/L(0~10 mg/L),**钾 6.02 mmol/L(3.5~5.1 mmol/L)**,钙 1.67 mmol/L(2.11~2.52 mmol/L),总胆红素 110.6 μmol/L(3~22 μmol/L),直接胆红素 106.0 μmol/L(0~10 μmol/L)。白细胞 12.54×10⁹/L[(3.5~9.5)×10⁹/L],血小板计数 173×10⁹/L[(125~350)×10⁹/L],血红蛋白 139 g/L(130~175 g/L)。予 5%葡萄糖溶液 500 ml+维生素 C 2 g+维生素 B₆ 0.2 g+生物合成人胰岛素 6 U 每日 1 次静脉滴注(2 月 14 日—2 月 19 日)。**停用聚磺苯乙烯钠散**。

2 月 16 日,患者昨日入量 900 ml,**出量约 2 400 ml**,为橙黄色液体。

2 月 18 日,患者昨日入量 2 600 ml,出量约 1 000 ml,为橙黄色清亮液体,仍有胸闷气促、咳嗽咳痰症状。稍气促,精神欠佳。左肺可闻及少量干湿啰音,心率 96 次/min,律不齐,双下肢凹陷性水肿。BNP 1 171 ng/L(<450 ng/L),尿素 22.61 mmol/L(3.2~7.1 mmol/L),肌酐 148 μmol/L(57~97 μmol/L),丙氨酸氨基转移酶 84 U/L(9~50 U/L),白蛋白 26.0 g/L(40~55 g/L),CRP 165.4 mg/L(0~10 mg/L),**钾 5.69 mmol/L(3.5~5.1 mmol/L)**,钙 1.62 mmol/L(2.11~2.52 mmol/L),总胆红素 119.3 μmol/L(3~22 μmol/L),直接胆红素 109.3 μmol/L(0~10 μmol/L)。白细胞 15.89×10⁹/L[(3.5~9.5)×10⁹/L],血小板计数 98×10⁹/L[(125~350)×10⁹/L],血红蛋白 142 g/L(130~175 g/L)。D-二聚体测定 6.16 mg/L(0~0.55 mg/L),纤维蛋白原 5.97 g/L(1.8~3.5 g/L),PT 10.0 s(11~13 s)。

2 月 19 日 12:00,患者昨日入量 2 450 ml,出量约 1 000 ml,为橙黄色清亮液体,一般情况较差,口腔舌面出现真菌感染,精神欠佳。左肺可闻及少量干湿啰音,心率92次/min,律不齐。家属签字放弃抢救。

20:48,心电监测提示血压下降至74/35 mmHg,呼之反应差,立即予多巴胺升压治疗。21:42,**血气分析 pH 7.137(7.35~7.45),II 型呼吸衰竭、呼吸性酸中毒**,在危急值范围,立即给予纠酸等处理。22:48,**钾 6.6 mmol/L(3.5~5.1 mmol/L),葡萄糖41.5 mmol/L**。予纠酸、胰岛素降糖及补液治疗。23:29,患者呼吸心跳停止,心电图示一直线,宣布临床死亡。

【病例用药分析】

一、患者采用经导管动脉灌注化疗是否合理

经导管动脉灌注化疗(TAI)的禁忌证有严重心、肺、肝、肾等重要脏器功能衰竭[1]。1月24日总胆红素51 μmol/L,白蛋白29 g/L,CT示腹腔少量积液。Child-Pugh 分级=无肝性脑病(1分)+总胆红素51 μmol/L(34~51 μmol/L)(2分)+白蛋白29 g/L(28~35 g/L)(2分)+少量腹水(2分)+凝血酶原时间延长(1~4 s)(1分)=8分,属于 B级。违反了 TAI 的禁忌证。

二、患者肝功能不全进一步加重的可能原因

2月8日患者因病情加重再次入院,2月9日总胆红素111 μmol/L,白蛋白28.5 g/L,腹水加重,丙氨酸氨基转移酶134 U/L。Child-Pugh 分级=无肝性脑病(1分)+总胆红素111 μmol/L(>51 μmol/L)(3分)+白蛋白28.5 g/L(28~35 g/L)(2分)+中量腹水(3分)+凝血酶原时间延长(1~4 s)(1分)=10分,属于 C级。肝功能不全进一步加重,除与原发疾病进展、可能发生感染有关外,与 TAI(吉西他滨)可能有相关性[1]。

三、患者发生急性肾功能损害的主要原因

2月9日尿素20.32 mmol/L、肌酐124 μmol/L,2月11日尿素22.7 mmol/L、肌酐160 μmol/L。患者发生急性肾功能损害的主要原因如下。

(1)2月9日尿素/肌酐比值=0.163>0.08,2月11日尿素/肌酐比值=0.142,均提示血容量不足[2]。加上 TAI 后免疫力低下引发感染,可导致急性肾损害[2]。

(2)患者胰腺恶性肿瘤 cTxNxM1(M1:肺、肝、骨、淋巴结转移)、PS 2分、陈旧性心肌梗死、PCI 术后、心功能 II 级(NYHA)、房颤、高血压3级(很高危组)、前列腺增生,1月26日空腹血糖6.86 mmol/L,2月9日血糖13.17 mmol/L,患者存在2型糖尿病,可能与使用糖皮质激素有关。加上未予阿司匹林、他汀类、华法林或新型抗凝药、ACEI、β受体阻滞剂等有适应证的药物,病情可能加重,存在发生急性肾功能损害的疾病基础[3]。

(3)予塞来昔布0.2 g 每日2次口服(1月28日—2月3日)。非甾体抗炎药(NSAID)会导致肾乳头坏死和其他肾脏损害。毒性也见于肾脏灌注维持中前列腺素起

补偿作用的患者。在这些患者中,使用 NSAID 会导致前列腺素生成的剂量依赖性减少,随之发生肾血流量减少,这将促成明显的肾脏失代偿。此类风险最高的患者是肾功能不全、心力衰竭、肝功能不全的患者,以及使用利尿剂和 ACE 抑制剂的患者和老年患者(见 Pfizer Pharmaceuticals LLC 药品说明书)。

四、患者高钾血症始终未被纠正的主要原因

患者第一次住院,1 月 29 日予 TAI(吉西他滨)后,2 月 1 日肌酐 116 μmol/L,出现了急性肾损害,钾 5.10 mmol/L,血钾已经偏高。2 月 8 日 23:00 再次入院,2 月 9 日钾 6.48 mmol/L,2 月 10 日予聚磺苯乙烯钠散 15 g 每日 2 次口服(2 月 10 日—2 月 14 日),2 月 11 日钾 5.93 mmol/L,2 月 14 日钾 6.02 mmol/L,2 月 18 日钾 5.69 mmol/L,2 月 19 日钾 6.6 mmol/L。高钾血症始终未被纠正,其主要原因如下。

(1)患者急性肾功能不全,排尿减少,使肾排钾减少[3]。

(2)患者胰腺恶性肿瘤 cTxNxM1(M1:肺、肝、骨、淋巴结转移)加上感染可使组织破坏,释放出钾离子;患者代谢性酸中毒可促进钾转移到细胞外[3]。

(3)予脂肪乳(10%)氨基酸(15%)葡萄糖(20%)(克林维)1 000 ml(2 月 11 日—2 月 19 日),含 24 mmol 钾离子,相当于 1.8 g 氯化钾(见百特医疗用品有限公司药品说明书),在发生急性肾功能损害的情况下可引发高钾血症。

(4)2 月 19 日血气分析示 pH 7.137,患者发生了严重的代谢性酸中毒和酮症酸中毒,可促进钾离子由细胞内转移到细胞外[3]。

(5)2 月 14 日钾 6.02 mmol/L,严重高钾血症未被纠正,却停用了聚磺苯乙烯钠散。

五、患者发生糖尿病酮症酸中毒的可能原因

2 月 19 日血气分析 pH 7.137,血糖 41.5 mmol/L,很可能发生了糖尿病酮症酸中毒,其主要原因如下。

(1)患者第一次住院时,1 月 24 日血糖 11.4 mmol/L,1 月 26 日空腹血糖 6.86 mmol/L,可能已经有糖尿病。2 月 8 日再次入院,2 月 9 日血糖 13.17 mmol/L。但未予胰岛素、磺酰脲类、格列奈类、α-葡萄糖苷酶抑制剂、DPP-4 抑制剂等控制血糖,并且直到 2 月 19 日才再次测血糖(间隔了 10 天)。

(2)2 月 4 日在急诊予甲泼尼龙琥珀酸钠 40 mg+二羟丙茶碱 0.25 g+5%葡萄糖溶液 50 ml 每日 1 次静脉注射,2 月 8 日入院后继续予甲泼尼龙琥珀酸钠 40 mg+二羟丙茶碱 0.25 g+5%葡萄糖溶液 50 ml 每日 1 次静脉注射(2 月 8 日—2 月 15 日),可引发高血糖,导致类固醇糖尿病(见 Pfizer Manufacturing Belgium NV)。

(3)予脂肪乳(10%)氨基酸(15%)葡萄糖(20%)(克林维)1 000 ml(2 月 11 日—2 月 19 日),其中包含 80 g 葡萄糖,应加入 20 U 的胰岛素;予 5%葡萄糖溶液 250 ml+异甘草酸镁 200 mg 每日 1 次静脉滴注(2 月 9 日—2 月 19 日),应加入 4 U 胰岛素;5%葡萄糖溶液 250 ml+多烯磷脂酰胆碱 930 mg 每日 1 次静脉滴注(2 月 9 日—2 月 19 日),应加入

4 U 胰岛素。实际上未予胰岛素,而葡萄糖直接从静脉输入,可引发严重高血糖。

【病例总结】

对严重肝功能不全者经导管动脉灌注化疗(TAI)属于禁忌证;陈旧性心肌梗死、PCI术后、房颤、高血压 3 级(很高危组),有使用阿司匹林、他汀类、华法林或新型抗凝药、ACEI、β 受体阻滞剂的适应证;脂肪乳(10%)氨基酸(15%)葡萄糖(20%)(克林维)1 000 ml 含 24 mmol 钾离子,相当于 1.8 g 氯化钾,对急性肾功能损害者不宜使用;严重高钾血症未被纠正前不应停用聚磺苯乙烯钠散;可能存在糖尿病的患者应监测血糖,且应予胰岛素、降糖药控制血糖。

未遵守上述用药注意事项,可能与患者病情恶化有相关性。

参考文献

[1] 中国抗癌协会肿瘤介入专家委员会.经导管动脉灌注化疗药物应用原则——中国肿瘤介入专家共识[J].介入放射学杂志,2017,26(11):963-970.

[2] 王礼振.临床输液学[M].北京:人民卫生出版社,1998,8-21,46-48,317-321.

[3] 陈灏珠,钟南山,陆再英.内科学:8 版[M].北京:人民卫生出版社,2013,524-532,752-756,783-785.

病例 *32*

严重感染却予白蛋白紫杉醇、
卡铂化疗增加死亡风险

【概述】

一例肺癌患者,因原发性支气管肺鳞癌 cT4N3M1(M:肋骨)Ⅳ期、PS 2 分入院。入院后患者存在严重感染仍行化疗。通过此病例分析探讨以下几个方面:① 患者高钙血症的治疗是否合理。② 患者营养支持治疗是否合理。③ 患者抗感染治疗方案是否合理。④ 患者严重感染行化疗是否妥当。

【病史介绍】

患者 57 岁,男性,2019 年 1 月 15 日 CT 示右肺上叶占位,右肺门及纵隔淋巴结肿大,考虑肺癌。外院予哌拉西林他唑巴坦+万古霉素抗感染等治疗无明显好转。1 月 31 日头颅 MRI 增强示双侧额顶叶及侧脑室旁缺血灶。2 月 1 日穿刺活检+免疫组化诊断鳞状细胞癌。患者近期出现记忆力下降、空间识别能力退化,伴精神萎靡,胃纳欠佳,停止排便 2 周余,近 1 个月来体重减轻 5 kg。因原发性支气管肺鳞癌 cT4N3M1(M:肋骨)Ⅳ期、PS 2 分于 2 月 15 日 11:00 入院。身高 173 cm,体重 45 kg,**体重指数 15.0 kg/m²**。

【临床经过】

13:30,**钙 3.6 mmol/L(2.1~2.55 mmol/L)**,尿素 10.7 mmol/L(3.2~7.1 mmol/L),肌酐 154 μmol/L(58~110 μmol/L),**白细胞计数 50.2×10⁹/L[(3.5~9.5)×10⁹/L]**,中性粒细胞百分率 94%(40%~75%),CRP 189 mg/L(0~10 mg/L),血红蛋白 83 g/L(130~175 g/L),血小板计数 642×10⁹/L[(125~350)×10⁹/L],白蛋白 32 g/L(35~50 g/L)。予 5%葡萄糖生理氯化钠溶液 500 ml+维生素 C 1 g+10%氯化钾 15 ml+维生素 B₆ 0.1 g 每日 1 次静脉滴注(2 月 15 日—2 月 25 日),5%氨基酸(洛安命)12.5 g 每日 1 次静脉滴注(2 月 15 日—2 月 25 日),**乳酸钠林格注射液 500 ml 每日 1 次静脉滴注(2 月 15 日—2 月 25 日)**,5%葡萄糖溶液 500 ml+10%氯化钾 10 ml 每日 1 次静脉滴注(2 月

15 日—2 月 25 日），生理盐水 500 ml 每日 1 次静脉滴注（2 月 15 日—2 月 18 日）。予唑来磷酸 4 mg＋生理盐水 100 ml 静脉滴注。

2 月 16 日，患者精神萎靡，心率 100～120 次/min，血压 96～106/57～64 mmHg。T_{max} 38.4℃，降钙素原 1.74 ng/ml（0.5～2 ng/ml 提示脓毒血症或感染性休克）。D-二聚体 5.76 mg/L（0～0.55 mg/L）。予呋塞米 20 mg 每日 1 次静脉注射（2 月 16 日—2 月 20 日），生理盐水 500 ml 每日 1 次静脉滴注（2 月 16 日—2 月 25 日），甲泼尼龙琥珀酸钠 40 mg＋生理盐水 100 ml 每日 1 次静脉滴注（2 月 16 日—2 月 17 日），鲑降钙素 50 IU 每 8 h 1 次皮下注射（2 月 16 日—2 月 17 日），5％葡萄糖溶液 250 ml＋异甘草酸镁 200 mg 每日 1 次静脉滴注（2 月 16 日—2 月 25 日），美托洛尔缓释片 47.5 mg 每日 1 次口服（2 月 16 日—2 月 25 日），**亚胺培南西司他丁钠 0.5 g＋生理盐水 100 ml 每 12 h 1 次静脉滴注（2 月 16 日—2 月 18 日）、亚胺培南西司他丁钠 1 g＋生理盐水 100 ml 每 12 h 1 次静脉滴注（2 月 18 日—2 月 25 日）。**

2 月 17 日，大便隐血阳性。GPT 124 U/L（21～72 U/L），白蛋白 29 g/L（35～50 g/L）。**钙 2.66 mmol/L（2.1～2.55 mmol/L）**，尿素 8.5 mmol/L（3.2～7.1 mmol/L），肌酐 88 μmol/L（58～110 μmol/L），**白细胞计数 72.98×10^9/L[（3.5～9.5）×10^9/L]**，中性粒细胞百分率 97％（40％～75％），CRP 124 mg/L（0～10 mg/L），血红蛋白 73 g/L（130～175 g/L），血小板计数 722×10^9/L[（125～350）×10^9/L]。

2 月 18 日，T_{max} 38.9℃，心率 95～120 次/min，血压 97～116/58～68 mmHg。氧分压 68 mmHg（80～100 mmHg），GPT 375 U/L（21～72 U/L），白蛋白 25 g/L（35～50 g/L）。予泮托拉唑钠 40 mg＋生理盐水 100 ml 每日 2 次静脉滴注（2 月 18 日—2 月 25 日），人血白蛋白 10 g＋生理盐水 100 ml 每日 2 次静脉滴注（2 月 18 日—2 月 25 日），5％葡萄糖溶液 250 ml＋多烯磷脂酰胆碱 930 mg 每日 1 次静脉滴注（2 月 18 日—2 月 20 日），5％葡萄糖溶液 250 ml＋多烯磷脂酰胆碱 465 mg 每日 1 次静脉滴注（2 月 20 日—2 月 25 日）。予吲哚美辛栓 100 mg 纳肛。

2 月 19 日，T_{max} 39.8℃。

2 月 20 日 11:00，T_{max} 39.2℃，GPT 142 U/L（21～72 U/L），白蛋白 25 g/L（35～50 g/L）。BNP 6212 ng/L（0～125 ng/L）。**降钙素原 3.35 ng/ml（＞2 ng/ml 提示高风险脓毒血症）。钾 2.28 mmol/L（3.5～5.3 mmol/L），镁 0.44 mmol/L（0.75～1.02 mmol/L），钙 1.86 mmol/L（2.11～2.52 mol/L）**，尿素 4.54 mmol/L（3.2～7.1 mmol/L），肌酐 88 μmol/L（58～110 μmol/L），eGFR（肌酐-CysC）47 ml/min（80～120 ml/min）。**白细胞计数 73.54×10^9/L[（3.5～9.5）×10^9/L]**，中性粒细胞百分率 96％（40％～75％），CRP 160 mg/L（0～10 mg/L），血红蛋白 65 g/L（130～175 g/L），血小板计数 556×10^9/L（125～350×10^9/L）。D-二聚体 6.86 mg/L（0～0.55 mg/L）。

17:50，输注红细胞悬液 1 U、血浆 400 ml 每日 1 次（2 月 20 日—2 月 24 日）。

20:50，予地塞米松磷酸钠 5 mg 每日 1 次静脉注射（2 月 20 日—2 月 24 日）。

2 月 21 日 11:15，予帕洛诺司琼 0.25 mg＋生理盐水 100 ml 静脉滴注，**白蛋白紫杉醇 100 mg＋生理盐水 100 ml 静脉滴注，卡铂 150 mg＋生理盐水 500 ml 静脉滴注**。血压 75～86/49～62 mmHg，心率 98～100 次/min。

2 月 22 日 18:12，患者烦躁气促，心率 96～100 次/min，血压 139/89 mmHg。BNP 8 618 ng/L（0～125 ng/L），降钙素原 1.12 ng/ml（0.5～2 ng/ml 提示脓毒血症或感染性休克），氧分压 65 mmHg（80～100 mmHg），D-二聚体 15.8 mg/L（0～0.55 mg/L）。**白细胞计数 86.08×10⁹/L[（3.5～9.5）×10⁹/L]**，中性粒细胞百分率 97%（40%～75%），CRP 72 mg/L（0～10 mg/L），血红蛋白 64 g/L（130～175 g/L），血小板计数 655×10⁹/L[（125～350）×10⁹/L]，GPT 118 U/L（21～72 U/L）。予甲泼尼龙琥珀酸钠 40～80 mg 静脉注射（2 月 22 日—2 月 24 日）。

2 月 23 日 10:34，pH 7.186（7.35～7.45），氧分压 46 mmHg（80～100 mmHg），二氧化碳分压 52 mmHg（35～45 mmHg），BNP＞35 000 ng/L（0～125 ng/L），**降钙素原 34.68 ng/ml（＞2 ng/ml 提示高风险脓毒血症），白细胞计数 112.29×10⁹/L[（3.5～9.5）×10⁹/L]**，中性粒细胞百分率 98%（40%～75%），血红蛋白 72 g/L（130～175 g/L），血氨 58 μmol/L（9～30 μmol/L），血小板计数 603×10⁹/L[（125～350）×10⁹/L]，钾 5.7 mmol/L（3.5～5.1 mmol/L），GPT 138 U/L（21～72 U/L）。D-二聚体 27.5 mg/L（0～0.55 mg/L）。予低分子肝素 4 250 IU 每日 1 次皮下注射（2 月 23 日—2 月 25 日）。

2 月 25 日，患者神志模糊，意识不清，自动出院。

【病例用药分析】

一、患者高钙血症的治疗是否合理

血钙浓度≥3.75 mmol/L 称为高钙危象，系内科急症，需紧急抢救。根据失水情况每天予 4 000 ml 生理盐水静脉滴注，在纠正失水的同时因多量钠从尿中排出而促使钙从尿中排出。予唑来膦酸、降钙素等静脉滴注降钙，呋塞米静脉注射促使尿钙排出，还可予血透或腹透[1]。患者 2 月 15 日 13:30 钙 3.6 mmol/L，接近高钙危象，可能原因是肺鳞癌骨转移使大量骨质破坏，其释放出的钙超过肾和肠清除钙的能力，还有恶性肿瘤异源性 PTH 综合征，可引发高血钙危象[1]。高钙血症危象予鲑鱼降钙素每日每千克体重 5～10 IU 溶于 500 ml 生理盐水中静脉滴注至少 6 h 以上，或者每日剂量分 2～4 次缓慢静脉滴注（见 Novartis Pharma Schweiz AG，Switzerland 药品说明书）。患者体重 45 kg，因此每日至少予 225 IU 静脉滴注。因尚未达到高钙危象的标准，故实际上 2 月 15 日予唑来膦酸 4 mg＋生理盐水 100 ml 静脉滴注，2 月 16 日予鲑降钙素 50 IU 每 8 h 1 次皮下注射（2 月 16 日—2 月 17 日），及时纠正了高钙血症。乳酸钠林格注射液 500 ml 包含氯化钙 0.1 g，相当于 0.9 mmol 的钙离子，高钙血症时不宜使用（见浙江济民制药股份有限公司药品说明书）。

二、患者营养支持治疗是否合理

恶性肿瘤患者 40%～80% 存在营养不良，约 20% 的患者直接死于营养不良。化疗和放疗既可以通过抗肿瘤作用从根本上改善肿瘤患者的营养不良，但又可能因其不良反应引起或加重患者的营养不良，两者之间存在密切联系。营养不良会降低患者对化疗和放疗的耐受程度，影响生活质量、治疗效果及预后。对于存在营养不良或营养风险的非终末期的肿瘤患者，准确地判断适应证，恰当地给予营养治疗既可改善营养状况，提高机体的免疫功能，增加抗癌能力，又能提高患者对化疗和放疗的耐受力，减轻药物的不良反应，从而改善生活质量及预后[2]。患者身高 173 cm，体重 45 kg，体重指数 15.0 kg/m² ≤ 18.5 kg/m²。根据 NRS 2002 营养风险筛查表，肺癌（1 分）＋BMI 15.0 kg/m² ≤ 18.5 kg/m²（3 分）＋1 个月内体重下降（50 kg 减至 45 kg）＞5%（3 分）＋1 周内进食量减少 25%～50%（1 分）＝8 分＞3 分：患者有营养风险，需要营养支持，应结合临床制订营养治疗计划[2]。实际上 2 月 15 日入院后未予肠内和肠外营养，可能使患者对化疗的耐受力降低，从而增加死亡风险。

三、患者抗感染治疗方案是否合理

患者因原发性支气管肺鳞癌 cT4N3M1（M：肋骨）Ⅳ期加上严重感染，2 月 15 日入院时有类白血病反应，2 月 16 日 T_{max} 38.4℃，降钙素原 1.74 ng/ml。2 月 18 日 T_{max} 38.9℃。2 月 19 日 T_{max} 39.8℃。2 月 20 日 T_{max} 39.2℃，降钙素原 3.35 ng/ml，提示有高风险脓毒血症。2 月 16 日予亚胺培南西司他丁钠 0.5 g＋生理盐水 100 ml 每 12 h 1 次静脉滴注（2 月 16 日—2 月 18 日）、亚胺培南西司他丁钠 1 g＋生理盐水 100 ml 每 12 h 1 次静脉滴注（2 月 18 日—2 月 25 日）。体重在 70 kg 以上者，肌酐清除率在 41～70 ml/min，亚胺培南最大可用至 750 mg 每 8 h 1 次静脉滴注，对体重＜70 kg 者按比例进一步降低（见默沙东制药有限公司药品说明书）。患者 eGFR（肌酐-CysC）47 ml/min，体重 45 kg，针对危及生命的感染亚胺培南最大剂量可用至 500 mg 每 8 h 1 次静脉滴注，相当于亚胺培南西司他丁钠 1 g 每 8 h 1 次静脉滴注。实际上予亚胺培南西司他丁钠 0.5 g 每 12 h 1 次静脉滴注（2 月 16 日—2 月 18 日）、1 g 每 12 h 1 次静脉滴注（2 月 18 日—2 月 25 日），剂量偏小可降低抗感染疗效。

四、患者严重感染行化疗是否妥当

肺癌化疗的禁忌证包括感染发热。患者因原发性支气管肺鳞癌 cT4N3M1（M：肋骨）Ⅳ期加上严重感染，2 月 15 日入院时有类白血病反应，2 月 20 日 T_{max} 39.2℃，降钙素原 3.35 ng/ml，提示有高风险脓毒血症。2 月 21 日予白蛋白紫杉醇 100 mg＋生理盐水 100 ml 静脉滴注、卡铂 150 mg＋生理盐水 500 ml 静脉滴注联合化疗是否妥当值得商榷。

【病例总结】

严重感染属于化疗禁忌，通常应先控制感染后再行化疗；NRS 2002 营养风险筛查为

8 分>3 分,有营养风险,需要营养支持;eGFR(肌酐-CysC)47 ml/min,体重 45 kg,针对危及生命的感染,亚胺培南最大剂量可用至 500 mg 每 8 h 1 次静脉滴注。

未遵守上述用药注意事项,可能与患者病情恶化有相关性。

参考文献

[1] 葛均波,徐永健.内科学:8 版[M].北京:人民卫生出版社,2017,720-723.

[2] 中华医学会放射肿瘤治疗学分会.肿瘤放疗患者口服营养补充专家共识(2017)[J].中华肿瘤放射学杂志,2017,26(11):1239-1247.

病例 33

吉西他滨减量不足致重度骨髓抑制且 未予低分子肝素可能致肺栓塞

【概述】

一例肺癌患者,因肺鳞癌 T2N2M1a Ⅳ 期、PS 1 分入院。入院化疗后患者出现重度骨髓抑制及急性呼吸衰竭等最终死亡。通过此病例分析探讨以下两个方面:① 患者发生Ⅳ度骨髓抑制的主要原因。② 患者发生急性呼吸衰竭的原因。

【病史介绍】

患者 64 岁,男性,2018 年 3 月 26 日确诊为右肺下叶鳞状细胞癌伴右肺门及纵隔淋巴结转移。2018 年 6 月 7 日、6 月 30 日行 DP 方案:多西他赛 115 mg 静脉滴注 d1+顺铂 45 mg 静脉滴注 d1,35 mg 静脉滴注 d2 - 3,每 3 周 1 次。因患者肺功能极差难以耐受放疗故予放弃。2018 年 8 月 1 日、8 月 22 日行 DP 方案:多西他赛 115 mg 静脉滴注 d1+奈达铂 130 mg 静脉滴注 d1,每 3 周 1 次。2019 年 2 月 1 日复查提示疾病进展。因肺鳞癌 T2N2M1a Ⅳ 期、PS 1 分于 2019 年 2 月 15 日 13:30 入院。身高 160 cm,**体重 52 kg**,BMI=20.3 kg/m^2。

【临床经过】

CRP 16 mg/L(0~10 mg/L),白细胞计数 8.31×10^9/L[(3.5~9.5)×10^9/L],中性粒细胞百分率 69.4%(40%~75%),血红蛋白 118 g/L(130~175 g/L),血小板计数 205×10^9/L[(125~350)×10^9/L],肌酐 87 μmol/L(57~111 μmol/L)。予奥美拉唑钠 40 mg+生理盐水 100 ml 每日 1 次静脉滴注(2 月 15 日—2 月 21 日),多烯磷脂酰胆碱 930 mg+5%葡萄糖溶液 250 ml 每日 1 次静脉滴注(2 月 15 日—2 月 26 日),莫西沙星 0.4 g+生理盐水 250 ml 每日 1 次静脉滴注(2 月 15 日—2 月 26 日),盐酸溴己新 4 mg+生理盐水 100 ml 每日 1 次静脉注射(2 月 15 日—2 月 26 日)。

2 月 16 日,予二丁酰环磷腺苷钙 20 mg+5%葡萄糖溶液 250 ml 每日 1 次静脉滴注

（2月16日—2月21日），5％葡萄糖溶液250 ml＋复方维生素（3）10 ml 每日1次静脉滴注（2月16日—2月21日）。

2月18日，予重组人血管内皮抑制素30 mg＋生理盐水500 ml 每日1次静脉滴注（2月18日—2月26日），地塞米松磷酸钠5 mg 每日1次静脉注射（2月18日—2月19日），盐酸异丙嗪25 mg 每日1次肌内注射（2月18日—2月19日），5％葡萄糖溶液100 ml 每日1次静脉滴注（2月18日—2月19日），帕洛诺司琼0.25 mg＋生理盐水100 ml 每日1次静脉滴注（2月18日—2月19日）。

2月19日，患者体表面积1.49 m²，治疗非小细胞肺癌3周疗法，吉西他滨推荐剂量为1 250 mg/m²（见江苏豪森集团有限公司药品说明书）；卡铂总剂量（mg）＝设定 AUC×（GFR＋25）＝5 mg/（ml·min）×100 ml/min＝500 mg（见 Corden Pharma Latina S.P.A 药品说明书）。**予吉西他滨1.8 g＋生理盐水100 ml 静脉滴注，卡铂500 mg＋5％葡萄糖溶液500 ml 静脉滴注。**

2月25日，白细胞计数16.70×10⁹/L[（3.5～9.5）×10⁹/L]，中性粒细胞百分率89.7％（40％～75％），肌酐111 μmol/L（57～111 μmol/L），血红蛋白97 g/L（130～175 g/L），**血小板计数72×10⁹/L[（125～350）×10⁹/L]。予重组人白细胞介素-11 3 mg 每日1次皮下注射（2月25日—2月26日）**，帕洛诺司琼0.25 mg＋生理盐水100 ml 每日1次静脉滴注（2月25日—2月26日）。**患者咯血10 ml。**

2月26日，考虑到血小板有下降，**将吉西他滨减量至1.6 g＋生理盐水100 ml 静脉滴注。**予奥美拉唑钠40 mg＋生理盐水100 ml 每日2次静脉滴注。予垂体后叶素18～36 U 静脉注射（2月26日—3月1日，3月2日—3月8日）。2月28日，**因咯血予支气管动脉栓塞术。**

3月3日，患者仍有少量咯血。白细胞计数2.10×10⁹/L[（3.5～9.5）×10⁹/L]，中性粒细胞百分率67.1％（40％～75％），血红蛋白71 g/L（130～175 g/L），**血小板计数9×10⁹/L[（125～350）×10⁹/L]**，CRP 47.7 mg/L（0～10 mg/L），肌酐95 μmol/L（57～111 μmol/L）。予左氧氟沙星0.5 g＋生理盐水250 ml 每日1次静脉滴注（3月3日—3月4日），头孢唑肟钠2 g＋生理盐水100 ml 每12 h 1次静脉滴注（3月3日—3月5日），**重组人血小板生成素15 000 U 每日1次皮下注射（3月3日—3月11日），重组人粒细胞刺激因子75 μg 每日1次皮下注射（3月3日—3月4日）、150 μg 每日2次皮下注射（3月4日—3月8日）。**

3月4日，予奥美拉唑钠40 mg＋生理盐水100 ml 每日2次静脉滴注（3月4日—3月14日）、奥美拉唑钠40 mg＋生理盐水100 ml 每8 h 1次静脉滴注（3月14日—3月22日）、奥美拉唑钠40 mg＋生理盐水100 ml 每日1次静脉滴注（3月22日—3月23日），多烯磷脂酰胆碱930 mg＋5％葡萄糖溶液250 ml 每日1次静脉滴注（3月4日—3月23日），莫西沙星0.4 g＋生理盐水250 ml 每日1次静脉滴注（3月4日—3月8日），5％

葡萄糖溶液 250 ml＋复方维生素(3)10 ml 每日 1 次静脉滴注(3 月 4 日—3 月 8 日、3 月 11 日—3 月 19 日)。

3 月 5 日,白细胞计数 0.97×10^9/L[$(3.5 \sim 9.5) \times 10^9$/L],中性粒细胞百分率 67.5%(40%～75%),中性粒细胞计数 0.65×10^9/L[$(1.8 \sim 6.3) \times 10^9$/L],**血红蛋白 61 g/L(130～175 g/L),血小板计数 3×10^9/L[$(125 \sim 350) \times 10^9$/L]。**

3 月 6 日,患者咳痰咯血,心率 144 次/min,呼吸 30 次/min,血压 165/75 mmHg,双肺湿啰音。白细胞计数 0.60×10^9/L[$(3.5 \sim 9.5) \times 10^9$/L],中性粒细胞百分率 44.2%(40%～75%),**中性粒细胞计数 0.27×10^9/L[$(1.8 \sim 6.3) \times 10^9$/L],血红蛋白 52 g/L(130～175 g/L),血小板计数 2×10^9/L[$(125 \sim 350) \times 10^9$/L]。予亚胺培南西司他丁钠 1 g＋生理盐水 100 ml 每日 2 次静脉滴注(3 月 6 日—3 月 23 日)。**

3 月 7 日,患者血氧饱和度 59%。予脂肪乳(10%)氨基酸(15%)葡萄糖(20%)(克林维)1 000 ml 每日 1 次静脉滴注(3 月 7 日—3 月 23 日),甲泼尼龙琥珀酸钠 80～280 mg 静脉注射(3 月 7 日—3 月 11 日)。予输注血小板 2 U,红细胞悬液 1 U。

3 月 8 日,患者右侧肢体可见瘀斑。CRP 102 mg/L(0～10 mg/L),白细胞计数 8.79×10^9/L[$(3.5 \sim 9.5) \times 10^9$/L],中性粒细胞百分率 80.9%(40～75%),中性粒细胞计数 7.11×10^9/L[$(1.8 \sim 6.3) \times 10^9$/L],**血红蛋白 79 g/L(130～175 g/L),血小板计数 9×10^9/L[$(125 \sim 350) \times 10^9$/L]。**尿素 13.4 mmol/L(3.2～7.1 mmol/L),肌酐 142 μmol/L(58～110 μmol/L),白蛋白 37 g/L(35～50 g/L),GPT 1202 U/L(21～72 U/L)。予异甘草酸镁 200 mg＋5%葡萄糖溶液 250 ml 每日 1 次静脉滴注(3 月 8 日—3 月 22 日)。

3 月 11 日,D-二聚体 15.6 mg/L(0～0.55 mg/L),GPT 1391 U/L(21～72 U/L),白细胞计数 9.72×10^9/L[$(3.5 \sim 9.5) \times 10^9$/L],中性粒细胞百分率 86.8%(40%～75%),**血红蛋白 86 g/L(130～175 g/L),血小板计数 101×10^9/L[$(125 \sim 350) \times 10^9$/L]。钠 149 mmol/L(135～145 mmol/L)。**

3 月 17 日,患者咳痰带鲜红色血,量不大。

3 月 19 日,血气分析示低氧血症。予人血白蛋白 10 g 每日 1 次静脉滴注(3 月 19 日—3 月 23 日),5%葡萄糖生理氯化钠溶液 500 ml＋10%氯化钾 10 ml＋10%葡萄糖酸钙 10 ml 每日 1 次静脉滴注(3 月 19 日—3 月 23 日)。

3 月 20 日,予人免疫球蛋白 5 g 每日 1 次静脉滴注(3 月 20 日—3 月 23 日)。**予甲泼尼龙琥珀酸钠 240～400 mg 静脉注射(3 月 20 日—3 月 22 日)。**

3 月 22 日,患者胸闷气促明显加重,呼之反应差,氧饱和度 61%。D-二聚体 12.7 mg/L(0～0.5 mg/L)。尿素 9.2 mmol/L(3.2～7.1 mmol/L),肌酐 78 μmol/L(58～110 μmol/L),白蛋白 27 g/L(35～50 g/L),GPT 67 U/L(21～72 U/L)。CRP 126 mg/L(0～10 mg/L),**白细胞计数 20.22 $\times 10^9$/L[$(3.5 \sim 9.5) \times 10^9$/L],中性粒细胞百分率 96.8%(40%～75%),血红蛋白 93 g/L(130～175 g/L),血小板计数 288×10^9/L**

$[(125\sim350)\times10^9/L]$。

3 月 23 日 8:58 死亡。

【病例用药分析】

一、患者发生Ⅳ度骨髓抑制的主要原因

3 月 3 日白细胞计数 $2.10\times10^9/L$、血小板计数 $9\times10^9/L$,3 月 5 日白细胞计数 $0.97\times10^9/L$、血小板计数 $3\times10^9/L$,3 月 6 日白细胞计数 $0.60\times10^9/L$、中性粒细胞计数 $0.27\times10^9/L$、血小板计数 $2\times10^9/L$,3 月 8 日中性粒细胞计数 $7.11\times10^9/L$、血小板计数 $9\times10^9/L$,3 月 11 日血小板计数 $101\times10^9/L$。患者发生Ⅳ度骨髓抑制的主要原因如下。

(1) 2 月 19 日予吉西他滨 1.8 g+生理盐水 100 ml 静脉滴注、卡铂 500 mg+5％葡萄糖溶液 500 ml 静脉滴注,2 月 26 日将吉西他滨减量至 1.6 g+生理盐水 100 ml 静脉滴注。根据患者体表面积和肌酐清除率,卡铂和吉西他滨的剂量是适宜的,但 2 月 25 日血小板计数 $72\times10^9/L$,而药品说明书规定:吉西他滨单独用药或与铂类联合治疗非小细胞肺癌时,在治疗周期内当血小板计数在$(50\sim100)\times10^9/L$,吉西他滨应减量至标准剂量的 75％(见江苏豪森药业股份有限公司药品说明书)。因此 2 月 26 日应将吉西他滨减量至 1.35 g,实际上仅减量至 1.6 g,吉西他滨相对剂量过大,加上卡铂,可引发Ⅳ度骨髓抑制(见江苏豪森药业股份有限公司药品说明书)。

(2) 吉西他滨+卡铂联合化疗,血象最低点通常在 15 d 左右(见 Corden Pharma Latina S.P.A 药品说明书)。2 月 25 日血小板计数 $72\times10^9/L$,加上咯血,应输注血小板并予重组人血小板生成素;当血小板计数在$(10\sim100)\times10^9/L$,应予重组人血小板生成素和(或)重组人白细胞介素- 11。推荐剂量为 $25\sim50\ \mu g/kg$ 每日 1 次皮下注射,至少连用 $7\sim10\ d$,至化疗抑制作用消失或达到共识停药标准[1]。实际上 2 月 25 日予重组人白细胞介素- 11 3 mg 每日 1 次皮下注射(2 月 25 日—2 月 26 日),仅使用 2 d 就停用,且未监测血象,直到 3 月 3 日才监测血象。

二、患者发生急性呼吸衰竭的原因

3 月 7 日患者血氧饱和度 59％,发生急性呼吸衰竭,3 月 22 日,血象高提示感染严重,但在肝肾功能已经基本恢复正常的情况下发生急性呼吸衰竭致死。主要原因如下。

(1) 患者 D-二聚体高,肺栓塞的可能性不能排除。根据 Pauda 评分,患者深静脉血栓形成风险属于高危:肺鳞癌 T2N2M1a Ⅳ期(3 分)+卧床>72 h(3 分)+予糖皮质激素(1 分)+呼吸衰竭(1 分)+急性感染(1 分)=9 分>4 分,属于深静脉血栓形成风险高危,按规定应予低分子肝素抗血栓形成[2]。3 月 11 日血小板计数上升至 $101\times10^9/L$ 后,患者咯血停止,肝肾功能基本恢复正常,根据内科住院患者出血危险因素评估:患者肺鳞癌 T2N2M1a Ⅳ期+男性,具有 2 项危险因素,已不属于出血高危[2]。结合 D-二聚体高应予低分子肝素抗血栓形成,但因顾虑出血而未给予。

（2）3 月 11 日钠 149 mmol/L，3 月 22 日尿素 9.2 mmol/L，肌酐 78 μmol/L，尿素/肌酐＝0.118＞0.08，均提示脱水低血容量[3]，可因增加血黏度而增加栓塞风险。

（3）因发生粒缺感染，3 月 6 日予亚胺培南西司他丁钠 1 g＋生理盐水 100 ml 每日 2 次静脉滴注（3 月 6 日—3 月 23 日）。患者血象上升，双肺湿啰音，发生呼吸衰竭，提示抗感染效果不佳。但直到患者死亡未调整抗菌药[4]。

【病例总结】

吉西他滨单独用药或与铂类联合治疗非小细胞肺癌时，在治疗周期内当血小板计数在(50～100)×10⁹/L，吉西他滨应减量至标准剂量的 75%；当血小板计数在(10～100)×10⁹/L，重组人白细胞介素-11 至少连用 7～10 d，至化疗抑制作用消失或达到共识停药标准；Pauda 评分 9 分＞4 分而内科住院患者出血风险不属于高危，应予低分子肝素预防栓塞；应及时纠正低血容量；抗感染效果不佳应调整抗菌药。

未遵守上述用药注意事项，可能与患者病情恶化有相关性。

参考文献

［1］ 中国抗癌协会临床肿瘤学协作专业委员会.肿瘤化疗所致血小板减少症诊疗中国专家共识(2014版)［J］.中华肿瘤杂志,2014,36(11)：876-879.
［2］ 中华医学会呼吸病学分会肺栓塞与肺血管病学组,中国医师协会呼吸医师分会肺栓塞与肺血管病工作委员会,全国肺栓塞与肺血管病防治协作组.肺血栓栓塞症诊治与预防指南［J］.中华医学杂志,2018,98(14)：1060-1087.
［3］ 王礼振.临床输液学［M］.北京：人民卫生出版社,1998,8-21,46-48,317-321.
［4］ 《抗菌药物临床应用指导原则》修订工作组.抗菌药物临床应用指导原则 2015 版［M］.北京：人民卫生出版社,2015,100-101.

顺铂腹腔灌注化疗后发生重度骨髓抑制、肺炎克雷伯菌（ESBL＋）败血症

【概述】

一例胃癌术后的患者，因胃中低分化腺癌 pT3N3bMx，rT3N3M1（M：腹膜、腹膜后淋巴结）Ⅳ期、ECOG 2 分入院。入院后给予化疗等治疗后患者发生重度骨髓抑制、败血症等，最终死亡。通过此病例分析探讨以下几个方面：① 患者行腹腔热灌注化疗是否合理。② 3 月 15 日中性粒细胞计数下降至 0.63×10^9/L 的可能原因。③ 3 月 15 日血小板计数下降至 2×10^9/L 的主要原因。④ 患者肠梗阻炎性指标偏高是否应予抗菌药。

【病史介绍】

患者 60 岁，男性，2018 年 9 月 11 日外院行腹腔镜下远端胃癌根治术＋胃空肠 Roux-en-Y 吻合术，术后病理示中低分化腺癌、胃小弯淋巴结（7/7）、胃大弯淋巴结（9/13），另有多组淋巴结转移。2018 年 10 月开始行替吉奥＋奥沙利铂方案化疗 5 个疗程。第 3 疗程出现Ⅲ度血小板降低，末次化疗时间为 2019 年 1 月。2019 年 2 月 1 日患者出现**进食后呕吐，肛门停止排便**，有排气。2 月 10 日 CT 示吻合口增厚，腹膜增厚，腹盆腔积液，腹膜后淋巴结肿大。2 月 25 日行上消化道碘水造影提示：**下吻合口梗阻**。3 月 1 日予顺铂 **80 mg 腹腔热灌注化疗 1 次**，3 月 2 日予 PD-1 单抗（特瑞普利单抗）240 mg **免疫治疗 1 次**。治疗后患者呕吐症状有所缓解。患者近 1 个月体重减轻约 10 kg。因胃中低分化腺癌 pT3N3bMx，rT3N3M1（M：腹膜、腹膜后淋巴结）Ⅳ期、ECOG 2 分于 3 月 8 日 11：00 入院。身高 171 cm，**体重 70 kg**，BMI＝23.9 kg/m²。

【临床经过】

降钙素原 0.342 ng/ml（0.047～0.5 ng/ml 提示低风险脓毒血症或感染性休克），CRP 58 mg/L（0～10 mg/L），白细胞计数 3.14×10^9/L［（3.5～9.5）$\times 10^9$/L］，中性粒细胞百分率 77.7％（40％～75％），中性粒细胞计数 2.44×10^9/L［（1.8～6.3）$\times 10^9$/L］，血红蛋白

107 g/L(130～175 g/L)，**血小板计数 56×10⁹/L[（125～350）×10⁹/L]**，尿素 6.1 mmol/L（3.2～7.1 mmol/L），肌酐 43 μmol/L(58～110 μmol/L)，GPT 46 U/L(21～72 U/L)，总胆红素 88 μmol/L(3～22 μmol/L)，直接胆红素 34 μmol/L(0～5 μmol/L)，D-二聚体 7.12 mg/L(0～0.55 mg/L)。予禁食(3月8日—3月17日)，予脂肪乳(10%)氨基酸(15%)葡萄糖(20%)(克林维)1 000 ml 每日 1 次静脉滴注(3月8日—3月17日)，泮托拉唑钠 40 mg+生理盐水 100 ml 每日 1 次静脉滴注(3月8日—3月15日)、泮托拉唑钠 40 mg+生理盐水 100 ml 每日 2 次静脉滴注(3月15日—3月17日)，5%葡萄糖生理氯化钠溶液 500 ml+维生素 C 1 g+维生素 B₆ 0.2 g+10%氯化钾 15 ml 每日 1 次静脉滴注(3月8日—3月17日)，8.5%复方氨基酸 250 ml 每日 1 次静脉滴注(3月8日—3月17日)，5%葡萄糖溶液 500 ml+10%氯化钾 15 ml 每日 1 次静脉滴注(3月8日—3月17日)，重组人血小板生成素 15 000 U 每日 1 次皮下注射(3月8日—3月17日)。

3月9日，患者无自主排便排气，心率 120 次/min，血压 127/78 mmHg。

3月10日12:00，患者发热寒战，呃逆症状明显，有呕吐。心率 130 次/min，血压 121/74 mmHg。16:40，体温 39℃，**予吲哚美辛栓 50 mg 纳肛**。予美罗培南 1 g+生理盐水 250 ml 每 8 h 1 次静脉滴注(3月10日—3月17日)。

3月11日9:00，心率 120 次/min，血压 121/74 mmHg。降钙素原 2.87 ng/ml（>2 ng/ml 提示高风险脓毒血症），CRP 92 mg/L(0～10 mg/L)，白细胞计数 1.81×10⁹/L[(3.5～9.5)×10⁹/L]，中性粒细胞百分率 75.7%(40%～75%)，中性粒细胞计数 1.37×10⁹/L[(1.8～6.3)×10⁹/L]，血红蛋白 89 g/L(130～175g/L)，**血小板计数 31×10⁹/L[（125～350）×10⁹/L]**。D-二聚体 7.62 mg/L(0～0.55 mg/L)，纤维蛋白原降解产物 33.4 mg/L(0～5 mg/L)。尿素 13.0 mmol/L(3.2～7.1 mmol/L)，肌酐 59 μmol/L(58～110 μmol/L)，GPT 57 U/L(9～50 U/L)，总胆红素 155.4 μmol/L(3～22 μmol/L)，直接胆红素 116 μmol/L(0～10 μmol/L)，白蛋白 38 g/L(35～50 g/L)。**予重组人粒细胞刺激因子 150 μg 每日 2 次皮下注射(3月11日—3月13日)**，低分子肝素 4 250 IU 每日 1 次皮下注射(3月11日—3月13日)。

13:44，CT 示**双肺炎症**，左下肺叶支气管扩张伴钙化灶。MRCP 示近段**空肠梗阻**、腹腔积液，左侧胸腔积液。**乙肝 DNA 定量 7.80E+04 IU/ml(1.00E+02 IU/ml)**。

3月12日，心率 130 次/min，血压 131/69 mmHg。予胃肠减压(3月12日—3月17日)。

3月13日，患者**出现口腔黏膜出血**，口腔内可见血痂，心率 130 次/min，血压 136/75 mmHg。**血培养出肺炎克雷伯菌肺炎亚种(ESBL+)，对亚胺培南、美罗培南、阿米卡星、头孢西丁敏感(3月10日送检)**。降钙素原 2.07 ng/ml（>2 ng/ml 提示高风险脓毒血症），D-二聚体 13.2 mg/L(0～0.55 mg/L)，纤维蛋白原 2.28 g/L(2.38～4.98)，纤维蛋白原降解产物 31.2 mg/L(0～5 mg/L)。CRP 60.8 mg/L(0～10 mg/L)，白细胞计数

$9.58\times10^9/L[(3.5\sim9.5)\times10^9/L]$，中性粒细胞百分率 92.5%（40%～75%），中性粒细胞计数 $8.86\times10^9/L[(1.8\sim6.3)\times10^9/L]$，血红蛋白 86 g/L（130～175 g/L），**血小板计数 $14\times10^9/L[(125\sim350)\times10^9/L]$**。总胆红素 138.9 $\mu mol/L$（3～22 $\mu mol/L$），直接胆红素 112.2 $\mu mol/L$（0～10 $\mu mol/L$），白蛋白 38 g/L（35～50 g/L），GPT 70 U/L（9～50 U/L）。尿素 14.01 mmol/L（3.2～7.1 mmol/L），肌酐 96 $\mu mol/L$（58～110 $\mu mol/L$）。予恩替卡韦分散片 0.5 mg 每日 1 次口服（3 月 13 日—3 月 17 日），5% 葡萄糖溶液 250 ml＋异甘草酸镁 200 mg 每日 1 次静脉滴注（3 月 13 日—3 月 17 日），多烯磷脂酰胆碱 465 mg＋5% 葡萄糖溶液 250 ml 每日 1 次静脉滴注（3 月 13 日—3 月 17 日）。**停用重组人粒细胞刺激因子**。予吗啡 10 mg 肌内注射。**输注血浆 400 ml**，予地塞米松磷酸钠 5 mg 静脉注射，异丙嗪 25 mg 肌内注射。

3 月 14 日 8:35，予蛇毒血凝酶 1 U 静脉推注，酚磺乙胺 1 000 mg＋5% 葡萄糖溶液 250 ml 静脉滴注。

3 月 15 日，患者出现嗜睡谵妄烦躁，T_{max} 38.2℃。心率 140 次/min，血压 135/81 mmHg。CRP 42.6 mg/L（0～10 mg/L），白细胞计数 $0.95\times10^9/L$（3.5～9.5×10⁹/L），中性粒细胞百分率 66.2%（40%～75%），**中性粒细胞计数 $0.63\times10^9/L[(1.8\sim6.3)\times10^9/L]$**，血红蛋白 90 g/L（130～175 g/L），**血小板计数 $2\times10^9/L[(125\sim350)\times10^9/L]$**。重新予重组人粒细胞刺激因子 150 μg 每日 1 次皮下注射（3 月 15 日—3 月 17 日），甲泼尼龙琥珀酸钠 20 mg 每日 2 次静脉注射（3 月 15 日—3 月 17 日）。

12:31，予血小板 1 U 静脉注射，予异丙嗪 25 mg 肌内注射，地塞米松磷酸钠 5 mg 静脉注射。

3 月 17 日 11:24，患者浅昏迷，气促症状明显伴发热。22:27 死亡。

【病例用药分析】

一、患者行腹腔热灌注化疗是否合理

2019 年 2 月 1 日患者出现进食后呕吐，肛门停止排便，2 月 25 日上消化道碘水造影提示下吻合口梗阻。3 月 1 日予顺铂 80 mg 腹腔热灌注化疗 1 次，3 月 2 日予 PD-1 单抗（特瑞普利单抗）240 mg 免疫治疗 1 次。腹腔热灌注化疗（HIPEC）在提高化疗疗效的同时，常见毒副反应主要有便秘，并发症包括肠麻痹、粘连性肠梗阻等。腹腔热灌注化疗禁忌证包括各种原因所致腹腔内广泛粘连；吻合口存在水肿、缺血、张力等愈合不良因素者；肠梗阻患者；有明显肝、肾功能不全者；严重心血管系统病变；患者的生命征不稳定；恶病质患者[1]。

（1）在已经发生了肠吻合口梗阻的情况下予腹腔热灌注化疗违反了禁忌证。

（2）患者慢性乙型肝炎活动期，3 月 8 日入院时总胆红素 88 $\mu mol/L$，Child-Pugh 分级＝总胆红素>51 $\mu mol/L$（3 分）＋中、重度腹水（3 分）＋无肝性脑病（1 分）＋白蛋白>

35 g/L(1 分)＋凝血酶原时间延长＜4 s(1 分)＝9 分,属于 B 级,存在严重肝功能不全。3 月 1 日予顺铂 80 mg 腹腔热灌注化疗时肝功能情况可能也很差,故当时予腹腔热灌注化疗是否适宜值得商榷。慢性 HBV 感染患者在接受肿瘤化学治疗或免疫抑制治疗过程中,有 20%～50%的患者可出现不同程度的乙型肝炎再活动,重者出现急性肝功能衰竭甚至死亡。高病毒载量是发生乙型肝炎再活动最重要的危险因素。预防性抗病毒治疗可以明显降低乙型肝炎再活动。并建议选用强效低耐药的 ETV 或 TDF 治疗。慢性 HBV 感染患者接受化疗、免疫抑制剂治疗,在起始治疗前都应常规筛查 HBsAg、抗 HBc 和 HBV DNA,在开始免疫抑制剂及化疗药物前 1 周开始应用抗病毒治疗,优先选择 ETV 或 TDF[2]。对 HBsAg 阴性、抗 HBc 阳性者,若使用 B 细胞单克隆抗体等,可以考虑预防使用抗病毒药物[2]。实际上在化疗前未监测 HBV DNA,未予抗乙肝病毒治疗。

(3) 特瑞普利单抗在中、重度肝功能损伤患者中使用的安全性和有效性尚未建立,故不推荐用于中、重度肝功能损伤患者(见苏州众合生物医药科技有限公司药品说明书)。发生率≥10%的不良反应包括贫血、ALT 和胆红素升高、白细胞计数降低等。发生率≥1%的 3 级及以上不良反应包括贫血、肝损伤、血小板减少症、感染性肺炎等(见苏州众合生物医药科技有限公司药品说明书)。

二、3 月 15 日中性粒细胞计数下降至 0.63×10⁹/L 的可能原因

(1) 3 月 1 日予顺铂 80 mg 腹腔热灌注化疗 1 次,顺铂导致白细胞减少的最低点一般发生于治疗 3 周左右,4～6 周恢复(见齐鲁制药有限公司药品说明书)。3 月 11 日中性粒细胞计数 $1.37×10^9$/L,予重组人粒细胞刺激因子 150 μg 每日 2 次皮下注射(3 月 11 日—3 月 13 日),3 月 13 日中性粒细胞计数 $8.86×10^9$/L,按规定停用了重组人粒细胞刺激因子,但顺铂导致中性粒细胞计数的峰值应该在 3 月 20 日左右,加上特瑞普利单抗的作用,故仍可能引发中性粒细胞计数下降。

(2) 癌症化疗引起的中性粒细胞减少症,应予重组人粒细胞刺激因子 50 μg/m² 每日 1 次,由于出血倾向等原因难于皮下给药时,可静脉滴注 100 μg/m² 每日 1 次(见协和发酵麒麟株式会社药品说明书)。患者体表面积 1.8 m²,故每日应予 90 μg 皮下注射或 180 μg 静脉滴注。实际上予重组人粒细胞刺激因子 150 μg 每日 2 次皮下注射(3 月 11 日—3 月 13 日),剂量偏大可能因使粒细胞快速上升而过早停用重组人粒细胞刺激因子。

(3) 患者因晚期胃癌、化疗、免疫力低下等原因引发肺部感染,加上肠梗阻,肠内容物淤积,细菌繁殖,因而产生大量毒素,可直接透过肠壁进入腹腔,致使肠内细菌易位引起腹腔内感染与脓毒症。另外由于肠梗阻引起肠黏膜屏障功能障碍,肠道内细菌、内毒素易位至门静脉和淋巴系统,继有腹腔内感染或全身性感染,也可因肠壁坏死、穿孔而有腹膜炎与感染性休克。严重感染细菌毒素可引发白细胞大量破坏[3]。

三、3 月 15 日血小板计数下降至 2×10⁹/L 的主要原因

3 月 8 日入院时血小板计数 $56×10^9$/L,予重组人血小板生成素 15 000 U 每日 1 次皮下注射(3月8日—3月17日),后3月15日血小板计数下降至$2×10^9$/L,主要原因如下。

(1)3月1日予顺铂80 mg腹腔热灌注化疗1次,顺铂导致血小板减少的最低点一般发生于治疗3周左右(3月20日)(见齐鲁制药有限公司药品说明书),加上特瑞普利单抗的作用,可能使血小板进一步减少(见苏州众合生物医药科技有限公司药品说明书)。

(2)予重组人血小板生成素300 U/kg每日1次皮下注射(见沈阳三生制药有限公司药品说明书)。患者体重70 kg,应予21 000 U每日1次皮下注射,实际上予重组人血小板生成素15 000 U每日1次皮下注射(3月8日—3月17日),剂量不足可能降低升血小板的疗效。

(3)患者因晚期胃癌、化疗、免疫力低下等原因引发肺部感染,加上肠梗阻时吸收功能发生障碍,胃肠道分泌的液体不能被吸收返回全身循环系统而积存在肠腔内。同时肠梗阻时,肠壁继续有液体向肠腔内渗出,导致体液在第三间隙的丢失。肠内容物淤积、细菌繁殖,因而产生大量毒素,可直接透过肠壁进入腹腔,致使肠内细菌易位引起腹腔内感染与脓毒症。肠梗阻如未得到及时适当的治疗,大量失水、失电解质可引起低血容量休克。另外,由于肠梗阻引起肠黏膜屏障功能障碍,肠道内细菌、内毒素易位至门静脉和淋巴系统,继有腹腔内感染或全身性感染,也可因肠壁坏死、穿孔而有腹膜炎与感染性休克[3]。可损伤血管内皮而启动内源性凝血系统,加上晚期恶性肿瘤,可造成组织损伤,释放组织因子入血,激活外源性凝血系统,从而引发DIC[4]。

3月8日尿素6.1 mmol/L,肌酐43 μmol/L,尿素/肌酐=0.142>0.08,均提示脱水低血容量[5]。3月9日心率120次/min、血压127/78 mmHg;3月10日心率130次/min、血压121/74 mmHg;3月11日心率120次/min、血压121/74 mmHg;3月12日心率130次/min、血压131/69 mmHg;3月15日心率140次/min、血压135/81 mmHg。休克指数为1左右,也提示脱水低血容量[5]。患者禁食禁水,应根据CVP等指标及时补足容量。

四、患者肠梗阻炎性指标偏高是否应予抗菌药

3月8日11:00患者入院时已有肠梗阻,白细胞低下,CRP 58 mg/L,降钙素原0.342 ng/ml,建议及时予抗菌药。对肠源性感染,病原体通常为肠杆菌科、肠球菌、拟杆菌等。在细菌培养+药敏结果出来之前,按经验用药应首选哌拉西林他唑巴坦钠、替卡西林克拉维酸、碳青霉烯类。备选方案为第三代头孢菌素+克林霉素(或甲硝唑)、莫西沙星+甲硝唑等。如感染可能危及生命,则应首选碳青霉烯类,并且应加用万古霉素以覆盖革兰阳性菌[6]。

【病例总结】

腹腔热灌注化疗禁用于吻合口存在水肿、缺血、张力等愈合不良因素者,肠梗阻患者

及有明显肝功能不全者；接受化疗的患者，在起始治疗前都应常规筛查 HBsAg、抗 HBc 和 HBV DNA，在应用化疗药物前 1 周开始抗病毒治疗；顺铂导致白细胞和血小板减少的最低点一般发生于治疗 3 周左右；重组人血小板生成素应予 300 U/kg 每日 1 次皮下注射；肠梗阻患者很可能存在容量不足，肠内细菌易位可引起腹腔内感染与脓毒症，应及时补足容量并结合血象高及时予抗菌药。

未遵守上述用药注意事项，可能与患者病情恶化有相关性。

参考文献

［1］ 腹腔热灌注化疗技术临床应用专家协作组.腹腔热灌注化疗技术临床应用专家共识（2016 版）［J］.中华胃肠外科杂志,2016,19(2)：121－125.

［2］ 中华医学会肝病学分会.中华医学会感染病学分会.慢性乙型肝炎防治指南（2015 更新版）［J］.中华肝脏病杂志,2015,23(12)：888－905.

［3］ 吴在德,吴肇汉.外科学：7 版［M］.北京：人民卫生出版社,2010,452－454.

［4］ 葛均波,徐永健.内科学：8 版［M］.北京：人民卫生出版社,2013,166－176,236－255,369－374,661－669.

［5］ 王礼振.临床输液学［M］.北京：人民卫生出版社,1998,8－21,46－48,317－321.

［6］ 《抗菌药物临床应用指导原则》修订工作组.抗菌药物临床应用指导原则 2015 版［M］.北京：人民卫生出版社,2015,100－101.

病例 **35**

紫杉醇＋雷替曲塞过量导致重度骨髓抑制且肺炎之后可能发生肺栓塞

【概述】

一例胃癌患者,因胃癌 cT3N4M0Ⅲc 期、Ⅳ度骨髓抑制入院。入院后针对患者骨髓抑制、肺部感染等予以治疗,最终死亡。通过此病例分析探讨以下几个方面:① 患者出现腹泻、口腔溃疡伴发热、Ⅳ度骨髓抑制的可能原因。② 患者发生肺栓塞可能的诱发因素。③ 患者肺部感染抗感染治疗方案是否合理。

【病史介绍】

患者 60 岁,男性,2017 年 9 月确诊为胃低分化腺癌盆腔腹膜转移。2017 年 9 月—2018 年 3 月行 FOLFIRI 方案 12 周期,后长期口服替吉奥 120 mg 每日 1 次(每 3 周停 1 周)。2019 年 2 月**予紫杉醇 283 mg＋雷替曲塞 4.8 mg 化疗后出现腹泻、口腔溃疡伴发热**,3 月 13 日就诊,3 月 15 日查白蛋白 23 g/L(35～50 g/L),CRP 180 mg/L(0～10 mg/L),**白细胞计数 0.28×10⁹/L[(3.5～9.5)×10⁹/L],中性粒细胞绝对数 0,血红蛋白** $80 g/L(130～175 g/L)$,**血小板计数 6×10⁹/L[(125～350)×10⁹/L]**,大便隐血 2＋。予头孢菌素、左氧氟沙星、美罗培南抗感染,泮托拉唑钠抑酸,予升白细胞及血小板等治疗未见好转。3 月 16 日 14:00 因胃癌 cT3N4M0Ⅲc 期、Ⅳ度骨髓抑制入院。身高 172 cm,体重 50 kg,**BMI 16.9 kg/m²,体表面积 1.52 m²,ECOG 4 分**。

【临床经过】

PT 16.5 s(11～13 s),D-二聚体 16.9 mg/L(0～0.55 mg/L)。降钙素原 1.19 ng/ml(0.50～2 ng/ml 提示脓毒血症),CRP 183 mg/L(0～10 mg/L),**白细胞计数 0.45×10⁹/L[(3.5～9.5)×10⁹/L],中性粒细胞百分率 10.4%(40%～75%),血红蛋白 76 g/L**(130～175 g/L),**血小板计数 8×10⁹/L[(125～350)×10⁹/L]**,白蛋白 26 g/L(35～50 g/L),总胆红素 30 μmol/L(3～22 μmol/l),尿素 4.3 mmol/L(3.1～8.0 mmol/L),肌

酐 51 μmol/L（58～110 μmol/L），BNP 1 178 ng /L（＜450 ng /L）。

予重组人粒细胞刺激因子 150 μg 每日 2 次皮下注射（3 月 16 日—3 月 20 日），美罗培南 1 g＋生理盐水 100 ml 每 8 h 1 次静脉滴注（3 月 16 日—3 月 20 日），莫西沙星 0.4 g＋生理盐水 250 ml 每日 1 次静脉滴注（3 月 16 日—3 月 20 日），重组人血小板生成素 15 000 U 每日 1 次皮下注射（3 月 16 日—3 月 25 日），8.5％复方氨基酸 250 ml＋10％氯化钾 5 ml 每日 1 次静脉滴注（3 月 16 日—3 月 23 日），5％葡萄糖生理氯化钠溶液 500 ml＋10％氯化钾 10 ml＋维生素 C 2 g 每日 1 次静脉滴注（3 月 16 日—3 月 23 日、3 月 28 日—4 月 18 日），重组人白细胞介素-11 3 mg 每日 1 次皮下注射（3 月 16 日—3 月 22 日），兰索拉唑 30 mg＋生理盐水 100 ml 每日 3 次静脉滴注（3 月 16 日—4 月 18 日），人血白蛋白 10 g 每日 1 次静脉滴注（3 月 16 日—4 月 18 日），乳果糖 15 ml 如有必要（3 月 16 日—3 月 20 日）。予输注血浆 200 ml（3 月 16 日、3 月 18 日、3 月 19 日），异丙嗪 20 mg 肌内注射（3 月 16 日、3 月 18 日、3 月 19 日）。

3 月 17 日，予重组人促红素 5 000 U 隔日 1 次皮下注射（3 月 17 日—3 月 23 日）。

3 月 18 日，心率 101 次/min，血压 100/61 mmHg。白细胞计数 $1.44×10^9$/L［（3.5～9.5）×10^9/L］，中性粒细胞百分率 48.1％（40％～75％），血红蛋白 67 g /L（130～175 g /L），血小板计数 $17×10^9$/L［（125～350）×10^9/L］。

3 月 20 日，心率 115 次/min，血压 115/72 mmHg。PT 17.7 s（11～13 s），D－二聚体 26.4 mg/L（0～0.55 mg/L）。白细胞计数 $16.2×10^9$/L［（3.5～9.5）×10^9/L］，中性粒细胞百分率 86.8％（40％～75％），血红蛋白 76 g /L（130～175 g /L），血小板计数 $38×10^9$/L［（125～350）×10^9/L］。予 5％葡萄糖溶液 250 ml＋异甘草酸镁 200 mg 每日 1 次静脉滴注（3 月 20 日—3 月 23 日）。予生长抑素 3 mg 每 12 h 1 次静脉滴注（3 月 20 日—3 月 21 日）。

3 月 21 日，患者胸闷，心率 105 次/min，血压 110/70 mmHg。**予甲泼尼龙琥珀酸钠 40 mg 每日 3 次静脉注射（3 月 21 日—3 月 25 日）。**

3 月 22 日，听诊少量湿啰音，诊断上呼吸道感染，**血气分析示氧分压 62 mmHg（80～100 mmHg）**，D－二聚体 26.4 mg/L（0～0.55 mg/L）。白细胞计数 $14.6×10^9$/L［（3.5～9.5）×10^9/L］，中性粒细胞百分率 85.2％（40％～75％），血红蛋白 76 g /L（130～175 g /L），血小板计数 $75×10^9$/L［（125～350）×10^9/L］，CRP 106 mg/L（0～10 mg/L）。患者近 2 日胸闷气促加重伴咳嗽咳黄痰，双肺可闻及哮鸣音，双下肢Ⅱ度凹陷性水肿。**考虑肺部感染、呼吸衰竭，肺栓塞待排。停美罗培南，改用头孢唑肟钠 2 g＋生理盐水 100 ml 每 12 h 1 次静脉滴注（3 月 22 日—3 月 25 日），呋塞米 20 mg＋生理盐水 100 ml 每 12 h 1 次静脉滴注（3 月 22 日—4 月 4 日），低分子肝素 4 250 IU 每日 1 次皮下注射（3 月 22 日—3 月 23 日）、4 250 IU 每 12 h 1 次皮下注射（3 月 23 日—4 月 16 日）。**予输注血小板 1 U。

3 月 23 日，降钙素原 0.757 ng /ml（0.5～2 ng /ml 提示感染性休克或脓毒血症）。

3 月 25 日，白细胞计数 $18.4 \times 10^9 /L[(3.5 \sim 9.5) \times 10^9 /L]$，中性粒细胞百分率 75% (40% ~ 75%)，血红蛋白 84 g /L（130 ~ 175 g /L），血小板计数 $109 \times 10^9 /L[(125 \sim 350) \times 10^9 /L]$，CRP 106 mg/L（0 ~ 10 mg/L）。降钙素原 0.878 ng /ml（0.5 ~ 2 ng /ml 提示感染性休克或脓毒血症）。**停头孢唑肟钠，重新予美罗培南** 1 g ＋生理盐水 100 ml 每 8 h 1 次静脉滴注（3 月 25 日—3 月 28 日），5% 氨基酸 12.5 g ＋ 10% 氯化钾 7.5 ml 每日 1 次静脉滴注（3 月 25 日—4 月 9 日）。予托拉塞米 20 mg 静脉注射。

3 月 27 日，因恶心呕吐予禁食（3 月 27 日—）。3 月 28 日，予帕洛诺司琼 0.25 mg ＋生理盐水 100 ml 每日 1 次静脉滴注（3 月 28 日—4 月 4 日）。

3 月 29 日，尿素 9.2 mmol/L（3.1 ~ 8.0 mmol/L），肌酐 42 μmol/L（58 ~ 110 μmol/L），钾 3.1 mmol/L（3.5 ~ 5.1 mmol/L）。予 10% 氯化钾 20 ml ＋生理盐水 30 ml 每日 1 次静脉推泵（3 月 29 日—4 月 16 日）。4 月 1 日，麻醉科予右股静脉穿刺。

4 月 9 日，**予脂肪乳（10%）氨基酸（15%）葡萄糖（20%）（克林维）** 1 000 ml ＋生物合成人胰岛素 16 IU ＋ 10% 氯化钾 20 ml ＋ 10% 氯化钠 20 ml ＋维生素 B_6 0.2 g 每日 1 次静脉滴注（4 月 9 日—4 月 18 日）。

4 月 11 日，白细胞计数 $8.4 \times 10^9 /L[(3.5 \sim 9.5) \times 10^9 /L]$，中性粒细胞百分率 67% (40% ~ 75%)，血红蛋白 64 g /L（130 ~ 175 g /L），血小板计数 $89 \times 10^9 /L[(125 \sim 350) \times 10^9 /L]$，CRP 19 mg /L（0 ~ 10 mg /L），尿素 4.3 mmol/L（3.1 ~ 8.0 mmol/L），肌酐 25 μmol/L（58 ~ 110 μmol/L）。白蛋白 33 g /L（35 ~ 50 g /L），总胆红素 38 μmol/L（3 ~ 22 μmol/l）。4 月 12 日，予输注红细胞悬液 2 U。

4 月 15 日，患者体温 38℃，偶有咳嗽，考虑肺部感染，**予头孢唑肟钠** 2 g ＋生理盐水 100 ml 每日 2 次静脉滴注（4 月 15 日—4 月 18 日）。

4 月 16 日，白细胞计数 $14.5 \times 10^9 /L[(3.5 \sim 9.5) \times 10^9 /L]$，中性粒细胞百分率 93% (40% ~ 75%)，血红蛋白 66 g /L（130 ~ 175 g /L），血小板计数 $31 \times 10^9 /L[(125 \sim 350) \times 10^9 /L]$，CRP 78 mg /L（0 ~ 10 mg /L），尿素 9.9 mmol/L（3.1 ~ 8.0 mmol/L），肌酐 41 μmol/L（58 ~ 110 μmol/L），总胆红素 52 μmol/L（3 ~ 22 μmol/l）。血气分析示氧分压 68 mmHg。**予重组人血小板生成素** 15 000 U 每日 1 次皮下注射（4 月 16 日—4 月 18 日），还原性谷胱甘肽 2 g ＋生理盐水 100 ml 每日 1 次静脉滴注（4 月 16 日—4 月 18 日），呋塞米 20 mg 每日 1 次静脉注射（4 月 16 日—4 月 18 日）。

4 月 18 日 15:40，心电图呈一直线，宣布临床死亡。

【病例用药分析】

一、患者出现腹泻、口腔溃疡伴发热、Ⅳ度骨髓抑制的可能原因

患者出现腹泻、口腔溃疡伴发热、Ⅳ度骨髓抑制的可能原因是 2019 年 2 月予紫杉醇 283 mg ＋雷替曲塞 4.8 mg 化疗。予紫杉醇＋雷替曲塞化疗时，紫杉醇推荐剂量为

3 mg /m²,用 50～250 ml 0.9％氯化钠注射液或 5％葡萄糖注射液溶解稀释后静脉输注，给药时间 15 min，如果未出现毒性，可考虑按上述治疗每 3 周重复给药 1 次(见江苏奥赛康药业股份有限公司药品说明书)。紫杉醇 175 mg /m² 静脉滴注，每 3 周 1 次，时间大于 3 h(见江苏奥赛康药业股份有限公司药品说明书)。患者 3 月 16 日入院时身高 172 cm，体重 50 kg，体表面积 1.5 m²。如果 2 月化疗时体重与 3 月 16 日相差不大，则应予紫杉醇 262 mg，雷替曲塞 4.5 mg。予紫杉醇＋雷替曲塞常规剂量化疗可能导致腹泻、口腔溃疡伴发热、Ⅳ度骨髓抑制，当剂量过大时其发生率显著上升(见南京正大天晴制药有限公司药品说明书)。雷替曲塞化疗出现 3 级胃肠道毒性伴 4 级血液学毒性时必须中止治疗；同时迅速给予标准支持治疗，包括静脉补水和造血功能支持。临床前研究提示可以使用亚叶酸钙治疗，按照临床经验须每 6 h 静脉注射 25 mg /m² 亚叶酸钙直至症状缓解(见南京正大天晴制药有限公司药品说明书)。实际上未予亚叶酸钙。

二、患者发生肺栓塞可能的诱发因素

根据 Pauda 评分，患者深静脉血栓形成风险属于高危：胃低分化腺癌盆腔腹膜转移(3 分)＋卧床＞72 h(3 分)＋急性感染(1 分)＝7 分＞4 分，属于深静脉血栓形成风险高危，按规定应予低分子肝素抗血栓形成[1]。但按照内科住院患者出血评估，患者血小板计数最低时仅 8×10⁹/L，加上男性胃低分化腺癌盆腔腹膜转移，患者出血风险也很高。治疗原则是尽可能不要打破平衡。

(1)可暂时不给予低分子肝素，但应给予机械预防，包括间歇充气加压泵、分级加压弹力袜和足底静脉泵等。实际上未给予，使栓塞风险大大增加[1]。

(2)不应使用可能增加栓塞风险的药物。实际上予 5％葡萄糖生理氯化钠溶液 500 ml＋10％氯化钾 10 ml＋维生素 C 2 g 每日 1 次静脉滴注(3 月 16 日—3 月 23 日、3 月 28 日—4 月 18 日)。维生素 C 参与胶原蛋白的合成，可降低毛细血管的通透性，加速血液的凝固，刺激凝血功能。每日予维生素 C 1～4 g，可引起深静脉血栓形成、血管内凝血，可干扰抗凝药的抗凝效果(见上海禾丰制药有限公司药品说明书)。

(3)患者入院后心率 101 次/min 左右，血压为 100/61 mmHg 左右，休克指数约为 1，失血量或者容量不足的程度可能达到 20％。容量不足可增加血黏度，提高凝血因子的合成，减少重要脏器的血供，增加栓塞风险。

(4)根据 NRS 2002 营养风险筛查评估，患者胃低分化腺癌盆腔腹膜转移(1 分)＋BMI 16.9 kg /m²＜18.5 kg /m²(3 分)＋1 周内进食量较从前减少 25％～50％(1 分)＋患者需要卧床(2 分)＝7 分＞3 分，患者有营养风险，需要营养支持，应结合临床制订营养治疗计划。应予肠内和(或)肠外营养，如肠内营养乳剂 1 500 ml、肠内营养混悬液 1 500 ml，或者三升袋。一方面可予营养支持，另一方面可补充容量的不足。实际上未做到。

(5)予甲泼尼龙琥珀酸钠 40 mg 每日 2 次静脉注射(3 月 21 日—3 月 25 日)。糖皮质激素增加儿茶酚胺的血管收缩效应，盐皮质激素样作用引起水钠潴留，可降低抗凝作用,形成栓塞性脉管炎、血栓(见 Pfizer Manufacturing Belgium NV)。

三、患者肺部感染抗感染治疗方案是否合理

患者在粒缺基础上并发感染,由于免疫功能低下,感染的症状和体征常不明显,其病情凶险,感染相关死亡率高。应及早开始正确的经验性抗生素治疗(通常应在 5 h 之内开始抗生素治疗),早期治疗若不能覆盖所有可能致病菌,将显著增加死亡率。为保证早期抗生素治疗的正确性,需要联合应用广谱抗生素,覆盖耐药革兰阴性杆菌和革兰阳性球菌。患者常见致病菌可能有铜绿假单胞菌、耐甲氧西林金黄色葡萄菌(MRSA)、不动杆菌、肠杆菌属细菌和厌氧菌等。常规使用抗铜绿假单胞菌的 β 内酰胺类药物如头孢他啶、头孢吡肟、哌拉西林他唑巴坦、头孢哌酮舒巴坦钠、碳青霉烯类。对于血流动力学不稳定者可联合抗革兰阳性球菌的药物如万古霉素、替考拉宁、利耐唑胺。估计真菌感染可能者联合应用抗真菌药物如氟康唑、伏立康唑、伊曲康唑、米卡芬净等[2]。抗感染 2～3 d 效果不佳应及时调整抗菌药。实际上 3 月 22 日患者胸闷气促加重伴咳嗽咳黄痰,双肺可闻及哮鸣音,提示肺部感染仍重的情况下停美罗培南,改用头孢唑肟钠 2 g+生理盐水 100 ml 每 12 h 1 次静脉滴注(3 月 22 日—3 月 25 日),而头孢唑肟钠对铜绿假单胞菌不敏感。3 月 23 日降钙素原 0.757 ng/ml,3 月 25 日白细胞计数 18.4×10⁹/L,降钙素原 0.878 ng/ml,停头孢唑肟钠,重新予美罗培南 1 g+生理盐水 100 ml 每 8 h 1 次静脉滴注(3 月 25 日—3 月 28 日)。4 月 15 日患者体温 38℃,偶有咳嗽,考虑肺部感染,重新予对铜绿假单胞菌不敏感的头孢唑肟钠 2 g+生理盐水 100 ml 每日 2 次静脉滴注(4 月 15 日—4 月 18 日)。感染得不到有效控制可增加死亡风险。

【病例总结】

应根据体表面积准确给予紫杉醇和雷替曲塞的剂量;对栓塞和出血风险均很高的患者,治疗原则是尽可能不要打破平衡;NRS 2002 营养风险筛查评估 7 分>3 分应予肠内和(或)肠外营养,一方面可予营养支持,另一方面可补充容量的不足;粒缺基础上并发感染应常规使用抗铜绿假单胞菌的 β 内酰胺类抗菌药物,对于血流动力学不稳定者可联合抗革兰阳性球菌的抗菌药物。

未遵守上述用药注意事项,可能与患者病情恶化有相关性。

参考文献

[1] 中华医学会呼吸病学分会肺栓塞与肺血管病学组,中国医师协会呼吸医师分会肺栓塞与肺血管病工作委员会,全国肺栓塞与肺血管病防治协作组.肺血栓栓塞症诊治与预防指南[J].中华医学杂志,2018,98(14):1060-1087.

[2] 抗菌药物临床应用指导原则修订工作组.抗菌药物临床应用指导原则 2015 版[M].北京:人民卫生出版社,2015,76-79.

奥沙利铂＋氟尿嘧啶化疗后肺部感染死亡

【概述】

一例胃癌患者因胃窦低分化腺癌 cT4N3M1 Ⅳ 期（M：腹腔）、ECOG 3 分入院。入院化疗后患者出现肺部感染，治疗效果不佳最终死亡。通过此病例分析探讨患者肺部感染恶化的原因。

【病史介绍】

患者 44 岁，男性，身高 167 cm，体重 54 kg，体重指数 19.4 kg／m²。2018 年 10 月胃镜提示胃窦、十二指肠占位、幽门梗阻、胆总管下段梗阻。行十二指肠支架置入术，PTCD 引流。11 月 8 日超声胃镜示皮革胃（T4N3），病理示低分化腺癌。12 月 7 日开始行 2 个疗程“紫杉醇酯质体 135 mg d1、d8、d15＋替吉奥 40 mg 每日 2 次 d1 - 21”，末次化疗时间为 2019 年 1 月 7 日，后因体质情况恶化停止。因胃窦低分化腺癌 cT4N3M1 Ⅳ 期（M：腹腔）、ECOG 3 分于 2019 年 4 月 1 日入院。5 个月来体重减轻约 20 kg，轮椅推入病室。CT 示双侧胸腔积液伴右肺外压性不张，**左肺炎症**。

【临床经过】

予腹腔引流、PTCD 引流（4 月 1 日—6 月 8 日），8.5％复方氨基酸 250 ml 每日 1 次静脉滴注（4 月 1 日—6 月 8 日），5％葡萄糖生理氯化钠溶液 500 ml＋维生素 C 2 g＋维生素 B₆ 0.1 g＋10％氯化钾 15 ml 每日 1 次静脉滴注（4 月 1 日—6 月 8 日），脂肪乳（10％）氨基酸（15％）葡萄糖（20％）（克林维）1 000 ml 每日 1 次静脉滴注（4 月 1 日—6 月 8 日），乳酸钠林格注射液 500 ml 每日 1 次静脉滴注（4 月 1 日—4 月 29 日），泮托拉唑钠 40 mg＋生理盐水 100 ml 每日 1 次静脉滴注（4 月 1 日—6 月 5 日）、泮托拉唑钠 40 mg＋生理盐水 100 ml 每 12 h 1 次静脉滴注（6 月 5 日—6 月 8 日），维生素 K₁ 20 mg＋生理盐水 100 ml 每日 1 次静脉滴注（4 月 1 日—4 月 25 日），呋塞米 20 mg 每日 1 次静脉注射（4 月 1 日—6 月 5 日）。予红细胞悬液 2 U 静脉滴注（4 月 1 日、4 月 2 日、4 月 12 日、4 月 13 日）。

4月2日，予吗啡10 mg肌内注射。

4月5日，予盐酸羟考酮缓释片120 mg每12 h 1次口服（4月5日—4月9日）、160 mg每日1次口服（4月9日—4月15日）、160 mg每12 h 1次口服（4月15日—5月28日）。4月6日，予吗啡30 mg肌内注射（4月6日—4月8日、4月10日—4月11日、4月14日）。

4月8日12:10，患者出现嗜睡，呼之不应，深大呼吸，呼吸频率8～10次/min，双侧瞳孔对光反射（+）。考虑吗啡不良反应，予加强补液。

4月15日，予帕洛诺司琼0.25 mg＋生理盐水100 ml每日1次静脉滴注（4月15日—4月16日），地塞米松磷酸钠5 mg每日1次静脉注射（4月15日—4月16日），异丙嗪25 mg每日1次肌内注射（4月15日—4月16日）。予吗啡10 mg肌内注射。

4月16日，予奥沙利铂50 mg＋5%葡萄糖溶液250 ml静脉滴注，亚叶酸钙0.2 g＋生理盐水250 ml静脉滴注，氟尿嘧啶0.2 g＋生理盐水100 ml静脉滴注，氟尿嘧啶1.8 g＋生理盐水250 ml静脉滴注持续静脉滴注22 h。予低分子肝素4 250 IU每日1次皮下注射（4月16日—4月17日）。予吗啡30 mg肌内注射。

4月19日，患者体温38℃，予头孢曲松钠2 g＋生理盐水100 ml每日1次静脉滴注（4月19日—4月22日）。予吗啡30 mg肌内注射。

4月22日，降钙素原0.949 ng/ml（0.5～2 ng/ml提示脓毒血症）。予帕洛诺司琼0.25 mg＋生理盐水100 ml每日1次静脉滴注（4月22日—4月23日），地塞米松磷酸钠5 mg每日1次静脉注射（4月22日—4月23日），异丙嗪25 mg每日1次肌内注射（4月22日—4月23日）。予吗啡10 mg肌内注射（4月22日—4月23日）。

4月23日，予奥沙利铂50 mg＋5%葡萄糖溶液250 ml静脉滴注，亚叶酸钙0.2 g＋生理盐水250 ml静脉滴注，氟尿嘧啶0.2 g＋生理盐水100 ml静脉滴注，氟尿嘧啶1.8 g＋生理盐水250 ml静脉滴注持续静脉滴注22 h。

4月25日，予芬太尼透皮贴剂21 mg每72 h 1次外用（4月25日、4月28日、4月30日、5月5日、5月7日、5月9日、5月13日、5月14日、5月20日、5月27日、5月31日、6月5日）。

4月29日，予帕洛诺司琼0.25 mg＋生理盐水100 ml每日1次静脉滴注（4月29日—4月30日），地塞米松磷酸钠5 mg每日1次静脉注射（4月29日—4月30日），异丙嗪25 mg每日1次肌内注射（4月29日—4月30日）

4月30日，予奥沙利铂50 mg＋5%葡萄糖溶液250 ml静脉滴注，亚叶酸钙0.2 g＋生理盐水250 ml静脉滴注，氟尿嘧啶0.2 g＋生理盐水100 ml静脉滴注，氟尿嘧啶1.8 g＋生理盐水250 ml静脉滴注持续静脉滴注22 h。

5月6日，CRP 10.4 mg/L（0～10 mg/L）。白细胞计数1.31×10^9/L[（3.5～9.5）×10^9/L]，中性粒细胞百分率66.5%（40%～75%），血红蛋白68 g/L（130～175 g/L），血小

板计数 $68×10^9/L[(125～350)×10^9/L]$。予重组人粒细胞刺激因子 $150\mu g$ 每日 1 次皮下注射(5 月 6 日—5 月 13 日),重组人血小板生成素 15 000 U 每日 1 次皮下注射(5 月 6 日—5 月 13 日),重组人促红素 5 000 U 每周 3 次(5 月 6 日—5 月 13 日)。

5 月 13 日,总胆红素 $32.1\mu mol/L(<24\mu mol/L)$。予帕洛诺司琼 0.25 mg + 生理盐水 100 ml 每日 1 次静脉滴注(5 月 13 日—5 月 14 日),地塞米松磷酸钠 5 mg 每日 1 次静脉注射(5 月 13 日—5 月 14 日),异丙嗪 25 mg 每日 1 次肌内注射(5 月 13 日—5 月 14 日)。

5 月 14 日,予奥沙利铂 50 mg + 5%葡萄糖溶液 250 ml 静脉滴注,亚叶酸钙 0.2 g + 生理盐水 250 ml 静脉滴注,氟尿嘧啶 0.2 g + 生理盐水 100 ml 静脉滴注,氟尿嘧啶 1.8 g + 生理盐水 250 ml 静脉滴注持续静脉滴注 22 h。

5 月 16 日,予熊去氧胆酸 0.25 g 每日 2 次口服(5 月 16 日—6 月 5 日)。

5 月 20 日,CRP 4.9 mg/L(0～10 mg/L)。白细胞计数 $10.54×10^9/L[(3.5～9.5)×10^9/L]$,中性粒细胞百分率 91.1%(40%～75%),血红蛋白 82 g/L(130～175 g/L),血小板计数 $74×10^9/L[(125～350)×10^9/L]$。予重组人血小板生成素 15 000 U 每日 1 次皮下注射(5 月 20 日—5 月 27 日),重组人促红素 5 000 U 每周 3 次(5 月 20 日—6 月 5 日)。

5 月 21 日,总胆红素 $35.2\mu mol/L(<24\mu mol/L)$。醋酸甲地孕酮分散片 40 mg 每日 3 次口服(5 月 21 日—6 月 5 日)。

5 月 23 日,血小板计数 $60×10^9/L[(125～350)×10^9/L]$。大便隐血实验(胶体金法)阳性。痰培养出大肠埃希菌(ESBL+)+++,对头孢哌酮舒巴坦钠、碳青霉烯类等敏感。

5 月 27 日,予头孢哌酮舒巴坦钠 1.5 g + 生理盐水 100 ml 每日 2 次静脉滴注(5 月 27 日—6 月 5 日)。

5 月 28 日,予氨溴索 30 mg + 生理盐水 100 ml 每日 1 次静脉滴注(5 月 28 日—6 月 8 日)。

5 月 30 日,予床边隔离(5 月 30 日—6 月 5 日)。5 月 31 日,血红蛋白 76 g/L(130～175 g/L),血小板计数 $455×10^9/L[(125～350)×10^9/L]$。PT 17 s(9.4～12.5 s),总胆红素 $34\mu mol/L(<24\mu mol/L)$,尿素 17.7 mmol/L(3.2～7.1 mmol/L),肌酐 $69\mu mol/L$ $(58～110\mu mol/L)$。eGFR(肌酐- CysC)59 ml/min(80～120 ml/min)。予帕洛诺司琼 0.25 mg + 生理盐水 100 ml 每日 1 次静脉滴注(5 月 31 日—6 月 1 日),地塞米松磷酸钠 5 mg 每日 1 次静脉注射(5 月 31 日—6 月 1 日),异丙嗪 25 mg 每日 1 次肌内注射(5 月 31 日—6 月 1 日)。

6 月 1 日,予奥沙利铂 50 mg + 5%葡萄糖溶液 250 ml 静脉滴注,亚叶酸钙 0.2 g + 生理盐水 250 ml 静脉滴注,氟尿嘧啶 0.2 g + 生理盐水 100 ml 静脉滴注,氟尿嘧啶 1.8 g + 生理盐水 250 ml 静脉滴注持续静脉滴注 22 h。

6 月 4 日,CT 示两侧胸腔积液、右下肺炎症,与 4 月 1 日比较,左肺炎症基本吸收。

6月5日，**停头孢哌酮舒巴坦钠**。

6月8日9:00，PT 24.3 s(9.4～12.5 s)，D-二聚体5.8 mg/L(0～0.55 mg/L)，INR 2.08，纤维蛋白原1.65 g/L(2.38～4.98 g/L)，CRP 9.7 mg/L(0～10 mg/L)。白细胞计数31.63×10⁹/L[(3.5～9.5)×10⁹/L]，中性粒细胞百分率92.3%(40%～75%)，血红蛋白88 g/L(130～175 g/L)，血小板计数243×10⁹/L(125～350×10⁹/L)。钠155 mmol/L(137～145 mmol/L)，镁1.23 mmol/L(0.75～1.02 mmol/L)。总胆红素70.2 μmol/L(<24 μmol/L)，尿素39.2 mmol/L(3.2～7.1 mmol/L)，肌酐144 μmol/L(58～110 μmol/L)，eGFR(肌酐-CysC)25 ml/min(80～120 ml/min)。

10:00，患者出现意识模糊，应答不清，氧饱和度降至50%，心率74次/min，血压70/41 mmHg。听诊痰鸣音，予紧急吸痰，高流量面罩吸氧后缓解。但血压、氧饱和度进行性下降。21:43死亡。

【病例用药分析】

患者肺部感染恶化的原因

根据咳嗽咳痰、发热、白细胞总数和中性粒细胞百分率升高，胸片示肺纹理增粗，可诊断急性气管、支气管炎[1]。社区获得性肺炎的诊断依据：① X线检查显示片状/斑片状浸润性阴影或间质性改变；② 咳嗽咳痰或原有呼吸道疾病加重并出现脓性痰；③ 发热；④ 闻及湿性啰音；⑤ 白细胞>10×10⁹/L。第一项加上②～⑤中的任何一项，除外非感染性疾病科做出诊断[1]。

院内获得性肺炎的诊断依据是X线检查出现新的或进展的肺部浸润影加上下列三项临床症状中的两项或以上：① 体温>38℃；② 白细胞增多或减少；③ 脓性气道分泌物[1]。院内获得性肺炎的临床表现、实验室和影像学检查特异性低，应与肺不张、心力衰竭、肺水肿、肺恶性肿瘤、急性呼吸窘迫综合征等相鉴别[1]。

2019年4月1日患者入院时CT示双侧胸腔积液伴右肺外压性不张，左肺炎症。但没有咳嗽咳痰，血象基本正常，体温正常。应注意加强观察。4月19日患者予奥沙利铂＋氟尿嘧啶化疗后体温上升至38℃，予头孢曲松钠2 g＋生理盐水100 ml每日1次静脉滴注(4月19日—4月22日)，如果是肺部感染，仅予头孢曲松钠4 d即停用，抗菌药疗程显然不足，很可能导致炎症迁延不愈，尤其是患者胃窦低分化腺癌cT4N3M1Ⅳ期(M:腹腔)正在接受化疗因而免疫力低下，更可能使炎症复发甚至恶化。

5月23日痰培养出大肠埃希菌(ESBL+)+++，对头孢哌酮舒巴坦钠、碳青霉烯类等敏感。患者咳嗽咳痰，结合肺炎影像学证据，5月27日予头孢哌酮舒巴坦钠1.5 g＋生理盐水100 ml每日2次静脉滴注(5月27日—6月5日)是适宜的。头孢哌酮舒巴坦钠对严重难治性感染可用至每天12 g(见辉瑞公司药品说明书)。实际上予每天3 g，剂量偏小可降低抗感染疗效，至少应用至3 g每12 h 1次静脉滴注。

6月4日CT示两侧胸腔积液、**右下肺炎症**,与4月1日比较,左肺炎症基本吸收。但又出现了右肺炎症,加上仍有咳嗽咳痰,再加上6月1日予奥沙利铂＋氟尿嘧啶化疗后,6月4日应加强抗感染治疗。实际上却在6月5日停用了头孢哌酮舒巴坦钠。可使肺部感染恶化,导致6月8日上午痰液堵塞、呼吸衰竭死亡。

【病例总结】

肺部感染的影像学证据＋血象或一个感染症状体征,再加上晚期恶性肿瘤化疗,应及时予足量足疗程的抗菌药控制感染。在予奥沙利铂＋氟尿嘧啶化疗前应严格控制感染。

未遵守上述用药注意事项,可能与患者病情恶化有相关性。

参考文献

［1］ 葛均波,徐永健.内科学：8版［M］.北京：人民卫生出版社,2013,16 - 18,42 - 45,242 - 248,518 - 523.

高胆红素血症患者予伊立替康、奥沙利铂、氟尿嘧啶引发重度骨髓抑制

【概述】

一例胃癌患者，因胃窦癌 cT4NxM1(M：大网膜、腹膜)Ⅳ 期、ECOG 2 分入院。入院后予化疗等治疗，患者发生左心衰竭、肾衰竭、骨髓抑制等。通过此病例分析探讨以下几个方面：① 患者突发急性左心衰竭，肺栓塞不除外的主要原因。② 患者发生肾功能衰竭的主要原因。③ 患者发生Ⅳ度骨髓抑制的主要原因。④ 患者发生高钾血症的主要原因。

【病史介绍】

患者 61 岁，男性，2019 年 2 月 12 日因胃窦部癌外院行剖腹探查术，腹盆腔见肿瘤广泛转移种植，因病变无法切除，行胃空肠吻合术，术后病理示低分化腺癌部分印戒细胞癌。2 月 28 日予紫杉醇酯质体＋奥沙利铂化疗 1 次。3 月 12 日梗阻性黄疸行 PTCD 术，每日胆汁引流 100～200 ml，黄疸无明显减轻。患者近 3 个月体重减轻 10 kg。因胃窦癌 cT4NxM1(M：大网膜、腹膜)Ⅳ 期、ECOG 2 分于 4 月 1 日入院。患者睡眠欠佳，**鼻胃管持续减压中**，**PTCD 引流中**，停止排便十余天，少量排气。

【临床经过】

CRP 23.6 mg/L(0～10 mg/L)，白细胞计数 10.83×10⁹/L[(3.5～9.5)×10⁹/L]，中性粒细胞百分率 75%(40%～75%)，血红蛋白 99 g/L(130～175 g/L)，血小板计数 248×10⁹/L[(125～350)×10⁹/L]，总胆红素 109 μmol/L(3～22 μmol/l)，白蛋白 30 g/L[(35～50)g/L]。

予 5%葡萄糖生理氯化钠溶液 500 ml＋维生素 C 2 g＋维生素 B₆ 0.1 g＋10%氯化钾 15 ml 每日 1 次静脉滴注(4 月 1 日—4 月 29 日)、人血白蛋白 10 g 每日 1 次静脉滴注(4 月 1 日—4 月 12 日)、10 g 每日 2 次静脉滴注(4 月 12 日—4 月 29 日)、泮托拉唑钠 40 mg＋生理盐水 100 ml 每日 2 次静脉滴注(4 月 1 日—4 月 29 日)、8.5%复方氨基酸

250 ml 每日 1 次静脉滴注(4 月 1 日—4 月 29 日),5％葡萄糖溶液 250 ml＋多烯磷脂酰胆碱 465 mg 每日 1 次静脉滴注(4 月 2 日—4 月 29 日),乳酸钠林格注射液 500 ml 每日 1 次静脉滴注(4 月 1 日—4 月 15 日),20％中长链脂肪乳 250 ml 每日 1 次静脉滴注(4 月 2 日—4 月 8 日),5％葡萄糖溶液 500 ml＋10％氯化钾 10 ml 每日 1 次静脉滴注(4 月 2 日—4 月 29 日),流质饮食(4 月 2 日—4 月 6 日)。

4 月 2 日,CT 示双侧胸腔积液伴右肺中叶、两肺下叶外压性不张,两肺散在炎症。

4 月 6 日 16:20,患者下床活动后突发胸闷气促,血压 180/116 mmHg,心率 130 次/min,大汗淋漓、呼吸急促,明显哮鸣音。降钙素原 1.03 ng/ml(0.50～2 ng/ml 提示脓毒血症),BNP 661 ng/L(＜450 ng/L),D-二聚体 2.82 mg/L(0～0.55 mg/L),总胆红素 117 μmol/L(3～22 μmol/l),肌酐 90 μmol/L(58～110 μmol/L),CRP 46.6 mg/L(0～10 mg/L),白细胞计数 11.8×10^9/L[(3.5～9.5)×10^9/L],中性粒细胞百分率 79％(40％～75％),血红蛋白 110 g/L(130～175 g/L),血小板计数 314×10^9/L[(125～350)×10^9/L]。予绝对卧床,吸氧(4 月 6 日—4 月 29 日),**头孢曲松钠 2 g＋生理盐水 250 ml 每日 1 次静脉滴注(4 月 6 日—4 月 10 日),低分子肝素 4 250 IU 每日 1 次皮下注射(4 月 6 日—4 月 10 日)。**

4 月 7 日,胸部正位片示两肺纹理增多模糊,右中下肺少许炎症,右侧胸腔积液。4 月 9 日,胸部正位片示两肺纹理增多模糊,右中下肺及左下肺少许炎症,右侧胸腔积液。D-二聚体 1.30 mg/L(0～0.55 mg/L),**总胆红素 86 μmol/L(3～22 μmol/l),**肌酐 86 μmol/L(58～110 μmol/L),CRP 25.8 mg/L(0～10 mg/L),白细胞计数 10.5×10^9/L[(3.5～9.5)×10^9/L],中性粒细胞百分率 79％(40％～75％),血红蛋白 110 g/L(130～175 g/L),血小板计数 213×10^9/L[(125～350)×10^9/L]。

4 月 11 日,予帕洛诺司琼 0.25 mg＋生理盐水 100 ml 每日 1 次静脉滴注,地塞米松磷酸钠 5 mg 每日 1 次静脉滴注。患者身高 169 cm,体重 60 kg,体重指数 21.0 kg/m^2,体表面积 1.718 m^2。予伊立替康 165 mg/m^2＋奥沙利铂 85 mg/m^2＋5-氟尿嘧啶 3.2 g/m^2＋亚叶酸钙 400 mg/m^2。患者体力状况弱,采用每周方案(半剂量),予奥沙利铂 70 mg＋5％葡萄糖溶液 500 ml 每日 1 次静脉滴注,**伊立替康 0.1 g＋生理盐水 250 ml 每日 1 次静脉滴注,**亚叶酸钙 0.35 g＋生理盐水 250 ml 每日 1 次静脉滴注,氟尿嘧啶 2.5 g＋生理盐水 250 ml 每日 1 次静脉滴注,异丙嗪 25 mg 每日 1 次静脉滴注,10％氯化钾 20 ml 每日 2 次静脉推泵(4 月 10 日—4 月 12 日)。

4 月 12 日,予呋塞米 20 mg 每日 2 次口服(4 月 12 日—4 月 29 日),**螺内酯 40 mg 每日 2 次口服(4 月 12 日—4 月 29 日)。**

4 月 15 日,**总胆红素 92 μmol/L(≤24 μmol/l),**肌酐 211 μmol/L(58～110 μmol/L),CRP 39.4 mg/L(0～10 mg/L),白细胞计数 12.2×10^9/L[(3.5～9.5)×10^9/L],中性粒细胞百分率 96％(40～75％),血红蛋白 92 g/L(130～175 g/L),血小板计数 221×10^9/L

［(125～350)×10⁹/L］，**钾 5.26 mmol/L(3.5～5.1 mmol/L)**。

4 月 18 日，腹水检出腺癌细胞。予帕洛诺司琼 0.25 mg＋生理盐水 100 ml 每日 1 次静脉滴注，地塞米松磷酸钠 5 mg 每日 1 次静脉注射，奥沙利铂 50 mg＋5％葡萄糖溶液 500 ml 每日 1 次静脉滴注，**伊立替康 0.1 g＋生理盐水 250 ml 每日 1 次静脉滴注**，亚叶酸钙 0.35 g＋生理盐水 250 ml 每日 1 次静脉滴注，氟尿嘧啶 2 g＋生理盐水 220 ml 每日 1 次静脉滴注，异丙嗪 25 mg 每日 1 次静脉滴注。

4 月 19 日，**总胆红素 86 µmol/L(≤24 µmol/l)，肌酐 354 µmol/L(58～110 µmol/L)**，CRP 44.7 mg/L(0～10 mg/L)，白细胞计数 11.7×10⁹/L［(3.5～9.5)×10⁹/L］，中性粒细胞百分率 95％(40～75％)，血红蛋白 90 g/L(130～175 g/L)，血小板计数 172×10⁹/L［(125～350)×10⁹/L］，**钾 5.76 mmol/L(3.5～5.1 mmol/L)**。予呋塞米 20 mg 静脉注射。

4 月 22 日，予呋塞米 20 mg 静脉注射。

4 月 25 日，予帕洛诺司琼 0.25 mg＋生理盐水 100 ml 每日 1 次静脉滴注，地塞米松磷酸钠 5 mg 每日 1 次静脉注射，奥沙利铂 50 mg＋5％葡萄糖溶液 500 ml 每日 1 次静脉滴注，**伊立替康 0.1 g＋生理盐水 250 ml 每日 1 次静脉滴注**，亚叶酸钙 0.35 g＋生理盐水 250 ml 每日 1 次静脉滴注，氟尿嘧啶 2 g＋生理盐水 220 ml 每日 1 次静脉滴注，异丙嗪 25 mg 每日 1 次静脉滴注。CRP 52 mg/L(0～10 mg/L)，白细胞计数 1.03×10⁹/L［(3.5～9.5)×10⁹/L］，中性粒细胞计数 0.77×10⁹/L［(1.8～6.3)×10⁹/L］，血红蛋白 72 g/L(130～175 g/L)，血小板计数 59×10⁹/L［(125～350)×10⁹/L］。予凝血酶冻干粉 2 000 U 每 6 h 1 次口服(4 月 25 日—4 月 29 日)，重组人粒细胞刺激因子 150 µg 每日 2 次皮下注射(4 月 25 日—4 月 26 日)、**300 µg 每日 2 次皮下注射(4 月 26 日—4 月 28 日)，重组人血小板生成素 15 000 U 每日 1 次皮下注射(4 月 25 日—4 月28 日)**。

4 月 26 日，白细胞计数 0.92×10⁹/L［(3.5～9.5)×10⁹/L］，中性粒细胞计数 0.57×10⁹/L［(1.8～6.3)×10⁹/L］，血红蛋白 74 g/L(130～175 g/L)，血小板计数 66×10⁹/L［(125～350)×10⁹/L］。尿素 26.2 mmol/L(3.6～9.5 mmol/L)，**肌酐 269 µmol/L(58～110 µmol/L)，D－二聚体 25.5 mg/L(0～0.5 mg/L)**。

4 月 27 日，CRP 3.6 mg/L(0～10 mg/L)，白细胞计数 9.18×10⁹/L［(3.5～9.5)×10⁹/L］，中性粒细胞计数 6.79×10⁹/L［(1.8～6.3)×10⁹/L］，血红蛋白 144 g/L(130～175 g/L)，血小板计数 141×10⁹/L［(125～350)×10⁹/L］。

4 月 28 日，**停重组人粒细胞刺激因子及重组人血小板生成素**。

4 月 29 日，**白细胞计数 0.11×10⁹/L**［(3.5～9.5)×10⁹/L］，中性粒细胞计数 0.57×10⁹/L［(1.8～6.3)×10⁹/L］，血红蛋白 59 g/L(130～175 g/L)，**血小板计数 10×10⁹/L**［(125～350)×10⁹/L］。CRP 195 mg/L(0～10 mg/L)。予美罗培南 1 g＋生理盐水 250 ml 静脉滴注。

因患者要求自动出院。

【病例用药分析】

一、患者突发急性左心衰竭，肺栓塞不除外的主要原因

（1）根据 Pauda 评分，患者深静脉血栓形成风险属于高危：胃窦癌 cT4NxM1（M：大网膜、腹膜）Ⅳ期（3分）＋卧床＞72 h（3分）＋急性感染（1分）＝7分＞4分，按规定应予低分子肝素抗血栓形成[1]。按照内科住院患者出血评估，患者男性＋胃窦癌 cT4NxM1，尚不属于出血高危，应予低分子肝素预防血栓形成而实际上未给予。另外也未给予机械预防，包括间歇充气加压泵、分级加压弹力袜和足底静脉泵等，使栓塞风险大大增加[1]。

（2）予5%葡萄糖生理氯化钠溶液 500 ml＋维生素 C 2 g＋维生素 B$_6$ 0.1 g＋10%氯化钾 15 ml 每日1次静脉滴注（4月1日—4月29日）。维生素 C 参与胶原蛋白的合成，可降低毛细血管的通透性，加速血液的凝固，刺激凝血功能。每日予维生素 C 1～4 g，可引起深静脉血栓形成，血管内凝血，可干扰抗凝药的抗凝效果（见上海禾丰制药有限公司药品说明书）。

（3）患者4月1日入院时血象高，4月2日 CT 示双侧胸腔积液伴右肺中叶、两肺下叶外压性不张，两肺散在炎症。提示可能存在肺部感染，但未予抗菌药，可能使感染加重而诱发心力衰竭。

二、患者发生肾功能衰竭的主要原因

4月9日总胆红素 86 μmol/L，肌酐 86 μmol/L。4月11日予奥沙利铂 70 mg 静脉滴注、伊立替康 0.1 g 静脉滴注、氟尿嘧啶 2.5 g 静脉滴注、亚叶酸钙 0.35 g 静脉滴注。4月15日总胆红素 92 μmol/L，肌酐 211 μmol/L。4月18日再予奥沙利铂 70 mg 静脉滴注、伊立替康 0.1 g 静脉滴注、氟尿嘧啶 2.5 g 静脉滴注、亚叶酸钙 0.35 g 静脉滴注。4月19日总胆红素 86 μmol/L，肌酐 354 μmol/L。患者发生肾功能衰竭的主要原因如下。

（1）患者胃窦癌 cT4NxM1（M：大网膜、腹膜）Ⅳ期、ECOG 2分，鼻胃管持续减压中，PTCD 引流中，停止排便十余天，加上肺部感染，可导致肾血液灌流量降低[2]。

（2）予伊立替康＋奥沙利铂＋氟尿嘧啶。伊立替康主要在肝内由羧酸酯酶转化为活性代谢产物 SN‐38，后者代谢为葡萄糖甙酸，给药 48 h 后胆汁蓄积和经尿排泄达 25%～50%。伊立替康推荐剂量为 350 mg／m^2 每3周1次，当胆红素在正常值上限的 1.5～3 倍时减量为 200 mg／m^2，超过正常值上限的3倍时禁用（见齐鲁制药有限公司药品说明书）。4月9日总胆红素 86 μmol/L，已超过正常上限3倍，可能造成伊立替康在体内过量，加上奥沙利铂和氟尿嘧啶的肾功能损害作用，可引发肾功能衰竭（见赛诺菲安万特投资有限公司药品说明书）。

三、患者发生Ⅳ度骨髓抑制的主要原因

4月29日白细胞计数 0.11×10^9/L，中性粒细胞计数 0.57×10^9/L、血小板计数 10×10^9/L，发生Ⅳ度骨髓抑制的主要原因：4月9日总胆红素 86 μmol/L（超过正常上限

3 倍),4 月 11 日予伊立替康 0.1 g 静脉滴注＋奥沙利铂 70 mg 静脉滴注＋氟尿嘧啶 2.5 g 静脉滴注;4 月 15 日总胆红素 92 μmol/L、肌酐上升至 211 μmol/L,4 月 18 日予伊立替康 0.1 g 静脉滴注＋奥沙利铂 50 mg 静脉滴注,氟尿嘧啶 2 g 静脉滴注;4 月 19 日总胆红素 86 μmol/L、肌酐进一步上升至 354 μmol/L,4 月 25 日仍予伊立替康 0.1 g 静脉滴注＋奥沙利铂 50 mg 静脉滴注,氟尿嘧啶 2 g 静脉滴注。患者胆红素超过正常上限 3 倍(属于伊立替康的禁忌证),可能造成伊立替康在体内过量。当发生急性肾功能衰竭时,仍予奥沙利铂,铂类主要经尿排出,当肾功能不全时清除率明显下降,可能造成奥沙利铂在体内过量。奥沙利铂严重肾功能不全者禁用(见赛诺菲安万特投资有限公司药品说明书)。患者发生了严重肝肾功能不全,可能造成氟尿嘧啶在体内过量。伊立替康、奥沙利铂、氟尿嘧啶在体内过量更增加了发生Ⅳ度骨髓抑制的风险(见上海旭东海普药业有限公司药品说明书)。

四、患者发生高钾血症的主要原因

4 月 15 日钾 5.26 mmol/L,4 月 19 日钾上升至 5.76 mmol/L,发生高钾血症的主要原因是化疗后发生急性肾功能衰竭,加上予螺内酯 40 mg 每日 2 次口服(4 月 12 日—4 月 29 日),未能及时减量或停用。

【病例总结】

伊立替康胆红素超过正常值上限的 3 倍时禁用;奥沙利铂严重肾功能不全者禁用。
未遵守上述用药注意事项,可能与患者病情恶化有相关性。

参考文献

［1］　中华医学会呼吸病学分会肺栓塞与肺血管病学组,中国医师协会呼吸医师分会肺栓塞与肺血管病工作委员会,全国肺栓塞与肺血管病防治协作组.肺血栓栓塞症诊治与预防指南[J].中华医学杂志,2018,98(14):1060－1087.
［2］　王建枝,殷莲华.病理生理学:8 版[M].北京:人民卫生出版社,2013,15－21,246－259.

病例 *38*

与顺铂腹腔灌注化疗相关的肠梗阻，与头孢哌酮舒巴坦钠相关的凝血酶原时间显著延长

【概述】

一例结肠癌肝转移患者因降结肠癌 cTxNxM1(肝)Ⅳ期、ECOG 1 分入院。入院化疗后患者发生肠梗阻、术后出血等，治疗效果不佳最终死亡。通过此病例分析探讨以下几个方面：① 患者发生肠梗阻的药源性原因。② 患者 12 月 20 日凝血酶原时间显著延长的主要原因。③ 患者腹腔感染抗感染治疗方案是否合理。

【病史介绍】

患者 62 岁，男性，身高 173 cm，体重 75 kg，BMI＝25.0 kg/m²。有高血压史 3 年，**痛风史 4 个月**，均未予药物治疗。2018 年 9 月 30 日诊断为结肠癌肝内多发转移。10 月 25 日、11 月 15 日行 XELOX 方案化疗共 2 次，出现发热，体温最高 39℃，自行退热后好转。1 周前出现腹胀，间断伴下肢水肿。因降结肠癌 cTxNxM1(肝)Ⅳ期、ECOG 1 分于 12 月 3 日入院。检查示移动性浊音阳性，见腹腔积液。

【临床经过】

12 月 4 日，白蛋白 30.7 g/L(40～55 g/L)，总胆红素 27.7 μmol/L(≤24.2 μmol/L)，直接胆红素 16.9 μmol/L(0～10 μmol/L)。AST 52 U/L(15～40 U/L)，碱性磷酸酶 147 U/L(45～125 U/L)，尿素 3.5 mmol/L(3.6～9.5 mmol/L)，肌酐 86 μmol/L(57～111 μmol/L)，eGFR(肌酐-CysC)64 ml/min(80～120 ml/min)。CRP 54 mg/L(0～10 mg/L)，白细胞计数 7.39×10⁹/L[(3.5～9.5)×10⁹/L]，中性粒细胞百分率 83.3%(40%～75%)，血红蛋白 84 g/L(130～175 g/L)，血小板计数 152×10⁹/L[(125～350)×10⁹/L]。低密度脂蛋白胆固醇 5.86 mmol/L(≤3.34 mmol/L)，总胆固醇 7.01 mmol/L(0～5.2 mmol/L)，D-二聚体 2.25 mg/L(0～0.55 mg/L)，尿酸

400 μmol/L(203~417 μmol/L)。予腹腔穿刺置管引流。予泮托拉唑钠 40 mg＋生理盐水 100 ml 每 12 h 1 次静脉滴注(12 月 4 日—12 月 20 日),泮托拉唑钠 40 mg＋生理盐水 100 ml 每日 1 次静脉滴注(12 月 21 日—12 月 28 日),5％葡萄糖溶液 250 ml＋异甘草酸镁 200 mg 每日 1 次静脉滴注(12 月 4 日—12 月 28 日),5％葡萄糖溶液 250 ml＋多烯磷脂酰胆碱 465~930 mg 每日 1 次静脉滴注(12 月 4 日—12 月 28 日)。

12 月 5 日,予醋酸甲地孕酮分散片 40 mg 每日 2 次口服(12 月 5 日—12 月 11 日)。

12 月 6 日,予乳果糖 15 ml 口服。

12 月 7 日,予乳果糖 15 ml 口服,开塞露 120 ml 直肠给药。

12 月 8 日,乳果糖 180 ml 口服,开塞露 120 ml 直肠给药,温水 150 ml 灌肠。

12 月 9 日,患者腹水生化及常规提示渗出液,考虑恶性腹水。患者体表面积 1.9 m²,**予顺铂 40 mg 腔内注射**,地塞米松磷酸钠 5 mg 静脉注射,异丙嗪 25 mg 肌内注射,帕洛诺司琼 0.25 mg＋生理盐水 100 ml 静脉滴注,利多卡因 100 mg 腔内注射,地塞米松磷酸钠 5 mg 腔内注射。

12 月 10 日,予曲马多缓释片 100 mg 每 12 h 1 次口服(12 月 10 日—12 月 17 日)。

12 月 11 日,患者感腹胀不适伴间断腹痛,胃纳差,肛门少许排气排便。腹部立卧位片提示肠管扩张,肠胀气。考虑肠梗阻。予禁食(12 月 11 日—12 月 17 日),胃肠减压(12 月 11 日—12 月 17 日),氨基酸(洛安命)12.5 g 每日 1 次静脉滴注(12 月 11 日—12 月 17 日),脂肪乳(10％)氨基酸(15％)葡萄糖(20％)(克林维)1 000 ml＋10％氯化钠 30 ml＋10％氯化钾 20 ml 每日 1 次静脉滴注(12 月 11 日—12 月 17 日),**甲硝唑氯化钠 0.5 g 每日 2 次静脉滴注(12 月 11 日—12 月 28 日),头孢哌酮舒巴坦钠 3 g＋生理盐水 100 ml 每日 2 次静脉滴注(12 月 11 日—12 月 28 日)**,生长抑素 3 mg＋生理盐水 50 ml 每 12 h 1 次静脉推泵(12 月 11 日—12 月 16 日、12 月 21 日—12 月 28 日),予乳果糖 45 ml 灌肠(12 月 11 日—12 月 13 日)。

12 月 13 日,患者无排气排便。PT 12.1 s(9.4~12.5 s),APTT 30.8 s(25.4~38.4 s),纤维蛋白原 5.45 g /L(2.38~4.98 g /L),尿素 8.44 mmol/L(3.6~9.5 mmol/L),肌酐 100 μmol/L(57~111 μmol/L)。

12 月 17 日,患者腹部明显膨隆,无排气排便。**转胃肠外科**。

12 月 18 日,CT 示结肠扩张,见气液平影,考虑肠梗阻改变,腹腔积液。白细胞计数 13.69×10⁹/L[(3.5~9.5)×10⁹/L],中性粒细胞百分率 83.6％(40％~75％),血红蛋白 116 g /L(130~175 g /L),血小板计数 217×10⁹/L[(125~350)×10⁹/L]。CRP 74 mg /L(0~10 mg /L),白蛋白 24.9 g /L(40~55 g /L),总胆红素 26.7 μmol/L (≤24.2 μmol/L),直接胆红素 24.2 μmol/L(0~10 μmol/L),AST 38 U/L(15~40 U/L),碱性磷酸酶 267 U/L(45~125 U/L),尿素 7.26 mmol/L(3.6~9.5 mmol/L),肌酐 72 μmol/L(57~111 μmol/L)。尿酸 318 μmol/L(203~417 μmol/L)。

12月19日14:15—15:20,全麻下行横结肠造口术,手术顺利,出血量10 ml。

12月20日6:00,患者排便后突发呼吸急促,心率加快至130次/min,血压119/80 mmHg。心内科会诊考虑急性冠脉综合征或肺栓塞可能。呼吸内科会诊建议床旁胸片,对症处理。7:00,排空引流袋后出现深褐色液体。D-二聚体6.87 mg/L(0～0.55 mg/L),**PT 58.0 s**(9.4～12.5 s),INR 4.99(0.8～1.5),APTT 44.2 s(25.4～38.4 s),纤维蛋白原2.69 g/L(2.38～4.98 g/L)。白细胞计数23.21×10⁹/L[(3.5～9.5)×10⁹/L],中性粒细胞百分率87.5%(40%～75%),**血红蛋白70 g/L**(130～175 g/L),血小板计数390×10⁹/L[(125～350)×10⁹/L]。不排除肝脏肿瘤破裂出血可能。予乳酸钠林格注射液500 ml静脉滴注。9:20,输红细胞悬液2 U,过程中突发胸闷气急,呼吸困难,左上肢剧烈疼痛,停止输血,予生理盐水500 ml静脉滴注后好转。11:30,心率100次/min,呼吸30次/min,血压120/90 mmHg,四肢冷,氧饱和度测不出。13:20,患者突发神志不清,呼之无反应,心率下降至50次/min,血压降至40/20 mmHg。立即予去甲肾上腺素、多巴胺后,患者心率85次/min,神志略恢复。

13:50,**转ICU**。腹腔引流出1 500 ml血性液体。诊断腹腔出血、腹腔感染、肠梗阻术后、低氧血症。15:33,**PT>100 s**(11～13 s),INR测不出,APTT 53.5 s(25～31.3 s),纤维蛋白原1.93 g/L(1.8～3.5 g/L),D-二聚体14.2 mg/L(0～0.55 mg/L)。予蛇毒血凝酶2 U静脉注射,输红细胞悬液3 U、血浆400 ml,维生素K₁ 20 mg+生理盐水100 ml静脉滴注。

12月21日,尿素15.0 mmol/L(3.6～9.5 mmol/L),肌酐114 μmol/L(57～111 μmol/L),白细胞计数15.9×10⁹/L(3.5～9.5×10⁹/L),中性粒细胞百分率94%(40%～75%),**血红蛋白71 g/L**(130～175 g/L),血小板计数112×10⁹/L[(125～350)×10⁹/L]。总胆红素73 μmol/L(≤24.2 μmol/L),降钙素原3.87 ng/ml(>2 ng/ml提示高风险脓毒血症)。予重组人白细胞介素-11 3 mg每日1次皮下注射(12月21日—12月28日),维生素K₁ 20 mg+生理盐水100 ml静脉滴注,酚磺乙胺1 500 mg+氨甲苯酸0.3 g+生理盐水250 ml静脉滴注,输红细胞悬液1 U、血浆400 ml。

12月22日,予乳果糖15 ml每日2次口服(12月22日—12月25日),门冬氨酸鸟氨酸10 g+生理盐水50 ml每日1次静脉滴注(12月22日—12月28日)。输血浆400 ml(12月22日—12月23日、12月25日—12月28日)。

12月23日,予维生素K₁ 10 mg+生理盐水100 ml每日1次静脉滴注(12月23日—12月28日)。

12月25日,予禁食(12月25日—12月28日)。白细胞计数17.6×10⁹/L[(3.5～9.5)×10⁹/L],中性粒细胞百分率95%(40%～75%),**血红蛋白83 g/L**(130～175 g/L),血小板计数102×10⁹/L[(125～350)×10⁹/L]。降钙素原9.98 ng/ml(>2 ng/ml提示高风险脓毒血症)。

12 月 27 日,PT 35.9 s(11～13 s),INR 3.1(0.8～1.5),APTT 57.4 s(25～31.3 s),纤维蛋白原 3.75 g/L(1.8～3.5 g/L),D-二聚体 19.6 mg/L(0～0.55 mg/L)。

12 月 28 日,患者仍有腹胀。

12 月 29 日 9:50,患者点头样呼吸、意识不清,予升压药后心率 96 次/min,血压 89/72 mmHg。11:33 患者死亡。

【病例用药分析】

一、患者发生肠梗阻的药源性原因

患者 12 月 3 日入院时不存在肠梗阻,但可能因便秘 12 月 6 日予乳果糖 15 ml 口服。12 月 7 日予乳果糖 15 ml 口服、开塞露 120 ml 直肠给药。12 月 8 日予乳果糖 180 ml 口服、开塞露 120 ml 直肠给药、温水 150 ml 灌肠。12 月 9 日予顺铂 40 mg 腹腔灌注化疗后,12 月 11 日发生肠梗阻。可能与降结肠癌 cTxNxM1(肝)Ⅳ期进展有关,然而从时间相关性分析,药源性因素也不能除外。

(1)顺铂腹腔热灌注化疗在提高化疗疗效的同时,常见毒副反应有便秘,并发症包括肠麻痹、粘连性肠梗阻等。腹腔热灌注化疗禁忌证是各种原因所致腹腔内广泛粘连、肠梗阻患者、恶病质患者[1]。在患者化疗中,便秘的发生率较高,WHO 已将便秘归属于"神经毒性"一类,实际上是肠梗阻不同阶段的表现。腹腔热灌注化疗(HIPEC)可使化疗药在腹腔腹膜局部达到极高浓度,在提高化疗疗效的同时,可进一步加重便秘、增加肠梗阻发生风险[1]。建议对便秘大便困难患者,应先改善便秘,增加胃肠道动力。

(2)予异丙嗪 25 mg 肌内注射,帕洛诺司琼 0.25 mg+生理盐水 100 ml 静脉滴注,利多卡因 100 mg 腔内注射。异丙嗪为 H_1 受体阻滞剂可抑制肠蠕动(见武汉滨湖双鹤药业有限责任公司药品说明书);帕洛诺司琼为高选择性的 5-HT_3 受体拮抗剂,其常见不良反应有便秘,有引发麻痹性肠梗阻的报道[见齐鲁制药(海南)有限公司药品说明书]。有利多卡因引发麻痹性肠梗阻的报道[2]。

(3)12 月 10 日予曲马多缓释片 100 mg 每 12 h 1 次口服(12 月 10 日—12 月 17 日),可抑制肠蠕动,引发便秘,引发或加重肠梗阻(见北京萌蒂制药有限公司药品说明书)。

二、患者 12 月 20 日凝血酶原时间显著延长的主要原因

12 月 13 日 PT 12.1 s(9.4～12.5 s),APTT 30.8 s(25.4～38.4 s),处于正常范围。12 月 20 日 7:00,患者突发呼吸急促、血压下降时,引流袋出现深褐色液体。PT 58.0 s(9.4～12.5 s),APTT 44.2 s(25.4～38.4 s),13:50 转 ICU,发生腹腔大出血时,PT>100 s(11～13 s),APTT 53.5 s(25～31.3 s),凝血酶原时间显著延长是发生术后腹腔大出血的重要原因。12 月 20 日凝血酶原时间显著延长的主要原因如下。

(1)患者肝功能不全已有好转(12 月 18 日总胆红素 26.7 μmol/L、碱性磷酸酶 267 U/L),故肝功能不全引发的可能性小[3]。

（2）患者纤维蛋白原 1.93 g/L（1.8～3.5 g/L）处于正常范围，血小板计数 112×10^9/L 未显著下降，故尽管凝血酶原时间显著延长，D-二聚体上升，但 DIC 的实验室诊断不成立[3]。

（3）予头孢哌酮舒巴坦钠 3 g＋生理盐水 100 ml 每日 2 次静脉滴注（12 月 11 日—12 月 28 日）。头孢哌酮含有 N-甲基硫化四氮唑侧链，与维生素 K 竞争性结合 γ-谷氨酰羧肽酶，导致维生素 K 合成障碍。另外，因抑制肠道菌群而导致维生素 K 合成减少。研究显示，高龄、肝肾功能不全、营养不良、长期静脉输注高营养制剂、长期大剂量使用头孢哌酮舒巴坦均可能加大凝血功能异常的风险[4]。对营养不良、吸收不良、肠外营养患者，应监测凝血酶原时间，需要时补充维生素 K（见辉瑞制药有限公司药品说明书）。

三、患者腹腔感染抗感染治疗方案是否合理

腹腔感染病原体通常为肠杆菌科、肠球菌、拟杆菌等。在细菌培养＋药敏结果出来之前，按经验用药应首选哌拉西林他唑巴坦钠、替卡西林克拉维酸、头孢哌酮舒巴坦钠、碳青霉烯类。备选方案为第三代头孢菌素＋克林霉素（或甲硝唑）、莫西沙星＋甲硝唑等。如感染可能危及生命，则应首选碳青霉烯类，并且应加用万古霉素以覆盖革兰阳性菌[5]。12 月 11 日予甲硝唑氯化钠 0.5 g 每日 2 次静脉滴注（12 月 11 日—12 月 28 日），头孢哌酮舒巴坦钠 3 g＋生理盐水 100 ml 每日 2 次静脉滴注（12 月 11 日—12 月 28 日），12 月 18 日转胃肠外科后血象上升，提示抗感染效果不佳，当时应升级抗菌药但未做到。

【病例总结】

腹腔热灌注化疗加上帕洛诺司琼、异丙嗪、曲马多均可抑制肠蠕动，使肠梗阻的发生风险增加，一般首先便秘，逐渐进展为肠梗阻，建议类似患者应增加胃肠道动力，必要时可推迟腹腔热灌注化疗；对使用头孢哌酮舒巴坦而营养不良、吸收不良、肠外营养患者，应监测凝血酶原时间；严重腹腔感染患者当抗感染效果不佳时应及时升级抗菌药。

未遵守上述用药注意事项，可能与患者病情恶化有相关性。

参考文献

［1］ 腹腔热灌注化疗技术临床应用专家协作组.腹腔热灌注化疗技术临床应用专家共识（2016 版）［J］.中华胃肠外科杂志,2016,19(2)：121-125.

［2］ 梁永亮.药源性肠梗阻［J］.中国肛肠病杂志,2011,31(11)：69-70.

［3］ 葛均波,徐永健.内科学：8 版［M］.北京：人民卫生出版社,2013,166-176,236-255,369-374,661-669.

［4］ 杜佳丽,焦红梅,孙丹.头孢哌酮舒巴坦致老年患者凝血功能异常的相关因素分析［J］.中国临床药理学杂志,2016,32(24)：2303-2306.

［5］ 《抗菌药物临床应用指导原则》修订工作组.抗菌药物临床应用指导原则 2015 版［M］.北京：人民卫生出版社,2015,100-101.

病例 **39**

与唑来膦酸相关的严重低钙血症救治不当

【概述】

　　一例胰腺癌术后患者因胰腺癌（肺、淋巴结转移）入院。入院后患者发生肠梗阻、低钙血症等。通过此病例分析探讨以下几个方面：① 12 月 19 日患者发生肠梗阻的主要原因。② 患者发生严重低钙血症的原因。③ 2 月 8 日血气分析示钙 0.88 mmol/L（1.15～1.29 mmol/L），此时仍有低钙血症的原因。

【病史介绍】

　　患者 64 岁，男性，2014 年 8 月行 D-Child 术，病理示胰头导管腺癌Ⅱ～Ⅲ级，淋巴结（5/12）。术后行奥沙利铂＋吉西他滨化疗 9 个疗程。2015 年 7 月 PET/CT 提示肺转移，局部放疗 22 次，同期口服替吉奥。2018 年 3 月 CT 示肺转移，4 月开始行白蛋白紫杉醇单药 13 个疗程。2018 年 10 月 PET/CT 示肺转移灶增多。2018 年 12 月 4 日 CT 示两侧胸腔积液增多。**2018 年 12 月 14 日因胰腺癌（肺、淋巴结转移）入院。**身高 170 cm，体重 60 kg，BMI 20.8 kg/m²。

【临床经过】

　　予呋塞米 20 mg 每日 2 次口服（12 月 14 日—12 月 17 日），螺内酯 40 mg 每日 2 次口服（12 月 14 日—12 月 18 日），**复方甲氧那明 2 粒每日 3 次口服（12 月 14 日—12 月 20 日）**，二羟丙茶碱 0.25 g＋5% 葡萄糖溶液 100 ml 每日 1 次静脉滴注（12 月 15 日—12 月 20 日），**盐酸羟考酮缓释片 20 mg 每 12 h 1 次口服（12 月 15 日—12 月 16 日）、40 mg 每 12 h 1 次口服（12 月 16 日—12 月 17 日）、80 mg 每 12 h 1 次口服（12 月 17 日—12 月 19 日）。**

　　12 月 17 日，患者自觉胸闷气促，无法平卧。予 5% 氨基酸 12.5 g＋10% 氯化钾 5 ml 每日 1 次静脉滴注（12 月 17 日—12 月 24 日），兰索拉唑 30 mg＋生理盐水 100 ml 每日 1 次静脉滴注（12 月 17 日—12 月 19 日）、兰索拉唑 30 mg＋生理盐水 100 ml 每 12 h 1 次静脉滴注(12 月 19 日—12 月 24 日)。**予吗啡 10 mg 肌内注射(12 月 17 日、12 月 20 日、12 月 23 日)。**

12 月 18 日,患者大便不畅。**予氯雷他定 10 mg 每日 1 次口服(12 月 18 日—12 月 21 日)**,5%葡萄糖生理氯化钠溶液 500 ml+10%氯化钾 10 ml+复方维生素(3)10 ml+生物合成人胰岛素 8 IU 每日 1 次静脉滴注(12 月 18 日—12 月 24 日)。**予乳果糖 15 ml 每日 2 次口服(12 月 18 日)**,乳果糖 90 ml 灌肠(12 月 19 日)。

12 月 19 日,患者胸闷气促,无法平卧,多日未解大便,呕吐频繁,**腹部立位＋卧位片提示部分肠管积气积粪,考虑肠梗阻可能。**予头孢唑肟钠 2 g＋生理盐水 100 ml 每 12 h 1 次静脉滴注(12 月 19 日—12 月 24 日),卡马西平 0.1 g 每日 3 次口服(12 月 19 日—12 月 24 日),5%葡萄糖溶液 250 ml＋多烯磷脂酰胆碱 930 mg 每日 1 次静脉滴注(12 月 19 日—12 月 24 日)。**予芬太尼透皮贴剂 21 mg 外用每 72 h 1 次(12 月 19 日、12 月 22 日)。**

12 月 20 日,予低分子肝素 4 250 IU 每日 1 次皮下注射(12 月 20 日—12 月 24 日、2 月 5 日—2 月 14 日)。

12 月 21 日,患者呕吐,肝腹胀。CRP 3.7 mg/L(0～10 mg/L),白细胞计数 8.13×10^9/L[(3.5～9.5)×10^9/L],中性粒细胞百分率 77.9%(40.0%～75.0%),血小板计数 153×10^9/L[(125～350)×10^9/L]。予甲氧氯普胺 10 mg＋地塞米松磷酸钠 5 mg＋生理盐水 100 ml 每日 1 次静脉滴注(12 月 21 日—12 月 24 日)。

12 月 24 日,予呋塞米 40 mg 每日 1 次口服(12 月 24 日—12 月 27 日),螺内酯 100 mg 每日 1 次口服(12 月 24 日—12 月 27 日),泮托拉唑钠 40 mg＋生理盐水 100 ml 每日 1 次静脉滴注(12 月 24 日—1 月 17 日、2 月 5 日—2 月 14 日),5%葡萄糖溶液 250 ml＋异甘草酸镁 200 mg 每日 1 次静脉滴注(12 月 24 日—1 月 17 日),5%葡萄糖生理氯化钠溶液 500 ml＋维生素 C 2 g＋维生素 B_6 0.2 g＋10%氯化钾 10 ml＋生物合成人胰岛素 8 IU 每日 1 次静脉注射(12 月 24 日—1 月 30 日),帕洛诺司琼 0.25 mg＋生理盐水 100 ml 每日 1 次静脉滴注(12 月 24 日—1 月 30 日)。

12 月 25 日,患者诉呕吐减轻,**予经皮支气管动脉造影术＋化疗栓塞术,予吉西他滨 1 g＋卡铂 150 mg。**

12 月 26 日,予 8.5%复方氨基酸 250 ml 每日 1 次静脉滴注(12 月 26 日—1 月 2 日)。

2019 年 1 月 5 日,**钙 2.13 mmol/L(2.10～2.55 mmol/L)。**

1 月 10 日,患者胸闷加重,予胸腔积液置管引流术。

1 月 13 日,予沙利度胺 50 mg 每晚 1 次口服(1 月 13 日—1 月 17 日)、100 mg 每晚 1 次口服(1 月 17 日—2 月 4 日)。予厄洛替尼 150 mg 每日 1 次口服(1 月 13 日、1 月 18 日、1 月 25 日)。

1 月 16 日,患者胸闷伴咳嗽咳痰,诊断肺部感染。予莫西沙星 0.4 g＋5%葡萄糖溶液 250 ml 每日 1 次静脉滴注(1 月 16 日—1 月 30 日)。

1月17日,予多潘立酮10 mg每日3次口服(1月17日—1月30日)。

1月20日,予呋塞米40 mg每日1次口服(1月20日—1月25日),螺内酯100 mg每日1次口服(1月20日—1月25日)。

1月22日,考虑抗感染效果差,请呼吸内科会诊考虑血象不高,无发热,CRP 49 mg/L(0~10 mg/L),维持原方案。

1月23日,予唑来膦酸4 mg+生理盐水100 ml静脉滴注。

1月25日,予氟西汀20 mg每晚1次口服(1月25日—1月30日)。

1月29日,钙1.37 mmol/L(2.10~2.55 mmol/L),予5%葡萄糖溶液100 ml+10%葡萄糖酸钙10 ml每日1次静脉滴注(1月29日—2月4日)。2月1日,钙1.62 mmol/L(2.10~2.55 mmol/L)。

2月2日,予呋塞米20 mg每日1次口服(2月2日—2月4日),螺内酯40 mg每日1次口服(2月2日—2月4日)。

2月4日,患者胸闷气促加重,双肺喘鸣音,心率150~160次/min,呼吸30~40次/min,血压156/86 mmHg,加大氧流量,氧饱和度90%~96%,因呼吸衰竭、心力衰竭、肺部感染转ICU。

2月5日,CRP 3.7 mg/L(0~10 mg/L),白细胞计数14.36×10^9/L[(3.5~9.5)×10^9/L],中性粒细胞百分率93.1%(40.0%~75.0%),血小板计数174×10^9/L[(125~350)×10^9/L],血红蛋白121 g/L(130~175 g/L)。钙1.14 mmol/L(2.10~2.55 mmol/L)。予头孢噻肟钠2 g+生理盐水100 ml每12 h 1次静脉滴注(2月5日—2月14日)。

2月6日,告病危。予维生素C 2 g+多种微量元素注射液Ⅱ 10 ml+8.5%复方氨基酸250 ml+50%葡萄糖溶液200 ml+甘油磷酸钠10 ml+20%中长链脂肪乳250 ml+10%葡萄糖溶液500 ml+10%氯化钠50 ml+维生素B_6 0.2 g每日1次静脉滴注(2月6日—2月14日),二羟丙茶碱0.25 g+5%葡萄糖溶液50 ml每日1次静脉滴注(2月6日—2月14日),甲泼尼龙琥珀酸钠40 mg+生理盐水50 ml每日1次静脉滴注(2月6日—2月11日)。予托拉塞米10 mg每日1次静脉注射(2月6日—2月8日、2月12日—2月13日)。

2月7日,血气分析示钙0.88 mmol/L(1.15~1.29 mmol/L)。予10%氯化钾20 ml每日1次静脉滴注(2月7日—2月14日),单硝酸异山梨酯缓释胶囊50 mg每日1次口服(2月7日—2月14日),5%氯化钙10 ml静脉滴注。

2月8日,血气分析示钙0.88 mmol/L(1.15~1.29 mmol/L),予5%氯化钙40 ml静脉滴注。2月9日,血气分析示钙1.05 mmol/L(1.15~1.29 mmol/L)。

2月12日,CRP 4.4 mg/L(0~10 mg/L),白细胞计数15.99×10^9/L[(3.5~9.5)×10^9/L],中性粒细胞百分率92.0%(40.0%~75.0%),血小板计数77×10^9/L[(125~350)×10^9/L],血红蛋白105 g/L(130~175 g/L)。2月14日自动出院。

【病例用药分析】

一、12 月 19 日患者发生肠梗阻的主要原因

(1)予盐酸羟考酮缓释片 20 mg 每 12 h 1 次口服(12 月 15 日—12 月 16 日)、40 mg 每 12 h 1 次口服(12 月 16 日—12 月 17 日)、80 mg 每 12 h 1 次口服(12 月 17 日—12 月 19 日),予吗啡 10 mg 肌内注射(12 月 17 日、12 月 20 日、12 月 23 日)。均为阿片受体激动剂,可抑制肠蠕动而引发便秘,应及时予缓泻药预防便秘。实际上直到 12 月 18 日患者大便不畅才予乳果糖 15 ml 每日 2 次口服(12 月 18 日)、乳果糖 90 ml 灌肠(12 月 19 日)。盐酸羟考酮缓释片每次剂量调整的幅度是在上一次用药剂量的基础上增长 25%～50%,实际上增长 100%,剂量增长幅度过大可加重毒副反应,包括便秘、麻痹性肠梗阻、呕吐(见萌蒂制药有限公司药品说明书)。

(2)予复方甲氧那明 2 粒每日 3 次口服(12 月 14 日—12 月 20 日),包括盐酸甲氧那明 25 mg、那可丁 14 mg、氨茶碱 50 mg、马来酸氯苯那敏 4 mg。马来酸氯苯那敏为 H_1 受体拮抗剂,加上同时予氯雷他定 10 mg 每日 1 次口服(12 月 18 日—12 月 21 日),氯雷他定也是 H_1 受体拮抗剂,可拮抗组胺对肠道肌肉的兴奋作用,引发麻痹性肠梗阻[1]。

(3)予呋塞米 20 mg 每日 2 次口服(12 月 14 日—12 月 17 日),可因脱水使大便干燥而引发肠梗阻[1]。

二、患者发生严重低钙血症的原因

1 月 29 日钙 1.37 mmol/L(2.10～2.55 mmol/L),尽管予 5% 葡萄糖溶液 100 ml＋10% 葡萄糖酸钙 10 ml 每日 1 次静脉滴注(1 月 29 日—2 月 4 日),但 2 月 5 日钙 1.14 mmol/L(2.10～2.55 mmol/L)。患者发生严重低钙血症的原因如下。

(1)1 月 23 日予唑来膦酸 4 mg＋生理盐水 100 ml 静脉滴注。唑来膦酸能降低癌症患者骨及软组织转移的发生率,可用于辅助治疗骨转移癌症患者,是比较理想的治疗肿瘤引起的恶性高钙血症的药物。唑来膦酸以三相从体内消除,第三相消除半衰期为 146 h,药物作用的平均持续时间为 33 d,有引发严重低钙血症且持续时间超过 7 d 的报道。建议在使用唑来膦酸时密切监测患者血清钙离子的浓度,患者必须要同时补充钙和维生素 D[2]。严重的低血钙可出现低钙血症危象,从而危及生命,需积极治疗。应予 5% 氯化钙或 10% 葡萄糖酸钙 10～20 ml(10 ml 葡萄糖酸钙含 90 mg 元素钙),静脉缓慢推注。必要时可在 1～2 h 内重复 1 次。症状见好,可改为高钙饮食,口服钙剂加维生素 D[3]。实际上予 5% 葡萄糖溶液 100 ml＋10% 葡萄糖酸钙 10 ml 每日 1 次静脉滴注(1 月 29 日—2 月 4 日),补钙量不足,且未同时补充维生素 D。

(2)2 月 2 日予呋塞米 20 mg 每日 1 次口服(2 月 2 日—2 月 4 日),唑来膦酸与利尿剂合用时可能会增大低血钙的危险性,患有低钙血症的患者需服用足量的钙和维生素 D(见 Novartis Pharma Stein AG 药品说明书)。

三、2月8日血气分析示钙 0.88 mmol/L(1.15～1.29 mmol/L)，此时仍有低钙血症的原因

(1) 唑来膦酸作用的平均持续时间为 33 d，有引发严重低钙血症且持续时间超过 7 d 的报道。

(2) 予托拉塞米 10 mg 每日 1 次静脉注射(2 月 6 日—2 月 8 日、2 月 12 日—2 月 13 日)。唑来膦酸与利尿剂合用时可能会增大低血钙的危险性，患有低钙血症的患者需服用足量的钙和维生素 D(见 Novartis Pharma Stein AG 药品说明书)。实际上 2 月 7 日予 5％氯化钙 10 ml 静脉滴注，2 月 8 日予 5％氯化钙 40 ml 静脉滴注，5％氯化钙 20 ml 含氯化钙 1 g(含钙 273 mg 元素钙)(见上海信谊金朱药业有限公司药品说明书)，但未补充维生素 D。

(3) 2 月 6 日予维生素 C 2 g＋多种微量元素注射液Ⅱ 10 ml＋8.5％复方氨基酸 250 ml＋50％葡萄糖溶液 200 ml＋**甘油磷酸钠** 10 ml＋20％中长链脂肪乳 250 ml＋10％葡萄糖溶液 500 ml＋10％氯化钠 50 ml＋维生素 B₆ 0.2 g 每日 1 次静脉滴注(2 月 6 日—2 月 14 日)。甘油磷酸钠为成人肠外营养的磷补充剂，可引发低钙血症(见华瑞制药有限公司药品说明书)。

严重低钙血症若不及时纠正，可引发精神萎靡、呼吸衰竭、心力衰竭[3]。

【病例总结】

予盐酸羟考酮缓释片、吗啡应及时予缓泻药预防便秘；盐酸羟考酮缓释片每次剂量调整的幅度是上一次用药剂量的基础上增长 25％～50％；在使用唑来膦酸时应密切监测患者血清钙离子的浓度，患者必须要同时补充钙和维生素 D；唑来膦酸与利尿剂合用时可能会增大低血钙的危险性。

未遵守上述用药注意事项，可能与患者病情恶化有相关性。

参考文献

[1] 梁永亮.药源性肠梗阻[J].中国肛肠病杂志,2011,31(11)：69-70.

[2] Rajesh Peter, Vinita Mishra, William D Fraser.静脉给双膦酸盐类药物出现严重低钙血症[J].中国处方药,2004,8(29)：80-82.

[3] 陆再英,钟南山.内科学：7 版[M].北京：人民卫生出版社,2011,63-69,551-553.

FN 中危患者未预防性予 G－CSF

【概述】

一例肺癌患者因肺鳞癌粒子置入术后(cT2bN0M0，ⅡA 期)、慢性阻塞性肺疾病、肺纤维化入院。患者因粒缺合并感染给予抗感染等治疗。通过此病例分析探讨以下两个方面：① 患者 FN 中危是否应予 G－CSF 预防。② 患者抗感染方案合理性分析。

【病史介绍】

患者 66 岁，男性，身高 162 cm，体重 67 kg，BMI 25.5 kg/m²。2017 年 2 月确诊肺鳞癌 cT1cN0M0，因肺气肿肺功能差未行手术治疗，予顺铂＋吉西他滨、顺铂＋长春瑞滨化疗 4 个周期，未见明显骨髓抑制及胃肠道反应。2017 年 6 月行放疗共 18 次，后因考虑肺纤维化停止放疗，予泼尼松片 10 mg 每日 1 次口服至今。2018 年 6 月肺癌进展，7 月 26 日 CT 引导下行肺癌放射性粒子置入术，并于 8 月 10 日、9 月 14 日、9 月 28 日、10 月 19 日予 4 周期多西他赛 100 mg 静脉滴注 d1＋奈达铂 110 mg 静脉滴注 d1 每 3 周 1 次，未见明显骨髓抑制及胃肠道反应。**2018 年 12 月 13 日予多西他赛单药 134 mg 静脉滴注 d1 每 3 周 1 次**。患者 12 月 18 日出现咳嗽咳痰，12 月 20 日 T$_{max}$ 38.5℃。因肺鳞癌粒子置入术后(cT2bN0M0，ⅡA 期)、**慢性阻塞性肺疾病**、肺纤维化于 12 月 21 日 9:00 入院。

【临床经过】

心率 122 次/min，血压 140/86 mmHg，呼吸 35 次/min，推入病室，表情痛苦。CRP 214 mg/L(0～10 mg/L)。**白细胞计数 0.32×10⁹/L[(3.5～9.5)×10⁹/L]**，中性粒细胞百分率 9.2%(40%～75%)，血红蛋白 129 g/L(130～175 g/L)，血小板计数 90×10⁹/L [(125～350)×10⁹/L]。eGFR(肌酐－CysC) 77 ml/min，肌酐 85 μmol/L(58～110 μmol/L)，D-二聚体 0.51 mg/L(0～0.55 mg/L)。

予半流质忌糖(12 月 21 日—2 月 2 日)，二羟丙茶碱 0.5 g＋5%葡萄糖溶液 100 ml 每日 1 次静脉滴注(12 月 21 日—12 月 27 日),盐酸溴己新 4 mg＋5％葡萄糖溶液 100 ml 每日 2 次静脉滴注(12 月 21 日—12 月 26 日),**莫西沙星 0.4 g＋生理盐水 250 ml 每日 1 次静脉滴注(12 月 21 日—12 月 26 日)**,重组人粒细胞刺激因子 150 μg＋生理盐水 50 ml 每日 2 次皮下注射(12 月 21 日)、重组人粒细胞刺激因子 150 μg 每 12 h 1 次皮下注射(12 月 22 日—12 月 24 日),**亚胺培南西司他丁钠 1 g＋生理盐水 100 ml 每 12 h 1 次静脉滴注(12 月 21 日—12 月 26 日)**,兰索拉唑 30 mg＋生理盐水 100 ml 每日 2 次静脉滴注(12 月 21 日—12 月 26 日),泮托拉唑钠 40 mg＋生理盐水 100 ml 每日 1 次静脉滴注(12 月 26 日—1 月 24 日),重组人血小板生成素 15 000 U 每日 1 次皮下注射(12 月 21 日—1 月 15 日),多烯磷脂酰胆碱 930 mg＋5％葡萄糖溶液 250 ml＋生物合成人胰岛素 4 IU 每日 1 次静脉滴注(12 月 21 日—12 月 26 日),5％复方氨基酸 12.5 g＋10％氯化钾 5～7.5 ml 每日 1 次静脉滴注(12 月 21 日—12 月 27 日)。

12 月 22 日,T_{max} 37.8℃。12 月 23 日,T_{max} 37.4℃,CRP＞240 mg/L(0～10 mg/L)。白细胞计数 $2.01×10^9$/L[$(3.69～9.16)×10^9$/L],中性粒细胞百分率 87％(50％～70％),血小板计数 $90×10^9$/L[$(101～320)×10^9$/L]。

12 月 24 日,予 5％葡萄糖生理氯化钠溶液 500 ml＋复方维生素(3) 10 ml＋10％氯化钾 15 ml 每日 1 次静脉滴注(12 月 24 日—12 月 26 日),氯化钾片 1 g 每日 2 次口服(12 月 24 日—12 月 26 日),人血白蛋白 10 g 每日 1 次静脉滴注(12 月 24 日—12 月 26 日)。

12 月 25 日,患者体温正常,但气促明显,心率 90～145 次/min。12 月 26 日,**停莫西沙星,予万古霉素 1 g＋生理盐水 100 ml 每 12 h 1 次静脉滴注(12 月 26 日)**。因呼吸困难加重转 ICU,予无创呼吸机辅助通气(12 月 26 日—1 月 29 日)。

12 月 27 日 00:40,患者胸闷气促,SpO_2 降至 66％,心率 136 次/min,呼吸 54 次/min,血压 149/86 mmHg,双肺满布哮鸣音和湿啰音。患者诉呼吸机不能耐受,改用面罩及鼻导管双通路给氧,予去乙酰毛花苷 C 等静脉推注后好转。

10:00,患者气促,心率 35～45 次/min,SpO_2 60.5 mmHg。予甲泼尼龙琥珀酸钠 40 mg 每日 1 次静脉注射(12 月 27 日—1 月 2 日、1 月 4 日—1 月 7 日、1 月 10 日—1 月 20 日),更昔洛韦 250 mg＋生理盐水 100 ml 每日 1 次静脉滴注(12 月 27 日—1 月 5 日),**利奈唑胺 0.6 g 每 12 h 1 次静脉滴注(12 月 27 日—1 月 4 日),卡泊芬净 50 mg＋生理盐水 100～250 ml 每日 1 次静脉滴注(12 月 27 日—1 月 24 日),将亚胺培南西司他丁钠加量至 1 g＋生理盐水 100 ml 每 8 h 1 次静脉滴注(12 月 27 日—1 月 8 日)**,低分子肝素 4 250 IU 每 12 h 1 次皮下注射(12 月 27 日—1 月 16 日)、4 250 IU 每日 1 次皮下注射(1 月 16 日—1 月 22 日)、4 250 IU 每 12 h 1 次皮下注射(1 月 28 日—2 月 1 日)。

12 月 28 日,D-二聚体 47.1 mg/L(＜0.55 mg/L),CRP＞71.8 mg/L(0～10 mg/L)。白细胞计数 $12.74×10^9$/L[$(3.69～9.16)×10^9$/L],中性粒细胞百分率 90.3％(50％～70％),血小板计数 $90×10^9$/L[$(101～320)×10^9$/L],血红蛋白 108 g/L(130～175 g/L)。

予托拉塞米 10 mg 静脉注射(12 月 28 日—1 月 9 日)。

12 月 29 日,予氯化钾片 0.5 g 每日 3 次口服(12 月 29 日—2 月 2 日)。

1 月 1 日,患者气促明显好转,咳嗽咳痰较前减少。CRP＞16.6 mg /L(0～10 mg /L)。白细胞计数 6.52×10⁹/L[(3.69～9.16)×10⁹/L],中性粒细胞百分率 92.2%(50%～70%),血小板计数 110×10⁹/L[(101～320)×10⁹/L],血红蛋白 108 g /L(130～175 g /L)。尿素 8.2 mmol/L(3.2～7.1 mmol/L),肌酐 64 μmol/L(58～110 μmol/L)。降钙素原 0.121 ng /ml(0.047～0.5 ng /ml 提示低风险脓毒血症)。

1 月 2 日,予门冬氨酸钾镁 20 ml 每日 3 次口服(1 月 2 日—2 月 2 日),乳果糖 15 ml 每日 3 次口服(1 月 2 日—1 月 14 日)。

1 月 3 日,T_max 38.5℃,予冰袋物理降温效果不明显。1 月 4 日,T_max 38.5℃。白细胞计数 6.23×10⁹/L[(3.69～9.16)×10⁹/L],中性粒细胞百分率 91.7%(50%～70%),血小板计数 96×10⁹/L[(101～320)×10⁹/L],血红蛋白 113 g /L(130～175 g /L)。降钙素原 0.096 ng /ml(0.047～0.5 ng /ml 提示低风险脓毒血症)。**停利奈唑胺,改用万古霉素 1 g＋生理盐水 100 ml 每 12 h 1 次静脉滴注(1 月 4 日—1 月 11 日)。**

1 月 5 日,T_max 38.5℃,予物理降温效果不明显。CRP 75 mg /L(0～10 mg /L)。

1 月 8 日,体温正常,CRP 23 mg /L(0～10 mg /L),白细胞计数 4.38×10⁹/L[(3.69～9.16)×10⁹/L],中性粒细胞百分率 80.3%(50%～70%),血小板计数 71×10⁹/L[(101～320)×10⁹/L],血红蛋白 98 g /L(130～175 g /L)。降钙素原 0.075 ng /ml(0.047～0.5 ng /ml 提示低风险脓毒血症)。**停亚胺培南西司他丁钠,改用头孢哌酮舒巴坦钠 3 g＋生理盐水 100 ml 每日 2 次静脉滴注(1 月 8 日—1 月 18 日)。**

1 月 9 日,胸片示两肺散在炎症,较 12 月 27 日稍进展。

1 月 14 日,胸片示两肺散在炎症,较 1 月 9 日未见明显好转。

1 月 18 日,患者肺部仍有炎症,**停头孢哌酮舒巴坦钠,予哌拉西林他唑巴坦钠 4.5 g＋生理盐水 100 ml 每日 2 次静脉滴注(1 月 18 日—1 月 24 日)。**

1 月 23 日,T_max 37.9℃。1 月 24 日,T_max 37.8℃。1 月 25 日,T_max 37.5℃。1 月 26 日,T_max 37.8℃。**予阿奇霉素 0.5 g＋生理盐水 500 ml 每日 1 次静脉滴注(1 月 26 日—1 月 28 日)、阿奇霉素片 500 mg 每日 1 次口服(1 月 29 日—2 月 2 日)。**

1 月 27 日,T_max 37.6℃。予甲泼尼龙片 8 mg 每日 1 次口服(1 月 28 日—2 月 2 日),奥司他韦 75 mg 每日 2 次口服(1 月 27 日—2 月 2 日),西替利嗪 10 mg 每晚 1 次口服(1 月 27 日—2 月 2 日)。

1 月 28 日,T_max 37.8℃。胸片示两肺散在炎症,**较 1 月 14 日胸片相仿。**

1 月 29 日,T_max 37.8℃。肌酐 123 μmol(58～110 μmol/L),eGFR(肌酐 - CysC)51 ml/min,CRP 78 mg /L(0～10 mg /L),降钙素原 0.178 ng /ml(0.047～0.5 ng /ml 提示低风险脓毒血症)。2 月 1 日予出院。

【病例用药分析】

一、患者 FN 中危是否应予 G - CSF 预防

中性粒细胞减少伴发热(FN)定义为口腔温度>38.3℃或 2 h 内连续 2 次测量口腔温度>38.0℃,且 ANC<0.5×10⁹/L,或预计<0.5×10⁹/L。患者因非小细胞肺癌予多西他赛单药化疗,FN 的危险分层为中危(10%～20%),加上 66 岁>65 岁且接受足剂量强度化疗,既往化疗和放疗,因此指南建议预防性予 G - CSF[1]。化疗后次日或最长至化疗后 3～4 d 内开始使用 rhG - CSF,在非特殊情况下,建议预防用药时使用更为便捷的 PEG - rhG - CSF,每化疗周期仅需使用 1 次,可提高患者依从性,有效保障患者安全及化疗方案足剂量足疗程实施[1]。患者于 2018 年 12 月 13 日予多西他赛单药 134 mg 静脉滴注 d1 每 3 周 1 次,化疗后立即予出院,未予 G - CSF 预防值得商榷。

二、患者抗感染方案合理性分析

患者 12 月 18 日出现咳嗽咳痰,12 月 20 日 T_{max} 38.5 ℃。因肺鳞癌粒子置入术后 (cT2bN0M0,ⅡA 期)、慢性阻塞性肺疾病、肺纤维化于 12 月 21 日 9:00 入院,发生粒缺合并感染。应常规使用抗铜绿假单胞菌的 β - 内酰胺类如头孢他啶、头孢吡肟、哌拉西林他唑巴坦、头孢哌酮舒巴坦钠、碳青霉烯类作为首选药物,还可选用抗铜绿假单胞菌的氟喹诺酮类如左氧氟沙星、环丙沙星[2]。对于血流动力学不稳定者可联合抗革兰阳性球菌的药物[2]。实际上予莫西沙星 0.4 g+生理盐水 250 ml 每日 1 次静脉滴注(12 月 21 日—12 月 26 日),亚胺培南西司他丁钠 1 g+生理盐水 100 ml 每 12 h 1 次静脉滴注(12 月 21 日—12 月 26 日)。莫西沙星对铜绿假单胞菌中度敏感,故改为左氧氟沙星更加适宜。患者 eGFR (肌酐- CysC)77 ml/min,体重 67 kg,以亚胺培南计算,对威胁生命的铜绿假单胞菌每日可用至 3 g,实际上每日仅予 1 g,剂量不足可降低抗感染疗效。根据笔者所在东方医院 2018 年南院铜绿假单胞菌耐药性排名,美罗培南耐药率 42.7%,亚胺培南耐药率 32.8%,左氧氟沙星耐药率 24.8%,头孢吡肟耐药率 16.7%,头孢哌酮舒巴坦钠 14.9%,哌拉西林他唑巴坦钠 11%,阿米卡星耐药率 8.3%。如果没有比较可靠的细菌培养+药敏结果,根据经验该患者更适宜予哌拉西林他唑巴坦±左氧氟沙星。

12 月 26 日停莫西沙星,予万古霉素 1 g+生理盐水 100 ml 每 12 h 1 次静脉滴注(12 月 26 日)。因呼吸困难加重转 ICU,予无创呼吸机辅助通气(12 月 26 日—1 月 29 日)。12 月 27 日呼吸衰竭加重,予利奈唑胺 0.6 g 每 12 h 1 次静脉滴注(12 月 27 日—1 月 4 日),卡泊芬净 50 mg+生理盐水 100～250 ml 每日 1 次静脉滴注(12 月 27 日—1 月 24 日),将亚胺培南西司他丁钠加量至 1 g+生理盐水 100 ml 每 8 h 1 次静脉滴注(12 月 27 日—1 月 8 日)。1 月 1 日患者气促明显好转,咳嗽咳痰较前减少,CRP、血象等降低。但 1 月 3 日体温再度上升至 38.5℃。1 月 9 日胸片示两肺散在炎症,较 12 月 27 日反而稍进展。1 月 8 日停亚胺培南西司他丁钠,改用头孢哌酮舒巴坦钠 3 g+生理盐水 100 ml 每日 2 次

静脉滴注(1月8日—1月18日)。1月18日停头孢哌酮舒巴坦钠,予哌拉西林他唑巴坦钠 4.5 g+生理盐水 100 ml 每日 2 次静脉滴注(1月18日—1月24日),患者肌酐清除率在 50 ml/min 以上,故哌拉西林他唑巴坦钠至少可增至 4.5 g 每 8 h 1 次静脉滴注,剂量不足可降低抗感染疗效。

【病例总结】

当患者 FN 的危险分层为中危,加上>65 岁且接受足剂量强度化疗,既往化疗和放疗,指南建议预防性予 G‐CSF;粒缺合并感染,应常规使用足量抗铜绿假单胞菌的 β‐内酰胺类药物。

未遵守上述用药注意事项,可能与患者病情恶化有相关性。

参考文献

［1］ 中国临床肿瘤学会指南工作委员会.肿瘤放化疗相关中性粒细胞减少症规范化管理指南[J].中华肿瘤杂志,2017,39(11):868‐878.

［2］ 抗菌药物临床应用指导原则修订工作组.抗菌药物临床应用指导原则 2015 版[M].北京:人民卫生出版社,2015,128‐129.

本书常用缩略语

A

ACEI	angiotensin convertingenzyme inhibitors 血管紧张素转化酶抑制剂
ACS	acute coronary syndrome 急性冠状动脉综合征
ALP	alkaline phosphatase 碱性磷酸酶
ALT	alanine aminotransferase 丙氨酸氨基转移酶
ANC	absolute neutrophil count 中性粒细胞绝对值
APTT	activate partial thromboplastin time 激活部分凝血原时间
AUC	area under concentration — time curve 药时曲线下面积

B

BMI	body mass index 体重指数
BNP	brain natriuretic peptide 脑利钠肽

C

CABG	coronary artery bypass grafting 冠脉旁路移植术（冠脉搭桥术）
Caprini 评分	外科住院患者血栓栓塞风险评分
COX - 2	cyclo-oxygen-ase - 2 环氧酶- 2
CRP	C-reactive protein C 反应蛋白
CVP	central venus pressure 中心静脉压

D

DIC	disseminated or diffuse intravascular coagulation 弥散性血管内凝血
dMMR	mismatch repair deficient 错配修复缺失
DVT	deep vein thrombosis 深静脉血栓

E

ECOG 评分	Eastern cooperative oncology group 评分 美国东部肿瘤协作组评分
EF	ejection fraction 射血分数
ERCP	endoscopic retrograde Cholangio-pancreatography 经内镜逆行胰胆管造影
ESBL	extended-spectrum β-lactamase 超广谱 β-内酰胺酶
ETV	Entecavir 恩替卡韦

F

FN	febrile neutropenia 中性粒细胞减少伴发热

G

GFR	glomerular filtration rate 肾小球滤过率
GNS	glucose normal saline 葡萄糖生理氯化钠溶液
GOT	glutamic oxaloacetic transaminase 谷草转氨酶
GPT	glutamic pyruvic transaminase 谷丙转氨酶
GS	glucose 葡萄糖溶液

H

HAP	hospital acquired pneumonia 医院获得性肺炎
HCAP	healthcare associated pneumonia 健康护理相关肺炎
HIFU	high-intensity focused ultrasound 高强度聚焦超声
HIPEC	hyperthermic introperitoneal chemotherapy 腹腔热灌注化疗
$5-HT_3$	5-hydroxytryptamine 3 5-羟色胺 3

I

ICU	intensive care unit 重症监护病房
IMRT	intensity-modulated radiation therapy 调强放疗
INR	international normalized ratio 国际标准化比率

L

LVEF	left ventricular ejection fractions 左室射血分数

M

MDR	multi-drug resistance 多重耐药性
MODS	multiple organ dysfunction syndrome 多脏器功能障碍综合征
MRI	magnetic resonance imaging 磁共振成像
MRSA	methicillin resistant Staphylococcus aureus 耐甲氧西林金黄色葡萄球菌

N

NSAID	nonsteroidal antiinflammatory drugs 非甾体抗炎药
NS	normal saline 生理盐水
NYHA	New York heart association 美国纽约心脏病学会

P

Pauda 评分	内科住院患者血栓栓塞风险评分
PD-1	programmed cell death protein-1 程序性死亡受体-1
PD-L1	programmed cell death ligand-1 程序性死亡配体-1
PS 评分	performance status 评分 体力状况评分
PT	prothrombin time 凝血酶原时间
PTCD	percutaneous transhepatic cholangial drainage 经皮肝穿刺胆道引流
PTE	pulmonary thromboembolism 肺栓塞
PTH	parathyroid hormone 甲状旁腺素

R

γ-GT	γ-Glutamyl transpeptidase γ-谷氨酰转肽酶
RUCAM	the Roussel Uclaf causality assessment method 急性药物性肝损伤因果关系评价法

S

SCLC	small cell lung cancer 小细胞肺癌
SpO_2	pulse oxygen saturation 血氧饱和度

T

TAI	transcatheter intraarterial infusion 经导管动脉灌注化疗

TDF   Tenofovir Disoproxil Fumarate 替诺福韦

V

VAP   ventilator associated pneumonia 呼吸机相关肺炎

VEGFR   vascular endothelial growth factor receptor 血管内皮细胞生长因子
受体